高等职业教育药学类与食品药品类专业第四轮教材

中药炮制技术 第4版

（供中药学、中药材生产与加工、中药制药专业用）

U0232891

主　编　陈秀瑷　姚腊初

副主编　景晓琦　王玉霞　孙立艳　卜训生　代洪波

编　者　（以姓氏笔画为序）

卜训生（北京卫生职业学院）　　　　　　王玉霞（重庆医药高等专科学校）

代洪波（湖南食品药品职业学院）　　　　吕　帅（通辽职业学院）

刘晓峰（辽宁医药职业学院）　　　　　　孙立艳（天津生物工程职业技术学院）

汪　岩（长春医学高等专科学校）　　　　陈秀瑷（辽宁医药职业学院）

姜永粮（铁岭卫生职业学院）　　　　　　姚腊初（益阳医学高等专科学校）

黄　蕾（辽宁龙晟实业股份有限公司）　　景晓琦（山西药科职业学院）

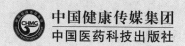

中国健康传媒集团

中国医药科技出版社

内 容 提 要

　　本教材是"高等职业教育药学类与食品药品类专业第四轮教材"之一，系根据本套教材的编写指导思想和原则要求，结合专业培养目标和本课程的教学目标、内容与任务要求编写而成。本教材具有专业针对性强、紧密结合新时代行业要求和社会用人需求、与职业技能鉴定相对接；内容主要包括中药炮制的基本理论知识、基本技术以及实践应用等。本教材为书网融合教材，即纸质教材有机融合电子教材、教学配套资源（PPT、微课、视频、图片等）、题库系统、数字化教学服务（在线教学、在线作业、在线考试）。

　　本教材主要供中药学、中药材生产与加工、中药制药等专业师生教学使用，也可为中药饮片生产、经营企业人员学习使用。

图书在版编目（CIP）数据

中药炮制技术/陈秀瑷，姚腊初主编 . —4 版 . —北京：中国医药科技出版社，2021.7（2024.7重印）
高等职业教育药学类与食品药品类专业第四轮教材
ISBN 978 – 7 – 5214 – 2578 – 9

Ⅰ.①中…　Ⅱ.①陈…②姚…　Ⅲ.①中药炮制学—高等职业教育—教材　Ⅳ.①R283

中国版本图书馆 CIP 数据核字（2021）第 131389 号

美术编辑　陈君杞
版式设计　友全图文

出版　**中国健康传媒集团** | **中国医药科技出版社**
地址　北京市海淀区文慧园北路甲 22 号
邮编　100082
电话　发行：010 – 62227427　邮购：010 – 62236938
网址　www. cmstp. com
规格　889×1194mm ¹⁄₁₆
印张　17 ¾
字数　489 千字
初版　2008 年 6 月第 1 版
版次　2021 年 7 月第 4 版
印次　2024 年 7 月第 5 次印刷
印刷　三河市万龙印装有限公司
经销　全国各地新华书店
书号　ISBN 978 – 7 – 5214 – 2578 – 9
定价　**49.00 元**

版权所有　盗版必究
举报电话：010 – 62228771
本社图书如存在印装质量问题请与本社联系调换

获取新书信息、投稿、为图书纠错，请扫码联系我们。

出 版 说 明

"全国高职高专院校药学类与食品药品类专业'十三五'规划教材"于2017年初由中国医药科技出版社出版，是针对全国高等职业教育药学类、食品药品类专业教学需求和人才培养目标要求而编写的第三轮教材，自出版以来得到了广大教师和学生的好评。为了贯彻党的十九大精神，落实国务院《国家职业教育改革实施方案》，将"落实立德树人根本任务，发展素质教育"的战略部署要求贯穿教材编写全过程，中国医药科技出版社在院校调研的基础上，广泛征求各有关院校及专家的意见，于2020年9月正式启动第四轮教材的修订编写工作。

党的二十大报告指出，要办好人民满意的教育，全面贯彻党的教育方针，落实立德树人根本任务，培养德智体美劳全面发展的社会主义建设者和接班人。教材是教学的载体，高质量教材在传播知识和技能的同时，对于践行社会主义核心价值观，深化爱国主义、集体主义、社会主义教育，着力培养担当民族复兴大任的时代新人发挥巨大作用。在教育部、国家药品监督管理局的领导和指导下，在本套教材建设指导委员会专家的指导和顶层设计下，依据教育部《职业教育专业目录（2021年）》要求，中国医药科技出版社组织全国高职高专院校及相关单位和企业具有丰富教学与实践经验的专家、教师进行了精心编撰。

本套教材共计66种，全部配套"医药大学堂"在线学习平台，主要供高职高专院校药学类、药品与医疗器械类、食品类及相关专业（即药学、中药学、中药制药、中药材生产与加工、制药设备应用技术、药品生产技术、化学制药、药品质量与安全、药品经营与管理、生物制药专业等）师生教学使用，也可供医药卫生行业从业人员继续教育和培训使用。

本套教材定位清晰，特点鲜明，主要体现在如下几个方面。

1.落实立德树人，体现课程思政

教材内容将价值塑造、知识传授和能力培养三者融为一体，在教材专业内容中渗透我国药学事业人才必备的职业素养要求，潜移默化，让学生能够在学习知识同时养成优秀的职业素养。进一步优化"实例分析/岗位情景模拟"内容，同时保持"学习引导""知识链接""目标检测"或"思考题"模块的先进性，体现课程思政。

2.坚持职教精神，明确教材定位

坚持现代职教改革方向，体现高职教育特点，根据《高等职业学校专业教学标准》要求，以岗位需求为目标，以就业为导向，以能力培养为核心，培养满足岗位需求、教学需求和社会需求的高素质技能型人才，做到科学规划、有序衔接、准确定位。

3.体现行业发展，更新教材内容

紧密结合《中国药典》（2020年版）和我国《药品管理法》（2019年修订）、《疫苗管理法》（2019

年)、《药品生产监督管理办法》（2020年版）、《药品注册管理办法》（2020年版）以及现行相关法规与标准，根据行业发展要求调整结构、更新内容。构建教材内容紧密结合当前国家药品监督管理法规、标准要求，体现全国卫生类（药学）专业技术资格考试、国家执业药师职业资格考试的有关新精神、新动向和新要求，保证教育教学适应医药卫生事业发展要求。

4. 体现工学结合，强化技能培养

专业核心课程吸纳具有丰富经验的医疗机构、药品监管部门、药品生产企业、经营企业人员参与编写，保证教材内容能体现行业的新技术、新方法，体现岗位用人的素质要求，与岗位紧密衔接。

5. 建设立体教材，丰富教学资源

搭建与教材配套的"医药大学堂"（包括数字教材、教学课件、图片、视频、动画及习题库等），丰富多样化、立体化教学资源，并提升教学手段，促进师生互动，满足教学管理需要，为提高教育教学水平和质量提供支撑。

6. 体现教材创新，鼓励活页教材

新型活页式、工作手册式教材全流程体现产教融合、校企合作，实现理论知识与企业岗位标准、技能要求的高度融合，为培养技术技能型人才提供支撑。本套教材部分建设为活页式、工作手册式教材。

编写出版本套高质量教材，得到了全国药品职业教育教学指导委员会和全国卫生职业教育教学指导委员会有关专家以及全国各相关院校领导与编者的大力支持，在此一并表示衷心感谢。出版发行本套教材，希望得到广大师生的欢迎，对促进我国高等职业教育药学类与食品药品类相关专业教学改革和人才培养作出积极贡献。希望广大师生在教学中积极使用本套教材并提出宝贵意见，以便修订完善，共同打造精品教材。

数字化教材编委会

主　编　陈秀瑷　姚腊初

副主编　孙立艳　代洪波　景晓琦　王玉霞　卜训生

编　者　(以姓氏笔画为序)

卜训生 (北京卫生职业学院)

王玉霞 (重庆医药高等专科学校)

代洪波 (湖南食品药品职业学院)

吕　帅 (通辽职业学院)

刘晓峰 (辽宁医药职业学院)

孙立艳 (天津生物工程职业技术学院)

汪　岩 (长春医学高等专科学校)

陈秀瑷 (辽宁医药职业学院)

姜永粮 (铁岭卫生职业学院)

姚腊初 (益阳医学高等专科学校)

黄　蕾 (辽宁龙晟实业股份有限公司)

景晓琦 (山西药科职业学院)

中药炮制技术为中药学、中药材生产与加工、中药制药等专业的专业核心课教材，学习本课程教材为未来从事饮片生产及经营、中药制药前处理、中药调剂等岗位奠定理论知识及技能基础。本教材共分为三个模块，模块一阐述中药炮制基本知识，包括中药炮制技术的发展概况以及相关法律法规、炮制的目的、炮制对药物的影响、炮制常用的辅料等内容；模块二阐述中药炮制基本技术，介绍30余种炮制方法的基本知识和技能，150余种药物的《中国药典》收载情况、来源、处方用名、炮制方法、成品性状、炮制作用、贮藏等内容，并通过"知识链接"开拓学生的视野，延伸所学的知识，了解传统的术语、方法及现代的新知识、新技能。在每一种炮制方法后附有相应的"实训项目"内容，将实训内容与主干教材贯穿起来，实现理实一体。模块三为中药炮制实践应用部分，结合相关工作岗位需求，介绍中药饮片生产常用设备及其标准操作规程、生产记录等内容，缩短课堂教学与饮片生产的距离。并以炙甘草为例，将生产工艺规程于附录Ⅰ进行详细介绍。

本教材为第四版教材，结合最新版的政策及法规在第三版教材的基础上进行了更新和调整，如《中国药典》（2020年版）等，与执业药师考试内容相衔接，注重学思结合、知行合一，引导学生思考，提高学生的学习兴趣和理论联系实际的能力，同时优化了"学习引导""知识链接""目标检测""实例分析"等内容，并体现课程思政。在编写内容上，本版教材更注重以满足企业需求为导向，以岗位能力为核心原则，将知识与技能紧密结合，突出职业活动的技能要求，以满足职业能力的要求。本教材主要供全国高职高专院校中药学、中药材生产与加工、中药制药等专业师生使用，也可供中药饮片生产、经营企业人员学习使用。在呈现形式上，本版教材有机融合电子教材、教学配套资源（PPT、微课、视频、图片等）、题库系统、数字化教学服务（在线教学、在线作业、在线考试）。

本教材的编写分工为：辽宁医药职业学院陈秀瑷负责整体内容框架设计及第七章炙制技术中的酒炙、醋炙技术部分，并负责统稿工作；益阳医学高等专科学校姚腊初编写模块一中药炮制基本知识部分，并协助统稿工作；通辽职业学院吕帅编写第三章净选加工技术及第七章炙制技术中的蜜炙、姜炙、盐炙、油炙技术；北京卫生职业学院卜训生编写第四章饮片的切制与干燥技术；山西药科职业学院景晓琦编写第五章清炒技术；湖南食品药品职业学院代洪波编写第六章加固体辅料炒制技术；天津生物工程职业技术学院孙立艳编写第八章煅制技术；重庆医药高等专科学校王玉霞编写第九章水火共制技术；长春医学高等专科学校汪岩编写第十章复制技术；铁岭卫生职业学院姜永粮编写第十一章发酵发芽技术；辽宁医药职业学院刘晓峰编写第十二章其他炮制技术；辽宁龙晟实业股份公司黄蕾编写模块三中药炮制实践应用部分内容。

在本教材编写过程中，得到了各参编院校所在院校及单位领导的大力支持，在此表示衷心的感谢！由于受编者的水平和实践经验所限，难免有疏漏和不足之处，敬请各院校师生和同行提出宝贵的意见和建议，以便进一步修订和完善。

编　者
2021 年 5 月

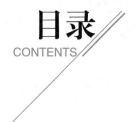

目录
CONTENTS

模块一
中药炮制基本知识

第一章 绪 论

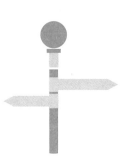

学习引导

中药炮制是中医药文化遗产的组成部分，是一门传统的、独特的制药技术，中药炮制源远流长，我国第一部药学专著《神农本草经》序例写道，"药有毒无毒，阴干暴干，采造时月、生熟、土地所出真伪陈新，并各有法。若有毒宜制，可用相畏相杀，不尔合用也"。南北朝刘宋时代，我国第一部炮制专著《雷公炮炙论》问世，对后世中药炮制的发展产生了极大的影响。几千年以来，中国积累了丰富的炮制方法与技术。

本章主要介绍中药炮制的起源与发展，以及中药炮制相关法律及质量管理。

学习目标

1. **掌握** 中药炮制相关概念；中药炮制专著及特点。
2. **熟悉** 中药炮制发展概况及有关法律法规。
3. **了解** 中药炮制的起源；中药炮制在行业中的地位。

中药材必须经过炮制制成中药饮片才能用于临床及制备中成药，这是中医临床用药的特点，也是中医药学一大特色。中药炮制是中国特有的、制备中药饮片的传统制药技术，2006 年 5 月 20 日，中药炮制技术经国务院批准列入第一批国家级非物质文化遗产名录。

中药炮制是按照中医药理论，根据药物自身性质，以及调剂、制剂和临床应用的需要，所采取的一项独特的制药技术。炮制在历史上有"炮炙""炮制""修制""修治""修事""治削"之称，但多用"炮炙"和"炮制"二词。"炮炙"二字代表了中药整个加工处理技术中的两种火处理方法，不能概括其他中药炮制方法。为了保存古代"炮炙"原意，而又能反映整个中药处理加工技术，现代多用"炮制"一词，"炮"代表各种与火有关的加工处理方法，"制"代表各种更广泛的加工处理方法。

中药炮制技术作为一门综合性的应用学科，其主要任务就是遵循中医药理论体系，在继承传统中药炮制技术和理论的基础上，依据国家有关中药炮制法规，应用现代科学技术进行整理、研究，探讨炮制原理，改进炮制工艺，制定中药饮片质量标准，提高中药饮片质量，实现炮制工艺规范化、饮片质量标准化、中药炮制现代化，以保证医疗用药的安全性和有效性。 微课 I

即学即练 1 −1

答案解析

"炮制"一词中"制"代表（　　）。

A. 各种与火有关的加工处理方法　　　　B. 各种更广泛的加工处理方法

C. 除净制以外的其他炮制方法　　　　　D. 除切制以外的其他炮制方法

E. 水制、火制、水火共制的总称

第一节　中药炮制技术的起源与发展

一、中药炮制技术的起源

中药炮制伴随着中药的发现和应用而产生。远在原始社会，人类为了生活、生存必须劳动生产和猎取食物，人们常会误食某些有毒的植物或动物，以致发生呕吐、泄泻、昏迷等中毒反应，甚至死亡，有时也会服用之后使原有的病痛减轻或消失，在长期的生活实践中，这种感性认识逐渐积累而形成了最初的药物知识。药源于食，在反复的尝试和体验过程中，人类不但积累了中药学知识，为了方便药物服用，还对其进行洗净、劈开、打碎、将整枝整块劈成小块、锉为粗末等简单加工处理，从而创造了药物的加工技术，这就是中药炮制的萌芽。

火的出现及应用，为早期的中药采用加热处理创造了基本条件。《礼纬·含文嘉》明确指出："燧人氏始钻木取火，炮生为熟，令人无腹疾，有异于禽兽。"火的利用，使人类逐步从生食过渡到熟食，这种经验逐渐应用于药物处理，便形成了中药炮制的雏形。古称"炮制"为"炮炙"，据《说文解字》载："炮，毛炙肉也"，段注"毛炙肉，谓不去毛炙之也"，"炙，炙肉也，从肉在火上"，可见"炮""炙"均源于食物加工，早期的炮制主要是用火加工处理药物。

酒的发明与应用，丰富了药物炮制的内容。酒起源于旧石器时代，在新石器时代有所进展，奴隶制社会时期应用较为广泛。酒被发明后，常应用于医疗活动中，用酒送服药物或制作药酒，并逐渐地应用于药物炮制，从而创建了加辅料炮制药物的方法。

二、中药炮制技术的发展

中药炮制是我国历代医药学家在长期的医疗实践活动中逐渐积累和发展起来的一项独特制药技术，有着悠久的历史和丰富的内容。从现存的文献资料分析，中药炮制的发展大体经历四个时期。

（一）春秋战国至宋代——中药炮制技术的起始和形成时期

在古文献中，炮制的出现，最早只是个别和简单的记载，后来才逐渐有了较系统的炮制记述。

《五十二病方》大约成书于春秋战国，为我国现存最早的医方书，书中记载了净制、切制、水制、火制及水火共制等炮制内容，且有炮、炙、燔、煅、酒醋渍等术语及其操作过程的记载。

《黄帝内经》成书于战国至秦汉，书中所载"酸入肝、辛入肺、苦入心、咸入肾、甘入脾"为后世炮制理论提供了依据；所载"秫米半夏汤"治疗"邪气客人"，其中"治半夏"即为修治过的半夏，可见当时已注意到通过炮制可降低药物的毒性。治疗痹症，要求将药物"㕮咀，渍酒中"，"㕮咀"即指当时的切制饮片。还记载了最早的炭药（血余炭）炮制为"角发""燔治"。

汉代中药炮制技术已有较大发展，对中药炮制的目的、原则已经初步确立，对炮制方法和炮制品也有了更多的记述。《神农本草经》成书于汉代，为我国第一部药学专著，书中记载"凡此七情，合和视之……若有毒宜制，可用相畏相杀者，不尔勿合用也"，即是当时对有毒药物炮制方法与机制的解释。"药有……及有毒无毒，阴干、暴干，采造时月，生熟，土地所出，真伪新陈，并各有法"，此处阴干暴干是指产地加工，生熟则指的是药物炮制。本书对矿物药的炮制也已有记载，如"丹砂能化汞，朴硝炼饵服之"等。张仲景在《金匮玉函经》提出药物"有须烧炼炮炙，生熟有定"，开创了药物生熟异用学说的先河。另外汉代对制药火候上已提出"烧、炼、熬"三者的不同。

《本草经集注》成书于梁代，在炮制原则方面，陶弘景将零星的炮制技术做了系统归纳，说明了部分炮制作用。如"凡汤中用完物皆劈破""诸虫先微炙"等。改"㕮咀"为"切制"，对药物提出"细切"要求，如"凡汤酒膏中，用诸石皆细捣之，如粟米"等。该书记载的净制、切制、干燥等炮制方法众多，并举例说明，内容很丰富，如黄连去须毛、石韦刮去毛等。

《雷公炮炙论》共三卷，由南北朝刘宋时代雷敩撰写，是我国第一部炮制专著，对前人炮制方面的记述和经验进行了总结。书中记述了各种炮制方法，如净制操作、切制操作、干燥方法、水火制法及苦酒浸、蜜涂炙等加辅料制等，在沿用前人炮制方法的同时，增加了许多新方法，并广泛地应用辅料炮制药物。该书对炮制作用也做了较多介绍，如"……半夏上有隙延，若洗不净，令人气逆，肝气怒满"。该书对后世中药炮制发展影响较大，很多炮制方法和炮制作用具有科学价值，至今仍有指导意义。如大黄用蒸法可缓和其泻下作用，挥发性药物茵陈需防止高温处理等。

唐代《新修本草》是世界上最早的药典，该书在炮制方面收载了很多炮制方法，炮制内容较前一时期更为丰富。书中首次规定"唯米酒、米醋入药"，并对中药炮制品的质量提出要求。

中药的炮制在宋代发展较快，炮制方法有很大改进，炮制目的也更加多样化。唐慎微编著《证类本草》，书中每味药物之后皆附有炮制方法，为后世制药业提供了药物炮制资料，后世一些炮制专著多从此书炮制部分辑录而成。陈师文等编撰的《太平惠民和剂局方》提出对药物要"依法炮制""修制合度"，设有炮制技术专章，收录185种中药的炮制方法和要求，将炮制列为法定的制药技术，对保证药品的质量起到了很大的作用。书中收载了当时通用的方剂和炮制方法，现代应用的很多方法，尤其是成药配制方法与其相似。

中药炮制从先秦两汉到宋代不断发展，炮制的原则、方法及炮制品已初具规模，在此期间，少量的炮制方法得以初步归纳，形成较系统的炮制通则；同时增加了一些新的炮制方法。现代使用的方法宋代大都已出现，这些方法和原则至今仍沿用。

（二）金元明时期——中药炮制理论的形成时期

金元时期，名医辈出，各有专长，此期医家非常重视药物炮制前后的应用及炮制辅料的作用，开始对各类炮制作用进行总结，后经明代医药学家进一步系统的整理，便逐渐形成了传统的炮制理论。

元代医家王好古在《汤液本草》中初步提出药物"生泻熟补"，阐述熟地黄的炮制时"生则性大寒而凉血，熟则性温而补肾"，以此说明某些中药炮制前后有生寒熟温之意。葛可久在《十药神书》中首次提出"大抵血热则行，血冷则凝，见黑则止"的炭药止血理论。

明代陈嘉谟在《本草蒙筌》中系统地总结了辅料的作用，指出："凡药制造，贵在适中，不及则功效难求，太过则气味反失……酒制升提，姜制发散，入盐走肾脏，仍仗软坚，用醋注肝经且资住痛，童便制除劣性降下，米泔制去燥性和中，乳制滋润回枯助生阴血，蜜炙甘缓难化增益元阳，陈壁土制窃真气骤补中焦，麦麸皮制抑酷性勿伤上膈，乌豆汤、甘草汤渍曝并解毒致令平和⋯⋯"。这些论述，对后世颇具影响。

《本草纲目》将药物炮制方法列为"修治"专项，书中330种药物列有"修治"方法。李时珍在综述前人炮制经验的同时，也阐述了个人炮制经验和见解，如"升者引之以咸寒，则沉而直达下焦，沉者引之以酒，则浮而上至颠顶"等。全书记载炮制方法近20类，有水制、火制、水火共制、加辅料制、制霜、制曲等，其中多数制法至今仍为炮制生产所沿用，如半夏、天南星、胆南星等。

缪希雍编撰的《炮炙大法》，是中国第二部炮制专著，收载药物炮制方法439种，简要叙述了各药出处、采集时间、优劣鉴别、炮制辅料，操作程序及贮藏，大部分内容能反映当时社会生产实际，在前人的基础上有所发展；并将前人的炮制方法归纳为十七种，即"雷公炮炙十七法"。

金元明时期，炮制技术方面有很大进步，更重要的是，在前人少量解释炮制作用的基础上，归纳形成了较为系统的炮制理论。

（三）清代——中药炮制品种和技术的扩大应用时期

这一时期多在明代的炮制理论基础上，扩大应用炮制技术，增加炮制品品种。

张仲岩所著《修事指南》为我国第三部炮制专著，收录药物达232种，较系统地叙述了各种炮制方法，并进一步整理和归纳。他很重视炮制在中医药学中的重要性，指出："炮制不明，药性不确，则汤方无准而病症无验也"。在炮制理论上的认识也有所增进，如"吴茱萸汁制抑苦寒而扶胃气，猪胆汁制泻胆火而达木郁，牛胆汁制去燥烈而清润⋯⋯炙者取中和之性，炒者取芳香之性⋯⋯"等。

赵学敏《本草纲目拾遗》和唐容川的《血证论》除了记载有许多炮制方法外，还记载了相当数量的炭药，明确地提出了"炒炭存性"的要求。

清代对某些炮制作用有所发挥，炮制品种增多，是炮制品种和技术的扩大应用时期。

（四）现代——中药炮制振兴、发展时期

现代的炮制基本沿用明清时期的理论和方法，在此基础上，对中药炮制方法进行改进，对炮制原理深入研究，得到了前所未有的发展。

在继承方面，将散在于各地的炮制经验整理总结，制订出版了各省市的《中药炮制规范》，1988年制定《全国中药炮制规范》，1994年制定《中药饮片质量通则》；将炮制内容收入国家药典，制定"中药炮制通则"；相继出版《中药炮制经验集成》《历代中药炮制法汇典》等炮制专著，丰富了炮制内容，提供了法规依据。

在教学方面，全国各高等医药院校和部分职业院校的中药类专业都设有中药炮制课，并被列为专业课之一。高校统编教材和规划教材的出版为继承和发扬中药炮制奠定了人才基础。

在科研方面，建立中药炮制的研究机构，科研队伍不断扩大，研究手段和技术不断提高，并取得了显著的成果。尤其自"七五"计划以来，对多种中药饮片进行研究，对关键设备进行研制，取得了较大突破和显著的科研成果，使中药炮制研究工作进入崭新阶段。

在生产方面，各地陆续建立不同规模的饮片加工厂，生产规模和条件不断得以扩大和提高，从手工操作逐步向机械化、自动化发展。自2008年1月1日起，所有中药饮片生产企业均在符合GMP的条件下生产，全国中药饮片企业的生产条件和技术设备得到了显著的改善，大大提高了饮片生产质量。

知识链接

中药炮制方法的分类

中药炮制方法的分类最早见于明代陈嘉谟的《本草蒙筌》，将炮制方法分为水制、火制、水火共制三类。后人在此基础上又提出修制、水制、火制、水火共制及其他制法的五类分类法。现今《全国中药炮制规范》及各省市制订的中药炮制规范，大多以药用部位进行分类，即分为根及根茎类、全草类、叶类等；《中国药典》收载的"药材炮制通则"中将中药炮制工艺分为净制、切制和炮炙三大类。而教材多用工艺和辅料结合的分类法进行阐述，以便体现炮制工艺的系统性和条理性。

第二节　中药炮制相关法规标准及质量管理

一、中药炮制的相关法规标准

2019年12月1日施行的修订后《中华人民共和国药品管理法》是中华人民共和国境内从事药品的研制、生产、经营、使用和监督管理必须遵守的法律。第四章《药品生产》第四十四条明确规定："中药饮片应当按照国家药品标准炮制；国家药品标准没有规定的，应当按照省、自治区、直辖市人民政府药品监督管理部门制定的炮制规范炮制。省、自治区、直辖市人民政府药品监督管理部门制定的炮制规范应当报国务院药品监督管理部门备案。不符合国家药品标准或者不按照省、自治区、直辖市人民政府药品监督管理部门制定的炮制规范炮制的，不得出厂、销售。"这是中药炮制所必须遵守的法规。

《中华人民共和国药典》自1963年版一部开始收载中药及中药炮制品，2005年版首次单列中药饮片，到2020年版饮片数量已大幅增加。药典中规定了饮片的炮制方法，成品性状，用法、用量等，设有炮制通则。同时规定了各种炮制方法的含义、具有共性的操作方法及质量要求等内容，是国家药品标准的重要部分。

《全国中药炮制规范》于1988年由卫生部药政局组织有关单位及人员编写而成，称为部级中药饮片炮制标准。该规范主要精选全国各省（市）、自治区现行实用的炮制品及其最合适的炮制工艺和质量要求，做到理论上有根据，实践上行得通。附录中收录了"中药炮制通则"及"全国中药炮制法概况表"等。

《中药饮片质量标准通则》（试行）于1994年由国家中医药管理局颁布，又称局颁标准，规定了饮片的外观、净度、片型、粉碎粒度、水分标准、色泽等要求，属于部级质量标准。

由于中药炮制具有较多的传统经验和地方特色，有些炮制工艺还不能全国统一，为了保留地方特色，目前各省、自治区、直辖市卫生行政部门或药品监督管理局先后制订了适合本地的《中药炮制规范》，作为法定的执行依据，为地方标准。地方标准应与《中华人民共和国药典》《全国中药炮制规范》《中药饮片质量标准通则》一致，如有不同，应执行国家药品标准的有关规定。

即学即练 1-2

下列备选答案中，与中药炮制的法律法规有关的是 （　　　　）

A.《中华人民共和国药典》　　　　B.《全国中药炮制规范》

C.《中药饮片质量标准通则》（试行）　　D.《中药炮制经验集成》

E.《历代中药炮制法汇典》

答案解析

二、中药饮片生产的质量管理

中药饮片的生产是以中医药理论为指导的我国特有的制药技术。中药饮片可根据中医处方，直接调配煎剂服于患者，也可作为中成药生产的原料供药物生产厂家使用，其质量好坏，直接影响中医临床疗效的发挥。在长期生产实践中，我国积累了丰富的炮制方法与经验技术，并形成了一套传统的炮制加工工具。炮制是中药传统制药技术的集中体现和核心，中药饮片炮制技术是中国几千年传统文化的结晶，是中华文化的瑰宝。近些年来，人们对炮制学科重要性的认识不断加深，国家也投入了大量的财力和人力对中药饮片炮制工艺规范化和质量标准进行研究，对于规范中药饮片质量标准、稳定中药临床疗效起到良好的作用，因此，严格、科学地加工炮制，不仅能提供优质饮片、提高中医临床疗效，也是企业自身社会效益和经济效益的需要。

中药饮片的质量优劣是中医药赖以生存和发展的基础。我们要积极探索新技术工艺、新方法，不断研究和改进，提高炮制水平，逐步建立完善中药质量标准体系，确保中药饮片质量和临床疗效。

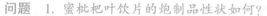

实例分析

实例 某饮片厂要生产一些蜜枇杷叶，为了生产出合格的饮片，工作人员通过查阅《中国药典》（2020 年版）掌握其炮制方法，生产出了成品饮片。

问题 1. 蜜枇杷叶饮片的炮制品性状如何？

2. 蜜炙枇杷叶丝 100kg，需要用炼蜜多少千克？

答案解析

中药饮片行业须重视饮片原料的质量，推进中药材种植规范化。合理种植迁移、禁止盲目引种。规范产地加工，推动形成"饮片企业＋合作社"模式规范化管理。研究、探索、推广产地加工炮制一体化模式，建立中药材追溯体系。随着饮片生产规范化、饮片包装管理的逐步推行、国家炮制标准的逐步完善，行业整体的发展不断规范，市场环境逐步改善及国家产业政策的支持，中药饮片行业迎来了良好的发展环境。中药饮片行业全面规划，质量控制日趋严格，市场集中度进一步提高，优势企业向中药材种植上游拓展以及小包装、全球化等方向发展，市场竞争进一步加剧。2020 年，新版药典进一步加强了中药材安全性方面标准的制定，中药饮片标准将进一步提高。这也意味着，未来中药饮片行业将加速洗牌，行业整体的质量水平将再次提升。

目标检测

答案解析

一、A 型题（请从 ABCDE 五个备选答案中选出一个最佳答案)

1. 中药炮制技术的起始和形成时期是 （　　　　）

A. 金元时期   B. 春秋战国至宋代   C. 清代

D. 唐朝   E. 明代

2. 中药炮制理论的形成时期是（   ）

A. 金元明时期   B. 春秋战国   C. 清代   D. 唐朝   E. 宋代

3. 我国现存最早的医方书是（   ）

A. 《黄帝内经》   B. 《伤寒杂病论》   C. 《肘后备急方》

D. 《济生方》   E. 《五十二病方》

4. 最早记载血余炭炮制的是（   ）

A. 《黄帝内经》   B. 《雷公炮炙论》   C. 《神农本草经》

D. 《本草纲目》   E. 《太平圣惠方》

5. 我国第一部药学专著是（   ）

A. 《本草纲目》   B. 《普济本事方》   C. 《本草蒙筌》

D. 《神农本草经》   E. 《本草经集注》

6. "丹砂能化汞，朴硝炼饵服之"载于（   ）

A. 《温热论》   B. 《本草纲目》   C. 《金匮要略》

D. 《神农本草经》   E. 《本草经集注》

7. 开创了药物生熟异用学说先河的是（   ）

A. 张仲景   B. 李时珍   C. 刘完素   D. 陶弘景   E. 叶天士

8. 我国第一部炮制专著是（   ）

A. 《本草纲目》   B. 《雷公炮炙论》   C. 《本草经集注》

D. 《炮制大法》   E. 《汤液本草》

9. 世界上最早的药典是（   ）

A. 《修事指南》   B. 《纽伦堡药典》   C. 《新修本草》

D. 《太平圣惠方》   E. 《证类本草》

二、X 型题（请从 ABCDE 五个备选答案中选出两个或两个以上正确答案）

1. 我国古代中药炮制专著有（   ）

A. 《神农本草经》   B. 《雷公炮炙论》   C. 《本草纲目》

D. 《炮制大法》   E. 《修事指南》

2. 关于《雷公炮炙论》描述，正确的有（   ）

A. 我国第一部炮制学专著   B. 南北朝刘宋时代雷敩撰写

C. 将炮制方法归纳为"雷公炮炙十七法"   D. 对炮制作用作了较多介绍

E. 该书广泛地应用辅料炮制药物

书网融合……

知识回顾   微课1   习题

第二章 中药炮制的目的及对药物理化性质的影响

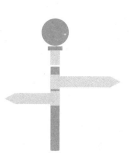

学习引导

中药基本上都是来源于自然界的天然药物，包括植物、动物、矿物等，这些药物，或含有杂质、泥沙，或含有毒性成分，或质地坚硬、粗大，或含有非药用部位等，影响药效、调剂及用药安全，因此这些药物不可直接用于临床，必须经过加工炮制后才能使用。中药经过炮制后，其化学成分、理化性质都可能发生很大的变化，从而影响中药的疗效。所以只有在理解中药在炮制过程中的化学成分变化及其机制的基础上，才能了解中药炮制的目的，进而探讨中药炮制的真正意义，从而为制定合理的炮制工艺和炮制标准提供科学依据。

本章主要介绍中药炮制的目的和中药炮制对药物的影响。

学习目标

1. **掌握** 中药炮制的目的；炮制对含生物碱类、苷类、挥发油类等药物的影响。
2. **熟悉** 不同炮制目的中的常见药物；炮制对含鞣质类、油脂类、无机化合物类等药物的影响。
3. **了解** 炮制对含树脂、蛋白质、氨基酸、糖类药物的影响。

第一节 中药炮制的目的

为了充分发挥中药防病治病的作用，并克服某些毒副反应，保证其安全有效，中药材在使用前必须根据病情和实际需要，采用不同的方法进行炮制处理。中药炮制的目的是多方面的，往往一种炮制方法或者炮制一种药物同时可具有几方面的目的，这些不同的炮制目的虽有主次之分，但彼此间往往又有密切的联系。

通过炮制，中药材总体可达到确保药物安全、有效等目的，但中药成分复杂，疗效多样，炮制目的也是多方面的，归纳起来主要有以下几点。

一、降低或消除药物的毒性或副作用

有些药物疗效很好，但可能具有一定的毒性或副作用，导致临床应用不安全，因此这类药物需要通过炮制来降低毒性和副作用。

（一）降低或消除药物的毒性

降低药物毒性是中药炮制的主要目的之一，历代对有毒药物的炮制都很重视，各代都有较好的降毒方法和炮制作用的论述。如煮川乌、草乌降低毒性后可供内服，马钱子经砂烫、斑蝥经米炒等均可达到降毒目的。常用的降毒方法有浸漂、加热、蒸、煮、加辅料制等。

（二）去除或降低药物的副作用

炮制亦可去除或降低药物的副作用，如枇杷叶"去毛不净，射入肺令咳不已"，叶片上的绒毛可以直接刺激咽喉而引起咳嗽，因此若枇杷叶入煎剂仍需刷净绒毛。柏子仁宁心安神，但生柏子仁能滑肠通便，失眠、心神不安的患者服后可发生腹泻，而通过去油制霜法炮制后即可消除滑肠致泻的副作用。

 知识链接 ··

中药的"毒性"

在中药学中，中药的"毒性"有广义和狭义之分，从广义来讲，毒性就是药物的偏性，是药物的总称。狭义的毒性是指容易引起中毒，造成机体损伤的这一类的药，常把它叫作毒药，这种伤害性称为毒性。

在现存最早的药学专著《神农本草经》把中药分为上、中、下三品，上品"无毒"，中品"有毒或无毒"，下品"多毒"，就是根据药物的有无毒来分的。大体上把攻病愈疾的药物称为有毒，而久服补虚的药物看作无毒。而近代概念之毒性中药，多是狭义的，是专指、进入机体易致毒或引发副作用的中药。

二、改变或缓和药物的性能

中药的性能通过四气五味来表示，即寒、热、温、凉和酸、苦、甘、辛、咸。药物性味偏盛，在临床应用时会给患者带来一定的副作用，如大寒伤阳、过热伤阴、过甘生湿助满等。为减少给患者体质造成的伤害，可通过炮制或配伍等方法改变或缓和药物的偏盛之性，使之更好地发挥临床疗效。

（一）改变药物的性能

每味中药都有其固有性味，从而发挥相应功能，通过改变药物的性能，往往会使药物产生新的功效，扩大用药范围，或增强某种功效。如生地黄性寒，能清热凉血生津，蒸制成熟地黄则性温，能补血滋阴，养肝益肾。蒲黄生用性滑，能活血行瘀止痛，经炒炭后性涩，有止血的作用。

（二）缓和药物性能

对于性味偏盛的药物，常采用加热或用辅料制来缓和药性。如麻黄，生品辛散解表作用较强，蜜炙后辛散作用缓和，止咳平喘作用增强。生黄连，大苦大寒，易伤脾胃阳气，姜汁炙后可减缓黄连苦寒之性。甘遂、芫花、大戟等醋炙后能缓和峻泻作用。经前人总结，炒制、蜜炙等炮制方法可有效缓和药性，且有"甘能缓""炒以缓其性"之说。

三、增强药物疗效

增强药物疗效，表现为两个方面，其一是增强药物某一固有效能，其二是增加新的功效。

中药除了通过配伍来提高疗效外，炮制是又一有效途径和手段。药物经炮制可以从不同的方面增强其疗效。

药物起治疗作用的是所含的活性物质，通过适当的加工炮制，可提高活性物质的溶出率，并使溶出物易于吸收，从而增强疗效。某些药物通过切制，使细胞破损，表面积增大，提高溶出率而增效，如黄芩切成薄片比切成厚片的溶出率要高。某些药物通过热处理，可使细胞组织及所含成分发生一系列物理化学变化而增效，如大多数种子类、果实类药物经炒制后，种皮爆裂，质地疏脆，使内含成分易于溶出，故有"逢子必炒"之说。某些炮制辅料可以起到助溶的作用，如醋制延胡索、甘草制黄连等。

某些药物在辅料自身具有的功效协同应用下，可以增加原来的疗效，如蜂蜜本身具有补气滋润等作用，作为辅料应用后，与药物有协同作用而增强疗效，如款冬花、紫菀等化痰止咳药，蜜炙后增强其润肺止咳作用；黄芪为补气要药，蜜炙后更增强其补脾益气之效。当然，某些辅料在起到协同作用的同时，也会对所炮制的药物所含化学成分产生影响，如助溶、络合、成盐等。

四、改变或增强药物作用的趋向

中医对药物作用的趋向以升、降、浮、沉来表示，与中药自身的药用部位及性味关系密切。炮制药材时，辅料的特性能使一些药物因药性的改变而引起其作用趋向的变化，如加入盐、酒等，因此通过炮制，可以改变药物作用趋向。规律性认识："大凡生升熟降""酒制升提"，李时珍在《本草纲目》中也提到："升者引之以咸寒，则沉而直达下焦；沉者引之以酒，则浮而上至颠顶。"例如，大黄苦寒，为纯阴之品，其性沉降，酒制后能借助酒势引药上行，治疗上焦实热引起的牙痛等症。莱菔子生品升多于降，用于涌吐风痰；炒后降多于升，用于降气祛痰，消食除胀。

五、改变药物作用的部位或增强对某部位的作用

归经是中药对于机体某部位（脏腑经络）的选择性作用，所谓某药归某经，即表示该药对某些脏腑和经络有明显的选择性作用，而对其他脏腑和经络没有作用或作用不明显。如陈皮入肺经可以燥湿化痰，入脾经可理气健脾。临床上很多中药一药入多经，能治疗几个脏腑经络疾病，因而会使其作用分散，通过炮制调整，能使一些中药更准确地作用于患病的脏腑，作用更专一。前人从实践中总结出一些规律性的认识："盐制入肾""醋制入肝""凡药入肺蜜炙"等，说明了盐、醋、蜜等辅料对中药归经的影响。如柴胡、延胡索等醋制后可引药入肝；知母、黄柏等盐制后，有助于引药入肾；百合蜜炙后主入肺经，增强润肺止咳的作用。

六、提高药物净度，确保用药质量

中药在采收、运输、贮藏等过程中，常混有泥沙、杂质、霉烂品等，有的还有残留的非药用部位，或含有毒性成分，因此必须通过净制加工处理或者分离，使其符合药用的净度，以保证临床用药安全有效和剂量的准确。如根类药物要去芦头；种子类药物要去沙土、杂质；皮类药物要去粗皮；动物类药物要去头、足、翅等以确保用药剂量的精确。而麻黄茎与根作用不同，需分开入药，以适应医疗需要。

七、便于调剂和制剂

药材由于个体较大或是质地坚硬等原因，给调剂和制剂带来不便。植物根及根茎类、藤木类、果实类等体积较大的中药，经适当处理后加工成一定规格的饮片，如丝、片、块、段等，便于调剂时分剂量

和煎煮，也便于制剂时的进一步制备。矿物药、贝壳类、动物骨甲类等质地坚硬的药物，通过煅、煅淬、砂烫等热处理法可变得酥脆，易于粉碎。如煅石决明，煅淬磁石，砂烫龟甲等。

八、矫臭矫味，利于服用

某些树脂类药材（如乳香、没药）、动物类药材（如夜明砂、五灵脂）或其他有特殊不良气味（如马兜铃）的药物，往往因气味恶劣或具有特异气味，使患者服后出现恶心、呕吐、心烦等不良反应。为了便于服用，常用水漂、酒制、蜜制、醋制、麸炒等炮制方法加以矫正，均能达到较好的矫臭矫味效果。如酒制紫河车，麸炒僵蚕，醋制乳香、没药等。

九、便于贮存

中药材在加工成饮片或中成药之前，常混有杂质、残留的非药用部位，或出现虫蛀、发霉、泛油等现象，需要通过筛选、挑拣、清洗等加工处理，方便贮存。植物类药常含有淀粉、蛋白质、糖类等成分及一定量水分，条件适宜容易出现变异现象，通过干燥或加热炮制，降低含水量，可有效避免霉败变质，方便贮存。种子类药物经过炒、蒸或燀等加热处理，能终止种子发芽，利于贮存而不变质。动物类和昆虫类药物经过蒸、炒等加热炮制后，能杀死虫卵和附着的微生物，防治虫卵孵化，且避免霉变，便于贮存。某些含苷类成分的药物经加热，能破坏酶的活性，从而避免苷类成分被酶解而降低疗效，利于长期贮存。

药材因为自身特性和临床需要，常通过炮制来改变其性质。中药炮制的目的是多方面的，一种中药可以有多种炮制方法，一种炮制方法也可同时具有几方面的作用，这些作用既有主次，又紧密联系。

即学即练2-1

答案解析

柴胡醋炙的目的是（　　　）

A. 助其发散，增强解表作用　　　　　　B. 助其升浮，增强升阳作用

C. 抑制浮阳，增强清肝作用　　　　　　D. 缓和升散，增强疏肝止痛作用

D. 降低毒性

第二节　中药炮制对药物理化性质的影响

中药化学成分复杂，是中药发挥临床治疗作用的主要物质基础。中药经过各种的加工炮制，可使其化学成分发生变化，某些成分含量、种类的增加或减少等，均会影响药物的疗效。因此，研究炮制对中药化学成分的影响，对探讨中药炮制的作用和原理、了解中药炮制的目的、优选炮制工艺、制订饮片质量标准等具有重要的意义。

一、炮制对含生物碱类药物的影响

生物碱是一类含氮的有机化合物，存在于生物体内，类似碱的性质，具有明显的生理活性。不仅植物来源的中药含有生物碱类成分，动物来源的中药有的也含有生物碱（如蟾酥）。游离生物碱一般不溶

或难溶于水，而能溶于乙醇、三氯甲烷等有机溶剂，亦可溶于酸水（形成盐），而大多数生物碱盐则可溶于水，难溶或不溶于有机溶媒。

净制：生物碱在同一植物体内的不同部位分布也不同，净选加工时应去除不含生物碱的非药用部位，或将含不同生物碱的部位区分应用。如黄柏中的有效成分小檗碱主要集中在黄柏的韧皮部，木质部及栓皮部含量很少，故黄柏净选时应把木质部及栓皮部作为非药用部位除去。麻黄草质茎中含有较多的麻黄碱和伪麻黄碱，具有升高血压作用，而麻黄根含大环精胺等几种类型生物碱，药理作用相反，具有降低血压作用，因此麻黄净制处理时应分离不同的药用部位，区别入药。

水处理：大部分游离生物碱不溶于水，有些小分子生物碱（如槟榔碱等）、季铵类生物碱（如小檗碱等）均易溶于水。因此，这类药材在软化处理时，应尽量减少与水接触的时间，采取"少泡多润"的原则，减少生物碱的流失，以免影响临床疗效。

酒制：游离生物碱或生物碱盐类都能溶解于乙醇，药物经酒制后能提高生物碱的溶出率，从而提高药物疗效。如黄连中的小檗碱在水中的溶出率为58.2%，酒黄连可达90.0%，酒黄连中小檗碱的溶出率较生品大大提高。

醋制：游离生物碱能溶于酸水，形成生物碱盐，醋是弱酸，常用作炮制辅料以提高生物碱的溶出率。如延胡索中难溶于水的成分为延胡索乙素、去氢延胡索甲素等，醋制后这些游离生物碱与醋酸结合生成醋酸盐，在水中的溶解度增加，增强了镇静止痛效果。在植物体内，所含的生物碱常与其体内的有机酸、无机酸结合成鞣酸盐、草酸盐等复盐，这种复盐不溶于水，加入醋酸后，醋酸能取代复盐中的一部分酸，形成可溶于水的醋酸盐复盐，从而增加在水中的溶解度。

加热炮制：各种生物碱都有不同的耐热性。高温下某些生物碱不稳定，可产生水解、分解等变化。应根据炮制目的，控制炮制温度和时间。有些药物所含生物碱为有效物质，遇热活性降低，应尽量减少加热过程或不加热，以生用为宜，如石榴皮、龙胆草、山豆根等。有些药物通过加热炮制所含生物碱会水解或分解，达到降低毒性、保证临床用药安全有效的目的，如草乌、川乌、马钱子等。

即学即练 2-2

延胡索最佳的炮制方法是（   ）

答案解析   A. 酒制   B. 醋制   C. 盐制   D. 蜜制   E. 姜制

二、炮制对含苷类药物的影响

苷是由糖或糖衍生物与另一类非糖物质（苷元）通过糖的端基碳原子连接形成的化合物。苷在自然界中分布极广，广泛存在于植物体内，尤其在果实、树皮和根部最多。一般易溶于水、乙醇，有些苷也易溶于三氯甲烷和乙酸乙酯，但难溶于乙醚和苯。酸性条件下易水解，一定的温度和湿度条件下易被相应的酶所水解。

水处理：由于苷类成分易溶于水，故以苷类为主要成分的药材，切制前用水处理应少泡多润，以免苷类成分随水流失，如大黄、甘草、秦皮等。

辅料制：酒制可提高含苷类药物的溶解度，增强药物疗效。如黄芩酒炙后，水煎液中黄芩苷的含量较生品提高。苷类成分在酸性条件下容易水解，可降低苷的含量，增加成分的复杂性，因此含苷类药物一般少用或不用醋处理，以免发生酸水解，降低疗效。

加热处理：有利于苷类成分的保存。含苷类成分的药物往往含有相应的分解酶，苷类成分在一定温度和湿度条件下可被相应分解酶分解，从而减少有效成分，影响疗效。有些药物若采收后长期放置或炮制方法失宜，苷类成分可被分解，如槐花中的芦丁、苦杏仁中的苦杏仁苷、黄芩中的黄芩苷等，降低了药物的疗效。花类药物所含的花色苷，也会因酶的作用而变色脱瓣。而通过炒、蒸、烘或暴晒等方法可破坏或抑制含苷类药物中分解酶的活性，以保证药物有效成分免受酶解，保存药效。

三、炮制对含挥发油类药物的影响

挥发油是水蒸气蒸馏所得到的挥发性油状成分的总称，也是一类常见的具有治疗作用的活性成分。挥发油大多数具有芳香性和挥发性，在常温下可以自行挥发而不留任何油迹。大多数比水轻，在水中的溶解度极小，易溶于有机溶剂及脂肪油中。

水处理：挥发油在植物体内，多数是以游离状态存在，有的则以结合状态存在。以游离状态存在的药物宜在采收后或喷润后迅速加工切制，不宜带水堆积久放，以免发酵变质，影响质量，如薄荷、荆芥等；以结合状态存在的药物经堆积发酵后香气才能逸出，如厚朴、鸢尾等。

加热炮制：若挥发油具有治疗作用，应避免加热处理，干燥时宜阴干或50℃以下烘干，如薄荷、茵陈等。若挥发油具有明显的毒性或强烈的刺激性，通过加热炮制可大部分去除，利于临床应用，如苍术含挥发油较多，刺激性较强，用麸炒等方法炮制，可减少挥发油，降低"燥性"。有的药物为达到医疗需求，常通过炮制减少或除去挥发油，如蜜炙麻黄，通过蜜炙处理，具有发汗作用的挥发油可减少1/2以上，具有平喘作用的麻黄碱含量基本不受影响，适用于喘咳的治疗。

药物经炮制后，不仅使挥发油的含量发生变化，有的甚至发生质的变化，如颜色加深、折光率增大、产生新的成分、改变药理作用等。

四、炮制对含鞣质类药物的影响

鞣质又称单宁、鞣酸，是一类复杂的多元酚类化合物，具有一定的生理活性，广泛地存在于植物中，具有收敛止血、止泻、保护黏膜等作用，有时也用作生物碱及重金属中毒的解毒剂。

水处理：鞣质含有多元酚羟基，易溶于水，尤其易溶于热水，因此以鞣质为主要药效成分的药物，用水处理时应尽量减少与水的接触时间，少泡多润，以减少有效成分的流失，如地榆、虎杖、侧柏叶、石榴皮等。

加热炮制：鞣质能耐高温，加热处理对其影响不大。如大黄，其主要成分蒽醌苷具有致泻作用，鞣质具有收敛作用，经酒蒸、炒炭等加热处理后，蒽醌苷的含量明显减少，而鞣质含量变化不大，故可使大黄致泻作用减弱，而收敛作用相对增强。也有一些鞣质温度过高，会影响疗效，如地榆、槐花等炒炭时，若温度适宜，会使鞣质的含量有所增加，若温度过高，则导致鞣质的含量反而降低，甚至被破坏，因此炮制时要掌握火候。

鞣质为强还原剂，暴露于日光和空气中易被氧化，生成鞣红，导致药物片面颜色加深。如槟榔、白芍等切片时露置空气中，如干燥不及时，会使饮片色泽泛红。

鞣质遇铁能发生化学反应，生成黑绿色的鞣质铁盐沉淀。因而在炮制含鞣质成分的药材时忌铁器，避免鞣质与铁发生反应，宜用竹刀、钢刀、铜刀等切制，洗涤时应在木盆中洗，煎药时宜用砂锅或不锈钢锅等。

五、炮制对含有机酸类药物的影响

有机酸是具有羧基的化合物（不包括氨基酸），一般有酸味，广泛存在于植物的各个部位中，尤其是未成熟的肉质果实中含量更高，随着果实逐渐成熟，其含量逐渐降低。有的游离存在，有的则以盐的形式存在。

水处理：小分子的有机酸多能溶于水，故水处理时宜少泡多润，以免有效成分损失。相反，若有机酸为毒性成分，则应长时间浸泡，将其除去。如酢浆草、白花酢浆草等植物含有有毒的可溶性草酸盐，应将其除去。

加热炮制：加热可使有机酸破坏。含有强烈酸性的有机酸，对口腔、胃刺激性大，经加热处理，部分有机酸被破坏，酸性降低，从而降低刺激性，如山楂。

六、炮制对含油脂类药物的影响

油脂主要成分为长链脂肪酸的甘油酯，大多存在于植物的种子中，通常具有润肠通便或致泻等作用，如火麻仁、郁李仁等。

加热炮制：有些药物作用峻烈，有一定毒性，经加热、压榨除去部分油脂类成分，可缓和滑肠致泻作用，或降低毒副反应。如千金子、巴豆去油制霜可减小毒性，缓和泻下作用；柏子仁、瓜蒌仁去油制霜降低或消除滑肠作用。

七、炮制对含树脂类药物的影响

树脂是一类复杂的混合物，由萜类化合物在植物体内经氧化、聚合等作用而生成，通常存在于植物组织的树脂道中。植物体在外伤刺激下，即能分泌树脂，形成固体或半固体物质。树脂一般不溶于水，而溶于乙醇等有机溶媒中。

辅料制：炮制含树脂类药物常用酒、醋为辅料处理，以提高树脂类成分的溶解度，增强疗效。如五味子用酒、醋来炮制可增强其有效成分的溶出；乳香、没药经醋制，能增强活血止痛作用。

加热炮制：加热可增强某些含树脂类药物的疗效，如藤黄加热处理后，抑菌作用增强。温度过高，也可破坏某些树脂使其变性，降低疗效，如乳香、没药等。有些药物可通过加热炮制破坏树脂成分，符合医疗需要，如牵牛子树脂具有泻下去积作用，炒制后部分树脂被破坏，可缓和泻下作用。

八、炮制对含蛋白质、氨基酸类药物的影响

蛋白质是生物体内所有化合物中最复杂的物质，水解后可产生多种氨基酸，很多种氨基酸都是人体生命活动必不可少的物质。

水处理：蛋白质是一类大分子物质，多数可溶于水生成胶体溶液，一般煮沸后由于蛋白质凝固而不再溶于水。纯净的氨基酸大多数是无色结晶体，易溶于水。由于蛋白质和氨基酸都具有水溶性，故含有此类成分的药物不宜长期在水中浸泡，以免损失有效成分，影响疗效。

加热炮制：加热可使蛋白质凝固变性或产生新物质，大多数氨基酸遇热不稳定。若蛋白质和氨基酸为有效成分，应避免加热，如雷丸、蜂毒、蛇毒等，以生用为宜。若蛋白质为毒性成分，可通过加热处理，使毒性蛋白变性而降低或消除毒性，如巴豆、白扁豆等加热后毒性大减。某些含苷类有效成分的药物，加热时可破坏与苷共存的酶的活性，从而避免苷类的水解，如苦杏仁、黄芩等。蛋白质加热处理以

后，往往还能产生一些新的物质，而取得一定的治疗作用，如鸡蛋黄、黑大豆等干馏后，产生含氮的吡啶类、卟啉类衍生物，从而具有解毒、抗菌、抗过敏、镇痉、止痒等作用。

九、炮制对含无机化合物类药物的影响

矿物、动植物化石和甲壳类药物中都含有大量无机成分。植物药中也含有钠、钾、钙、镁等较多的无机盐类，他们大多与组织细胞中的有机酸结合成盐共存。

矿物类药物通常采用煅烧或煅烧醋淬的方法而改变其物理性状，使药物易于粉碎，利于有效成分煎出，也有利于药物在胃肠道的吸收，从而增强疗效，如自然铜、磁石、炉甘石等。某些含结晶水的矿物药，煅制后会失去结晶水而改变或者增强药效，如明矾煅制后失去结晶水，增强了燥湿、收敛等作用。

药物炮制过程中，若水处理时间过长，可使溶于水的无机盐类成分大量流失而降低疗效，如夏枯草水处理时间过长，钾盐含量流失而降低其降压、利尿作用。而对于含汞或砷的有毒药物，则应采用水飞法，既能制成极细粉末便于调剂，又可除去有毒的无机盐，如雄黄的主要成分硫化砷（As_2S_2）毒性很小，夹杂的剧毒成分 As_2O_3 可溶于水，经水飞法炮制后能有效降低 As_2O_3 含量，便于临床使用。

矿物、动植物化石和甲壳类药物中含有丰富的微量元素，一般对热稳定，高温炮制后这些有效成分容易溶出，有利于临床疗效的发挥。

十、炮制对含糖类药物的影响

糖类成分又称碳水化合物，是植物细胞与组织的重要营养物质和支持物质，对植物体意义重大。糖在植物体内的种类很多，包括单糖、低聚糖和多糖。近年来人们对糖类成分的生物活性日益关注，发现许多植物多糖具有抗病毒、抗肿瘤、提高机体免疫力等作用。

单糖及小分子低聚糖易溶于水，多糖难溶于水但能被水解成低聚糖、单糖，因此在炮制含糖类药物时，应尽量减少水处理，必须时宜少泡多润，更要注意与水共同加热的处理。

总之，中药在经过加工炮制后，其所含成分的理化性质可发生不同的变化，有些已经被人们了解，但绝大多数还有待进一步地探索。

 实例分析

实例　某患者服用含有附片的汤药后，出现口舌发麻、脸和皮肤发痒，同时伴有恶心、心慌等症状，到医院救治后上述症状解除，经查系药物中毒，即乌头碱中毒。

问题　请分析造成事故的原因有哪些？

答案解析

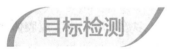

答案解析

一、A 型题（请从 ABCDE 五个备选答案中选出一个最佳答案）

1. 生升熟降的药物是（　　　）

A. 麻黄　　　　B. 柴胡　　　　C. 大黄　　　　D. 莱菔子　　　　E. 甘草

2. 川乌采用蒸或煮的方法炮制的目的是（　　　）

A. 消除副作用　　　　B. 便于调剂和制剂　　　　C. 降低毒性

D. 改变归经　　　　　　　　　　E. 改变作用趋向

3. 柏子仁通过去油制霜法炮制的目的是（　　　）

　　A. 增强润肠通便的作用　　　　　B. 增强止汗的作用　　　　　C. 增强养心安神的作用

　　D. 消除滑肠致泻的副作用　　　　E. 消除致咳副作用

4. 含生物碱类成分药物常用的炮制辅料是（　　　）

　　A. 麻油　　　　　B. 炼蜜　　　　　C. 姜汁　　　　　D. 盐水　　　　　E. 黄酒

5. 有效成分为挥发油类的药物不宜采用的炮制方法是（　　　）

　　A. 抢水洗　　　　B. 净制　　　　　C. 晾干　　　　　D. 高温加热　　　　E. 切制

6. 可引药入肝经的炮制方法是（　　　）

　　A. 盐炙　　　　　B. 醋炙　　　　　C. 蜜炙　　　　　D. 酒炙　　　　　E. 姜炙

7. 醋炙后有助于生物碱类成分煎出的中药是（　　　）

　　A. 柴胡　　　　　B. 鳖甲　　　　　C. 延胡索　　　　D. 斑蝥　　　　　E. 乳香

二、X 型题（请从 ABCDE 五个备选答案中选出两个或两个以上正确答案）

1. 中药炮制的目的有（　　　）

　　A. 增强药物疗效　　　　　　　　B. 降低药物的毒副反应　　　　C. 便于调剂和制剂

　　D. 改变药物的作用趋向　　　　　E. 恢复药物的性能

2. 药物炮制后发生的变化有（　　　）

　　A. 性味　　　　　B. 归经　　　　　C. 升降浮沉　　　　D. 作用趋势　　　　E. 理化性质

3. 炮制对药物化学成分的影响有（　　　）

　　A. 增强药物生物碱类、苷类化学成分的溶出率　　　B. 只能使药物化学成分发生一定的量变

　　C. 降低挥发油类、有机酸类成分含量　　　　　　　D. 改变药材中鞣制类成分含量

　　E. 破坏或抑制药材中酶的活性，保护有效成分

书网融合……

知识回顾　　　习题

模块二
中药炮制基本技术

PPT

第三章　净选加工技术

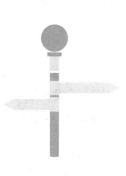

学习引导

中药饮片的"质"与"量"是影响临床疗效的主要因素。中药材在未经炮制处理前，往往混有泥沙、灰屑、杂质、霉烂品、虫蛀品等，有的还留有一些非药用部位，如残根、残茎、壳、核、芦头、栓皮、头、足、翅等。为保障用药安全及调配剂量的准确，必须确保中药饮片的净度。《中国药典》对某些药物所含杂质作了限量规定，《中药饮片质量标准通则（试行）》则对净制、炮制后的中药饮片中的药屑、杂质的限量也作了具体规定，因此净制是中药炮制必不可少的一个步骤，也是核心工艺流程的第一个步骤。

本章主要介绍净选加工的基本知识与操作，为后续工序提供质量保证。

学习目标

1. **掌握**　杂质清除和去除非药用部位的方法。
2. **熟悉**　净选加工炮制的目的。
3. **了解**　碾捣、制绒、拌衣、揉搓等加工工艺。

净制是中药炮制的第一道工序，是影响中药饮片质量的首要环节。中药材在切制、炮炙或调剂、制剂前，均应选取规定的药用部位，除去非药用部位、杂质、霉变品及虫蛀品等，使其达到药用的纯度标准。 微课3.1

净制主要目的如下。

（1）去除药材在产地采收加工、运输、贮藏等过程中混入的泥沙、杂质、霉变品和虫蛀品。 微课3.2

（2）去除残留的非药用部位，保证调配时剂量准确或减少服用时产生的副作用。如去芦、去枝梗、去心、去毛、去核、去瓤等。

（3）在净选时，将药物进行大小、粗细分档，使其均匀一致，便于进一步切制和炮炙。如半夏、天南星、大黄等。

（4）区分作用不同的药用部位，使之更好地发挥疗效。如麻黄与麻黄根、莲子心与莲子肉等。

第一节　杂质清除技术

清除药物中所含的杂质或对药物进行大小分档是净制加工技术很重要的一个方面。在生产中一般根据药材所含杂质的类型采取相应的去杂方法，根据方法特点不同，去杂方法常分为挑选、筛选、风选、水选、磁选。

1. 挑选 是清除混在药材中的杂质、霉变品及虫蛀品等，或将药材按大小、粗细等进行分档，便于进一步炮制，适用于药量少且杂质或霉变品、虫蛀品易于除去的药材。如乳香、没药等常含有木屑、砂石等，苏叶、菊花、藿香等常夹有枯枝、腐叶及杂草，枸杞子、百合等常有霉变、泛油现象，这些杂质、非药用部位或变异品均须采用挑选法去除。半夏、天南星、川乌、大黄等药材需要按大小、粗细分开，以便分别浸润或炮炙。

2. 筛选 是根据药材和杂质的体积大小不同，选用不同规格的药筛（或箩），以筛去药材中的杂质或混在饮片中的辅料（如麸皮、河砂等），使其洁净；或将大小不等的药材筛选分开，如延胡索、半夏、鸡内金等，以便分别浸润、漂制和加热炮制。过去多使用传统的竹筛、铁丝筛、铜筛等进行手工操作，现代多用旋转式筛药机、柔性支撑斜面筛选机等进行操作。

3. 风选 是利用药材和杂质的质地不同，借助风力将杂质清除。操作时一般用传统的簸箕或风车通过扬簸或扇风，使杂质、非药用部位等和药材分开。该法多适用于果实种子类药材的净选，如车前子、青葙子、葶苈子、莱菔子等，以及风选花托、果梗等非药用部位。现在饮片生产企业多用风选机进行操作。

4. 水选 是用水洗或漂的方法，除去附着于药材上的泥沙、盐分或不洁之物。如乌梅、大枣等药材需用水洗去泥沙；海藻、昆布等药材需不断换水漂洗，以漂净盐分；将蝉蜕、蛇蜕、土鳖虫等质地轻的药材在水中搅拌，使杂质漂浮于水面或沉于水中去除。水选时应掌握好时间，勿使药材在水中浸漂过久，导致水溶性有效成分流失，同时水选后的药物应及时干燥，防止霉变。

5. 磁选 是利用磁性材料能够吸附含有原磁体物质，将药物与杂质进行分离的一种方法。通过磁选，可以去除药材或饮片中的铁屑、铁丝、部分含有原磁体的砂石等，保护切制、粉碎设备及操作者的人身安全。常用于药物磁选的设备为磁选机。

即学即练

答案解析

3-1 筛选是根据药物与杂质的（ ）不同来分离药物中的杂质
   A. 比重　　B. 体积　　C. 浮力　　D. 色泽　　E. 气味
3-2 昆布、海藻类药物除去杂质的常用方法是（ ）
   A. 筛选　　B. 挑选　　C. 风选　　D. 水选　　E. 磁选

第二节　非药用部位去除技术

为确保调配或制剂时剂量的准确性或减少服用时所产生的毒副反应，并使其更好地发挥疗效，常需去除药材的非药用部位。 📱微课 3.3

 知识链接

去除杂质的两个传统方法

1. 擦：去除杂质传统方法之一，用两块木板，将药物放于中间来回摩擦，或放与石臼内用木棍轻轻擦动，以除去外皮和硬刺等杂质。

2. 砻（lóng）：去除杂质传统方法之一，用垫高磨芯的石磨或竹制的推子，将药物放于穴中，推动磨，磨去药物杂质或非药用部位且药物本身不被磨碎。

---

1. 去芦 "芦"又称"芦头"，一般是指残留于根或根茎类药材上的根头、根茎、残茎、茎基、叶基等部位。历代医药学家认为"芦"为非药用部位，去芦能免吐，如《修事指南》有"去芦头者免吐"。前人将参芦作为涌吐剂，而经成分分析、动物实验、临床观察证明，参芦与人参成分相同，又无涌吐作用，人参去芦没有必要，从《中国药典》（2010年版）开始对人参、桔梗、防风等药材不作去芦要求。

2. 去根或去茎 全草类或根茎类药材须除去残留的主根、支根、须根等部位，如荆芥、薄荷、泽兰、藕节等。用根的药材须除去残留的茎，如丹参、续断、防风、柴胡、龙胆等。此外，一些药材（如麻黄）的根、茎均能入药，但两者功效不同，需分药用部位分别入药。

实例分析

实例 有研究发现，马兜铃酸有极强肾毒性，并有可能致癌。

2005版《中国药典》（一部）对富含马兜铃酸的关木通、广防己、青木香进行删除，并且对部分药材的入药部位作出调整。细辛入药部位由之前的"以全草入药"改为"干燥根和根茎入药"，此调整沿用至今。

问题 为什么细辛入药部位要从全草改为根及根茎入药？

答案解析

3. 去枝梗 是指除去某些果实、花、叶类药材中的非药用部位，如老茎枝、果柄、花柄等，使药物纯净，用量准确。常要求去枝梗的药材有五味子、连翘、菊花、桑叶、侧柏叶、槐角、夏枯草等。一般常用挑选、切、剪、摘除等方法除去枝梗。

4. 去心 "心"一般指根类药材的木质部或种子的胚芽。从历代文献中可归纳出去心的作用有：去除非药用部位、分离药用部位以及消除药物的副作用（《修事指南》有"去心者免烦"）。现代研究认为，去心主要作用体现在两个方面：一是除去非药用部位，如地骨皮、白鲜皮、五加皮等药材的心（即木质部）所占比重较大，又无药效，在产地趁鲜除去，能保证临床用量的准确性；二是分离药用部位，如莲子心能清心热，而莲子肉能补脾涩精，一般在产地趁鲜用竹签插出莲子心，分别干燥入药。而关于"去心者免烦"，大部分学者研究认为无实际应用价值。

5. 去核 有些果实类药材常用其果肉（如乌梅等）或假种皮（如龙眼肉），而不用其核。过去认为，去核可消除副作用和分离药用部位，如《修事指南》总结为"去核者免滑"，《证类本草》中有，蜀椒"椒目冷，别入药用，不得相杂"。现代认为，去核主要是能增强果肉的药用效果，如山茱萸、诃子肉、乌梅肉等。去核一般在产地趁鲜剥取果肉去核，未行去核处理者，可将其软化后剥去核，干燥。

6. 去瓤 有些果实类药材需去瓤后入药。《本草蒙筌》中载有"……有剜去瓤免胀……"，《修事指南》中也有相同的记述。现代研究表明，枳壳瓤及中心柱中挥发油含量甚少，瓤约占枳壳重量的20%，又容易霉变和虫蛀，其水煎液极为苦酸涩，且又有瓤会导致胀气的说法，故除去瓤是有一定道理的。历代要求去瓤的品种主要有枳壳、木瓜、瓜蒌皮等。一般趁鲜挖去洗净后干燥。

7. 去皮壳 操作方法在《金匮玉函经》中就有记载，如"大黄皆去黑皮"，清代《修事指南》中提出"去皮免损气"，而现代对去皮壳则有新的认识。一是除去树皮类药材的栓皮，如厚朴、肉桂、杜仲、黄柏等用刀刮去栓皮、苔藓及其他不洁之物；二是刮去部分根及根茎类药材的外皮，如白芍、山药等一般多趁鲜在产地去皮；三是燀去种子类药材的种皮，如苦杏仁、桃仁等；四是去除部分果实类药材的果皮，如草果、使君子、大风子、莲子等。

实验研究证明，厚朴、杜仲、肉桂、黄柏等药材的粗皮中有效成分含量较低，去除粗皮是合理的；但丹皮刮去皮后，所含的丹皮酚含量降低，因此对其去皮不作要求。

8. 去毛 一些药物表面或内部常着生有很多绒毛，历代典籍认为服用带毛的药物后能刺激咽喉，引起咳嗽或其他有害作用，故须除去，以消除其副作用。根据药物特点及毛茸着生的部位不同，可分别采取下列方法去除毛茸。

（1）刷去毛 部分叶类药材如枇杷叶、石韦等，在叶的背面密生绒毛，一般量小时用毛刷刷除毛茸；量大时多采用去毛机除去毛茸。

（2）挖去毛 金樱子果实内部生有淡黄色绒毛，常在产地加工时趁鲜纵剖两瓣，挖去毛核。对于未去净的金樱子，可用温水浸润后纵剖，挖净毛核，干燥。

（3）烫去毛 某些根茎类药材如马钱子、骨碎补、狗脊表面着生有绒毛，可用砂烫法烫焦绒毛，取出稍晾，再撞净入药。

（4）刮去毛 如鹿茸去毛时，先用瓷片或玻璃片，将其表面茸毛基本刮净后，再置酒精灯上稍燎，用布擦净毛屑。注意不可将茸皮燎焦，以免切片时破碎。

（5）撞去毛 如根类药材香附。

9. 去头尾、足翅、皮骨、残肉 部分动物类药材，须除去头尾、足翅、皮骨或残肉等部位，其目的是洁净药物或除去有毒部分。蕲蛇、乌梢蛇等要求去头尾及鳞片；斑蝥等须去头、足、翅；蛤蚧去鳞片及头足；龟甲、鳖甲等去皮肉、筋膜。操作时，常采用砍、切、剥、刮、掰、蒸等方法处理。

即学即练

答案解析

3-3 下列（　　）不是去枝梗的对象
　A. 花　　　B. 残茎　　　C. 叶柄　　　D. 果柄　　　E. 花蒂

3-4 传统理论认为山茱萸"去核"的目的是（　　）
　A. 免滑　　　B. 免吐　　　C. 免泻　　　D. 免痛　　　E. 免烦

第三节　其他加工

1. 碾捣 某些矿物、动物、植物类药物，由于质地特殊或形体较小，不便于切制，常碾碎或捣碎后入药。传统上多用冲筒、铁碾船、乳钵等工具进行操作，使药物充分发挥其疗效。采用碾碎或捣碎加工的药物，主要包括以下几类。

（1）矿物、化石类 如石膏、磁石、自然铜、花蕊石、龙齿、琥珀等。

（2）甲壳类 如穿山甲、龟甲、石决明、牡蛎、瓦楞子、蛤壳等。

（3）果实、种子类 如苍耳子、牵牛子、肉豆蔻、郁李仁、酸枣仁等。该类药物多含有脂肪油或挥发油，碾或捣碎后不宜储存，多在调剂时进行操作。

（4）根及根茎类　该类药物多切片后供临床应用，一些形体较小，不便切制的药物，如川贝母、制半夏等药物，须在调剂时捣碎入药。

2. 制绒　将某些药物经碾、捣或捶打成绒状，以缓和其药性或便于应用。如麻黄碾成绒，能缓和其发汗作用，适用于老年、儿童和体质弱的患者服用；艾叶制绒，则便于"灸"法所用的艾条。

📱 **知识链接**

艾　　绒

艾绒是由艾叶经过反复晒杆、捶打、粉碎，筛除杂质、粉尘，而得到的软细如棉的物品。艾绒是制作艾条的原材料，也是灸法所用的主要材料。由菊科植物艾蒿的干叶制成。其色泽灰白，柔软如绒，易燃而不起火焰，气味芳香，适合灸用。根据加工程度的不同有粗细之分，粗者多用于温针或制作艾条，细者多用于制作艾炷。质地以陈年者为佳。

3. 拌衣　将药物表面用水湿润，使辅料黏附于药物上，从而起到一定的协同治疗作用。拌衣有朱砂拌和青黛拌两种。如用朱砂拌茯苓、远志，能增强其宁心安神作用；青黛拌灯心草有清热凉血的作用。

4. 揉搓　某些质地松软、纤维性强而呈丝条状或质地疏松易碎的药物，为了方便调配和煎煮，常揉搓成团状（如竹茹、谷精草）或小碎块（如荷叶、桑叶等），便于调剂和制剂。

即学即练 3-5

下列药物可揉搓加工的有（　　　）

答案解析　A. 荷叶　　　B. 桑叶　　　C. 艾叶　　　D. 麻黄　　　E. 竹茹

✏️ **实践实训**

实训一　净选加工技术

【实训目的】

1. 学会常见净选工具的使用。

2. 能对药材进行熟练的净选加工。

【实训用品】

1. 实训器材　簸箕、铁丝筛、盆、药匾、铁研船、铜冲（冲筒）、笊篱、天平等。

2. 材料　白术、牛蒡子、莱菔子、昆布、山楂、山茱萸、苦杏仁、莲子、枇杷叶、金樱子、麻黄、艾草、青黛、灯心草。

【实训方法】

（一）清除杂质

1. 筛选　将带有麸皮的白术置适宜孔径的筛内，两手对称握紧筛子的边缘，均匀用力（筛子不能随意晃动），使药物在筛内摇动，将麸皮及药屑等筛出。

2. **风选** 将已称好的药物（牛蒡子、莱菔子）置簸箕内，两手握住簸箕边缘后部的 2/3 处，均匀用力，借扬、簸、摆等力量将杂质、瘪粒、碎屑等除去。将尘土、药屑等合并称重，计算药物净度、评判饮片质量。

3. **水选** 将除去杂质及硬柄的昆布，用清水泡至膨胀后，再用清水搓洗，多次换水以漂洗干净，漂至口尝无咸味时，取出。

4. **挑选** 将山楂置于药匾或拣选工作台上，将其所掺杂的果柄、脱落的果核、霉败品等挑拣除去。

（二）**分离和去除非药用部位**

1. **去核** 取山茱萸洗净，用清水略浸，润软后用刀剖开去核，干燥后为山茱萸肉。

2. **去皮** 将苦杏仁置于沸水中 2~5 分钟，用笊篱捞出，放于凉水中，用手搓去外皮。

3. **去心** 将莲子洗净，用清水略浸，润软后，用刀纵向剖开，镊取种子中的绿色幼叶及胚根，干燥后为莲子心；种子中的 2 枚黄白色肥厚的子叶，干燥后为莲子肉。

4. **去毛**

（1）取枇杷叶，除去杂质，用清水洗净，捞出，润软，刷净绒毛（可趁软切丝）。

（2）取金樱子果实，除去杂质，洗净润软，用刀纵切成两瓣，挖去内壁附着的淡黄色绒毛和小瘦果（核）。

（三）**制作麻黄绒、艾绒**

1. **净制** 称取麻黄（艾叶）50g 置挑选台上，拣出麻黄根、木质茎，用簸箕簸去灰屑；称取杂质、药屑重量，计算净度。

2. **制作麻黄绒/艾绒** 将净麻黄/艾叶置铁研船或冲筒中碾制，当麻黄茎/艾叶破裂成绒状时取出；筛去药屑，将绒状的草质茎称重，计算收得率。

（四）**青黛拌灯心草**

分别称取 50g 灯心草和 7.5g 青黛（用量为灯心草的 15%）；用喷壶中的饮用水均匀喷淋灯心草，边喷边搅拌，使其表面有潮润感，将青黛细粉均匀撒于灯心草上，拌匀后晾干。

【注意事项】

1. 去毛操作时要注意劳动保护。

2. 麻黄去除麻黄茎要彻底。

3. 艾绒制作时要除去枝梗。

【思考题】

1. 麻黄为什么要除去木质茎，麻黄根和麻黄茎为什么分别入药？如何制绒？

2. 药物拌衣时如何掌握用水量，如何判断水量是否适量？

【技能测试】

测试任务：分离莲子肉和莲子心。

分离方法：取定量莲子，将莲子洗净，用清水略浸，润软后，用刀纵向剖开，取出莲子心，分别将莲子肉和莲子心放于珐琅盘中，干燥。

配分及评分标准

序号	考核内容	考核要点	配分	评分标准	扣分	得分
1	准备	器具洁净齐全、摆放合理	10	①器具不洁净扣5分；②器具要一次准备齐全，操作过程中，每再准备一种器具，扣1分；③器具摆放不合理或摆放杂乱者扣3分		
2	分离操作	将莲子置清水中洗净	10	①未清洗扣除此分；②清洗不干净扣5分		
		略浸	10	无此过程扣10分		
		置珐琅盘中，上盖湿布	10	未盖湿布扣5分		
		润软	10	无此过程扣10分		
		用刀纵向剖开	15	操作错误扣10分		
		用镊子取出种子中的绿色幼叶及胚根（莲子心）	15	操作错误扣10分		
		分别将莲子肉和莲子心置珐琅盘中，干燥	10	操作错误扣10分		
3	清场	按规程清洁器具，清理现场；饮片和器具归类放置	10	①器具未清洁者扣5分，清洁不彻底者扣3分；②器具未放回原始位置或摆放杂乱者，扣2分；③操作台面不整洁者，扣3分		
	合计		100			

目标检测

答案解析

一、A 型题（请从 ABCDE 五个备选答案中选出一个最佳答案)

1. 鹿茸的去毛方法为（ ）

A. 刷去毛　　　B. 刮去毛　　　C. 烫去毛　　　D. 挖去毛　　　E. 撞去毛

2. 厚朴的净制方法为（ ）

A. 去残茎　　　B. 去残根　　　C. 去皮壳　　　D. 去毛　　　E. 去心

二、B 型题（请从 ABCDE 五个备选答案中选出一个最佳答案)

［1～5］

A. 刮去毛　　　B. 刷去毛　　　C. 烫去毛　　　D. 挖去毛　　　E. 撞去毛

1. 石韦净制应（ ）

2. 骨碎补净制应（ ）

3. 鹿茸净制应（ ）

4. 香附净制应（ ）

5. 金樱子净制应（ ）

［6～10］

A. 去核　　　B. 去瓤　　　C. 去枝梗　　　D. 去残根　　　E. 去残茎

6. 辛夷净制应需（　　　）

7. 荆芥净制应需（　　　）

8. 山茱萸净制应需（　　　）

9. 丹参净制应需（　　　）

10. 枳实净制应需（　　　）

三、X 型题（请从 ABCDE 五个备选答案中选出两个或两个以上正确答案）

1. 筛选的主要目的有（　　　）

    A. 除去杂质　　　　　　　　B. 除去辅料　　　　　　　　C. 除去非药用部位

    D. 除去败片　　　　　　　　E. 大小分档

   2. 净选时需去心的药材有（　　　）

    A. 巴戟天　　　B. 白鲜皮　　　C. 莲子　　　D. 远志　　　E. 连翘

3. 用碾捣法加工的药物有（　　　）

    A. 莱菔子　　　B. 牵牛子　　　C. 枳实　　　D. 石膏　　　E. 穿山甲

书网融合……

知识回顾　　　　微课1　　　　微课2　　　　微课3　　　　习题

第四章　饮片的切制及干燥技术

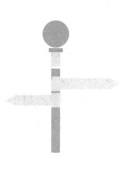

学习引导

中医临床用药多以饮片形式经提取有效成分制成汤剂或其他剂型，饮片规格大小对其提取效率影响较大，因此，饮片切制为中药炮制的重要工序之一。

"古无刀刃，以口咬细"，此为"㕮咀"，是最原始的药物加工方法。在无铁器时代，以口将药物咬碎，如豆粒大，以便煎服。随着制药事业日臻完善，饮片切制技术得到了迅速的发展，从手工操作到机器加工，药材根据自身的性质及各种不同需要，被切制成片、丝、丁等不同的规格。

本章主要介绍饮片切制前的处理、饮片的类型及切制方法、饮片的干燥等内容。

学习目标

1. **掌握**　饮片切制前药材常用水处理的方法及软化程度检查方法；饮片干燥的温度和含水量；饮片切制、抢水洗、伤水、浸润、看水头、败片等含义。

2. **熟悉**　饮片切制的目的；饮片切制过程的质量标准；影响饮片质量的因素。

3. **了解**　其他软化方法及软化新技术

中药材经过净选加工、软化处理后，切制成一定规格的片、丝、块、段等饮片类型的炮制工艺，称为中药饮片切制。饮片的切制技术直接关系到饮片的外观与质量。

饮片切制的主要目的如下。

1. 利于有效成分煎出　药材经切制后，随着表面积的增大，增加了与溶剂的接触面积，以利于煎出有效成分。一般采取"质坚宜薄，质松宜厚"的切制原则。

2. 利于炮炙　药材切制成一定规格的饮片，便于控制火候，受热均匀，有利于与各种辅料的均匀接触和吸收，提高炮炙效果。

3. 利于调配和制剂　药材切制成饮片后，体积适中，方便调配；制备液体剂型时，显示出饮片"细而不粉"的特色，提高浸出效果；制备固体剂型时，利于粉碎，使处方中的药物分散均匀，比例相对稳定。

4. 利于鉴别　对性状相似的药材，切制成一定规格的片型，能显露出组织结构的特征，有利于鉴别真伪优劣。

5. 利于贮存　药材切制后，含水量下降，减少霉变、虫蛀等品质变异；且方便包装，有利于贮存。

饮片切制是中药炮制的第二道工序，其工艺流程如下。

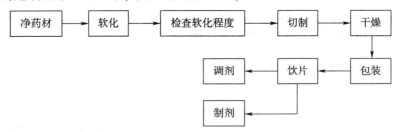

第一节　药材的软化技术

饮片切制时，少数中药材如鲜石斛、鲜芦根、鲜生地、丝瓜络、竹茹、谷精草、鸡冠花、通草、灯芯草等可进行鲜切或干切；大多数干燥的中药材切制前必须进行适当的软化处理，以利于切制。药材软化处理技术是指将药材利用水或其他液体辅料处理，以便使干燥药材切制成饮片，或洁净药材的过程。明代《本草蒙筌》载："诸药锉时，须要得法，或微水渗，或略火烘。湿者候干，坚者待润，才无碎末，片片薄匀，状与花瓣相侔，合成方剂起眼。"

药材软化的主要目的如下。

（1）洁净药物，除去泥沙杂质及非药用部位。

（2）调整或缓和药性，降低毒副反应。

（3）软化药材，便于切制饮片。

药材软化的要求是"软硬适度""药透水尽""避免伤水"。大多数中药材常用水软化处理，少数不宜用常用水软化的药材，可用其他方法进行软化。

一、常用水软化技术

水处理是传统的药材软化方法。根据植物药的吸水性，采用自然或人工的方法，使药材缓缓吸收水分，至其内外软硬适度，达到软化目的，以便于切制。在操作时，要根据外界季节、气候、温度及药材的品种、质地和吸水程度等客观情况，选用适宜的软化方法。每次软化药材要适量，以当日能够切完为度，防止过夜变质。常用水处理的方法有淋法、洗法、泡法、漂法、润法等。

（一）淋法（喷淋法）

1. 定义　淋法是用水喷淋或浇淋药材使之软化的方法。

2. 适用药材　适用于气味芳香、质地疏松的全草、叶类、果皮类及有效成分易溶失的药材，如益母草、荆芥、薄荷、佩兰、香薷、枇杷叶、陈皮、黄柏、甘草等。

3. 操作方法　将净制、分档后的药材整齐垛放或摊开，用清水均匀喷淋或自上而下浇淋药材，次数视质地而定，一般2~3次，并稍润，以适合切制。

4. 注意事项

（1）注意防止堆积过密，返热烂叶。

（2）控制切制与干燥的协调一致，当天润软后应及时干燥。

（3）若药材体积粗大，用淋法不能完全软化者，应采用润法等方法软化处理。

（4）对根部粗大的药材可采用上淋下泡，使之软化程度一致。

即学即练 4 – 1

饮片切制前，需用淋法软化的药材是（　　）

答案解析　A. 槟榔　　B. 荆芥　　C. 黄芩　　D. 白芷　　E. 防风

（二）洗法（淘洗法、抢水洗）

1. 定义　洗法是用清水洗涤或快速洗涤药材的方法。

2. 适用药材　适用于质地疏松、水分易于渗入及成分易溶失的药材，如五加皮、白鲜皮、南沙参、石斛、防风、龙胆等。

3. 操作方法　将药材投入清水中，经淘洗后或快速洗涤后及时取出，稍润即可切制。由于药材与水接触的时间短，故又称为"抢水洗"。

大生产常采用滚筒洗药机，可以提高洗药效率。

4. 注意事项

（1）在保证药材洁净和软化程度的前提下，尽量采用"抢水洗"，缩短洗涤时间以防止药物有效成分的溶解损失。

（2）多次洗涤者每次用水量不宜太多，目的是防止成分大量流失而降低药效。

（3）淘洗法还可以用作清洁药物、洗净泥土杂质的方法。

（4）表面泥土较重的药材，取一定量洗毕的样品置清水中淘洗，洗涤水中不应有明显沉积物。

（三）泡法（浸泡法）

1. 定义　浸泡法是将药材用清水浸泡一段时间，使之吸入水分软化的方法。

2. 适用药材　适用于质地坚硬、体积较大、水分难于渗入的药材，如狗脊、槟榔、萆薢、木香、乌药、泽泻、土茯苓、白术、大黄、天花粉、姜黄、三棱等。

3. 操作方法　先将药物洗净，置于适宜容器内，再注入清水至浸没药物，上压重物，放置一段时间，中间不换水，吸水至一定程度后捞起，润软，切制。

4. 注意事项

（1）浸泡法受药材质地、大小及季节温度的影响较大。一般体积粗大、质地坚实的药材，冬春季节气温较低时，浸泡时间宜长些；体积细小、质轻者，夏秋季节气温较高时，浸泡时间宜短些。

（2）一些质轻药材遇水漂浮，如枳壳、青皮，应上压重物，使其浸入水中。

（3）浸泡时间宜短不宜长，防止药材"伤水"和成分流失，宜"少泡多润"。伤水指在水处理软化药材时，由于用水量大或软化时间过长，造成药物吸水过多，致使药物成分大量溶失或难于干燥的现象。

即学即练 4 – 2

饮片切制前，需用泡法软化的药材是（　　）

答案解析　A. 益母草　　B. 白鲜皮　　C. 土茯苓　　D. 防风　　E. 丹参

（四）漂法（浸漂法）

1. 定义　漂法是将药材用多量水，经多次漂洗的软化方法。古代多用长流水漂洗。

2. 适用药材

（1）毒性药材　如乌头、附子、半夏、天南星。

（2）含盐分多药材　如肉苁蓉、昆布、海藻、全蝎。

（3）有腥臭气味的药材　如紫河车、五谷虫、人中白等。

3. 操作方法　将药材浸入多量的清水中，并每天换水2～3次，一直漂洗至规定的天数或规定程度。夏季气温高时，药材长时间浸漂易发霉起白沫，可用2%白矾浸泡24小时不换水，然后按正常浸漂至规定天数。

4. 注意事项

（1）乌头、附子、天南星等毒性药物取个大体实者，切开放于舌上，以半分钟内不出现刺舌感为准。

（2）含盐分药物以漂至无咸味为准。

（3）有特异腥臭气味的药物如紫河车等，以漂去瘀血、无腥臭气味为准。

（4）漂后需切制的药材，还要用润法润至适合切制的程度。

（五）润法

1. 定义　是采用闷润的方法使药材的水分内外一致的软化方法。润法操作时，药材与水接触的时间短，有利于减少成分溶失，保证药物质量，有"七分润工，三分切工"之说，因此多与上述淋、洗、泡法结合使用。

2. 操作方法　把淋、洗、泡过的药材，用适当容器（药盘、竹匾等）盛装，或堆积于润药台上，以湿布、湿麻袋等湿物遮盖，时常喷洒适量清水，保持湿润状态，使药材外部的水分徐徐渗透到组织内部，使内外湿度一致，便于切制。

3. 优点

（1）有效成分流失少，便于保存药效。

（2）饮片色泽鲜艳，保证外观质量。

（3）内外水分一致，饮片平坦整齐，切制时少出败片（炸心、掉边、翘片、碎片）。

因此药材软化多采用"少泡多润"的原则。所谓"少泡多润"，是药材软化方法之一，原则上三分浸泡七分润，可使药材外部的水分徐徐渗入组织内部，达到内外水分一致、易于切制的目的，并减少水溶性成分流失。如槟榔。

润法除了一般的操作方法外，还有以下操作。

（1）浸润　用定量水或其他液体辅料直接浸润药材，将水或辅料缓缓淋于药材上，并经常翻动，使之徐徐渗入组织内部，以"水尽药透"为准。如酒浸黄连、木香；水浸郁金、枳壳、枳实等。

（2）伏润（闷润）　经过水洗、泡或其他辅料处理的药材，用缸、坛等容器在基本密闭的条件闷润，使外部水分逐渐渗透到组织内部，达到内外硬度一致，利于切制。多用于川芎、白芍、山药等质地坚硬的药材。

（3）复润（反复闷润）　第一次闷润后，摊开晾晒至表面略干，然后再堆积遮盖闷润，如此反复，润晒结合，至软化适宜为度。晾晒时若药材表面过干，可适当喷淋清水，再堆积闷润。此法适用于质地特别坚硬的大黄、常山、何首乌、三棱、泽泻等。

（4）露润（吸湿回润）　在潮湿的地面上铺垫篾席，将药材直接摊放在席上，使其吸潮变软后即可切制。此法宜在阴凉避风处进行，必要时中间将药物翻动1～2次。适用于含糖分、油质较多的药材，如当归、玄参、怀牛膝、天门冬等。

4. 注意事项

（1）时间长短视药材质地及季节而定，如质地坚硬者浸润 7～10 天或更长，较软者 1～2 天即可；春冬长，夏秋短。

（2）含淀粉较多的药材，如山药、天花粉、泽泻等，夏季长时间浸润会出现发黏、变红、变味等霉变现象。因此要勤加检查，一旦出现发黏应立即用清水快速洗涤，然后摊开晾晒再适当闷润，并防止变红、变味等现象出现。否则影响饮片外观和内在质量。

二、其他软化处理技术

1. 湿热法软化　是通过蒸或煮使药材软化的方法。有些药材质地坚硬，常用水短时间处理不易渗入，久泡又易损失有效成分，如木瓜、红参、天麻等；或常用水虽可软化，但有效成分易被酶解，如黄芩等，需要采用湿热法软化。

采用蒸、煮法，既能加速软化，又利于杀酶保苷，保存有效成分。同时又可保持片形美观，并能缩短干燥时间。

2. 干热法软化　是指通过烘、煨等方法直接加热，使药材软化的方法。胶类药物常用烘烤法软化，如蛤粉烫阿胶之前，要将整块阿胶放烘箱内，60℃烘软，趁热切制成立方块（称阿胶丁）后，再进行烫制。肉豆蔻煨制后，趁热切制成厚片。有些地区红参、天麻也用此法软化。

3. 酒处理软化　是指某些动物类药物切制前，若用水软化，易变质或难以软化，通常需用酒软化。如鹿茸切片，要先燎去茸毛，刮净，以布带缠绕茸体，自锯口面小孔处，不断灌入热白酒至满，稍润或稍蒸至适合切制的程度，趁热横切成薄片，压平，干燥。蕲蛇、乌梢蛇等的软化，一般是用黄酒润透后，切寸段，干燥。

三、软化新技术

为缩短饮片切制工艺生产周期，提高润药质量和效率，中药饮片生产企业还采用减压冷浸润法和真空加温润药法等软化新技术，实现机械化生产，收到了较好的效果。

1. 减压冷浸法　其原理是利用减压抽真空的方法，抽出药物组织间隙的气体，使之接近真空，维持原真空度不变。将水注入罐内至浸没药材，再恢复常压，使水迅速进入药材组织内部，达到与传统浸润方法相似的持水量，将药材润至可切，以此提高软化效率。

2. 真空加温润药法　是指将净药材洗后，采用减压设备，通过减压和通入热蒸汽的方法，使药材在负压情况下，吸收热蒸汽，加速药材软化。此法能显著缩短软化时间，且药材含水量低，便于干燥，适用于预热成分稳定的药材。

总之，药材软化是切制的关键，软化的好坏直接关系到饮片的质量，无论选择哪种方法，都要坚持"少泡多润""药透水尽"的原则。

 知识链接 ··

软化的异常现象

下色：药材在水中软化时，其所含成分向水中扩散，致使水液呈现一定颜色的现象。

欠水：药材软化过程中吸水不够，有硬心的现象。

发泡：某些药材在水处理软化过程中，由于方法不当致使药材吸水过多，出现鼓胀、蓬松的现象。

四、软化程度检查方法

药材在水处理过程中，要检查其吸水量是否合适，其软化程度是否符合切制要求，习称"看水头"或"看水性"。常用的检查方法如下。

1. 弯曲法 本法常与折断法配合使用，适用于长条状药材。药材软化后握于手中，大拇指向外推，其余四指向内缩，以药材略弯曲，不易折断为合格。如白芍、山药、木通、木香等。

2. 指掐法 适用于团块状药材，以手指甲能掐入软化后药材的表面为宜。如白术、白芷、天花粉、泽泻等。

3. 穿刺法 适用于粗大块状药材，以铁钎能刺穿药材而无硬心感为宜。如大黄、虎杖等。

4. 手捏法 适用于形状不规则的根或根茎类药材，软化后以手捏粗的一端，感觉其较柔软为宜。如当归、独活等。

5. 手握法 有些体积小的块根、果实等类药材，软化至手握无吱吱响声或无坚硬感为宜。如延胡索、槟榔、枳实、雷丸等

6. 切试法 质地坚硬的药材，软化至用刀剖开，内心有潮湿的痕迹为宜。如泽泻、大黄等。切试法能直接观察到药材内部的吸水情况，又可作为检验药材是否宜切的手段，因而是很实用的检查方法。

以上检查方法主要用于手工切制，采用机器切制时，软化程度较手工切制要低，且要求药材表面有一定硬度。水处理后的药材在机器切制前，一般要进行晾晒，或机器烘干处理，才能切片，否则切制的饮片出现掉边等不合格品。

五、软化药材的质量标准

1. 质量要求 经软化后的药材，必须无泥沙等杂质，无伤水、腐败，无霉变异味，软硬适度。

2. 质量指标

（1）喷淋 经清水喷洒或喷淋的药材应略润或润透。未润透或水分过大者不得超过 5%。

（2）淘洗 经清水淘洗、冲洗或抢水洗的药材，不得伤水。水分过大或未润透者不得超过 5%。

（3）浸泡 经清水或液体辅料浸泡的药材，应软硬适度，不流失有效成分。未泡透者不得超过 5%，伤水者不得超过 3%。

（4）漂洗 经漂洗需去除腥味、咸味、毒性或需浸洗透心的药材，漂洗后应无或微有腥味、咸味，内无白心；有毒药材应略有麻辣味。不得有霉变、腐烂、酸败。

（5）润 经清水润过的药材，应软硬适度，不伤水、不酸败，润透程度一致。未润透者不得超过 10%。

（6）渍 经清水或液体辅料浸渍的药材，未渍透者不得超过 5%。

第二节　饮片的切制技术

广义而言，凡是直接供中医临床调配处方或中成药生产用得所有中药，统称为饮片。狭义而言，

饮片是指切制成一定规格的片、丝、块、段等形状的药材。本章所说的饮片，即指狭义而言。

一、饮片类型

根据药材本身的性质（如质地、外部形态、内部组织结构等）和各种不同需要（如炮制、调剂、制剂、鉴别等）选择合适的饮片类型，其中药材的性质是决定饮片类型的重要因素，因为它直接关系到饮片切制的操作和临床疗效。根据 2020 年版《中国药典》的规定，结合传统饮片中的实用类型，现将常见的饮片类型归纳如下。

1. 极薄片　厚度为 0.5mm 以下，一般木质类及动物骨、角质类药材，根据需要，入药时，可分别制成极薄片。如羚羊角、鹿角、松节、苏木、降香等。

2. 薄片　厚度为 1~2mm，适宜质地致密坚实、切薄片不易破碎的药材。如白芍、槟榔、乌药、当归、天麻、三棱等。

3. 厚片　厚度 2~4mm，适用于质地较松泡、粉性或黏性大、切薄片易破碎的药材。如山药、葛根、防己、天花粉、泽泻、丹参、升麻、南沙参等。

4. 斜片　厚度 2~4mm，适用于长条形而纤维性强的药材。倾斜度小的称瓜子片（如桂枝、桑枝）；倾斜度稍大而体粗者称马蹄片（如大黄）；倾斜度更大而药材较细者称柳叶片（如甘草、黄芪、木香、鸡血藤等）。

5. 直片（顺片）　厚度 2~4mm，适用于形状肥大、组织致密和需突出其鉴别特征的药材。如大黄、白术、升麻、附子等。

6. 丝（包括细丝和宽丝）

（1）**宽丝**　宽 5~10mm，适用于较大的叶类药材，如荷叶、枇杷叶、淫羊藿等，以及较厚的果皮类药材，如瓜蒌皮、冬瓜皮等。

（2）**细丝**　宽 2~3mm，适用于树皮类药材，如黄柏、厚朴、桑白皮、秦皮等，以及较薄的果皮类药材，如陈皮等。

7. 段（包括短段和长段）　短段长度为 5~10mm，又称为"咀"；长段长度为 10~15mm，称"节"。适用于全草类和形态细长，内含成分易于煎出的药材，如薄荷、荆芥、益母草、青蒿、香薷、牛膝、白茅根、麻黄等。

8. 块　边长 8~12mm 的立方块或长方块。有些药材为方便炮制或煎煮，需切成不等的块状。如大黄、何首乌、干姜、阿胶、鱼鳔胶等。传统又将大黄、何首乌、干姜的立方块，称"咀"，阿胶的立方块称"丁"。

即学即练 4-3

说出常见 8 种饮片的规格和类型。

答案解析

此外，全国各地还有一些各具特色的饮片类型，主要有：圆片（又称顶头片，如白芍、白芷等）；骨牌片（即将长方形片子，先切成长段，再纵切成片，如杜仲、黄柏等）；肚片（多用于树皮类药材，如厚朴、肉桂等）；蝴蝶片（适用于不规则块根或菌类药材，如白术、川芎）；腰子片（如马钱子）；凤眼片（如枳壳）；如意片（如双筒厚朴）等。另外，用于外贸出口饮片规格，如黄芪纵剖片、茯苓刨片等。

饮片类型的选择原则，质地致密、坚实者，宜切薄片；质地松泡、粉性大者，宜切厚片；为了突出鉴别特征，或为了美观和便利，选择直片、斜片等；药材形态细长，内含成分又易煎出的，可切制成段；皮类药材和宽大的叶类药材，可切制成丝；为了便于炮炙，还可以选择切成一定规格的块或片。 微课4

📱 **知识链接**

江西樟树的饮片特色

江西樟树古镇，因其独特的地理位置、丰富的中药资源、深厚的人文历史，形成了灿烂的药文化，被誉为"南国药都"。在历史上，江西樟树药都是全国三大药都之一，长期与"川帮""京帮"鼎足而立，占有长江、珠江流域广阔市场。樟树药帮饮片的切制工艺非常精细，对不同形态和质地的药材，可以切成众多花样。其刀工独具一格，切制的饮片"薄如纸，吹得起，断面齐，造型美"，有"白芍飞上天，木通不见边，陈皮一条线，半夏鱼鳞片，肉桂薄肚片，黄柏骨牌片，甘草柳叶片，桂枝瓜子片，枳壳凤眼片，川芎蝴蝶双飞片，槟榔切108片，一粒马钱子切206片（腰子片）"的赞誉。这些饮片花样繁多，精细美观。

二、饮片切制方法

中药材的切制可分为机械切制和手工切制两种。目前，基本上采用机械化切制，并逐步向自动化、联动化方向发展。由于机器切制还不能满足某些切片类型的切制要求，故在某些环节上，手工切制仍在使用。

（一）手工切制技术

手工切制能切出整齐、美观的特殊片型和规格齐全的饮片。但操作中的经验性很强，且生产效率低，劳动强度大，只宜于小批量饮片的生产。

操作时一般左手把药或把持压板视水平向或竖直向进料，右手握铡刀柄下铡或横铡。手法一般分为"把活"操作和"个活"操作。

1. **"把货"与"把活"** 切制时需要打成一束（把）后再放刀床上，进行切片的中药材俗称"把货"。所干的这项工作（活计）俗称"把活"。

"把活"操作手法：用左手捏起长条形的"把货"药材，将顺放刀床上，用右手压住，待堆至一大把后，左手拿压板压住、掐紧，并推送至刀口，右手握刀下压，"把货"药材即被制成饮片。

2. **"个货"与"个活"** 切制时，一般是单个或2～4个平整的排列在刀床上，进行切片的货物（中药材）俗称"个货"。所干的这项工作（活计）俗称"个活"。对于完整的中药材，也可称之为"个货"。

"个活"操作手法：一种手法是将团块状的"个货"药材用蟹爪钳钳住放在刀床上，左手拿压板压住，并推送至刀口，右手握刀下压，"个货"药材即被切制成饮片。另一种手法是先将"个货"药材切一平底，或一剖为二，竖起放在刀床上，或将小团块的"个货"药材平整的排列在刀床上，左手拿压板压住，并推送至刀口，右手握刀下压，"个货"药材即被切制成饮片。

知识链接

麦冬的传统手工切制技术

在传统手工切制技术中，将麦冬抢水洗净，润1~2天，待软，抽取心。用刀从麦冬头部1mm的部位划至尾部1mm的部位，深度为离背面1mm的位置，再向左（刀在麦冬内部）划一刀，然后向右划一刀；三刀后把麦冬内部翻出（每刀划开部位不得脱离整体部位）。这样加工的麦冬片型美观，易于煎出有效成分，习称"麦冬三刀"。

（二）机械切制技术

机器切制饮片具有节省劳动力、减轻劳动强度、生产速度快、产量大、效率高、适用于机械化的工业生产等特点；但存在切制的饮片类型较少、片形不能满足临床使用的需要等不足。目前中药饮片生产企业主要采用机器切制，常用的切药机有以下几种。

1. 剁刀式切药机 适合切制长条状的根及根茎类、全草类药材，不适合切制颗粒状药材。

2. 旋转式切药机 药材经链条传送带送至进料口，由旋转的刀盘将药材切成所需规格的饮片。适用于切制颗粒状、团块状及球形药材，不适用于全草类药材的切制。

3. 多功能切药机 适用于切制根茎、块茎及果实类中药材，能切制横片、直片及多种规格斜形饮片。操作时可根据药材的形状、直径选择不同的进药口，以保证饮片质量。

4. 往复式切药机 由于机械的传动，使刀片上下往复运动，原料经链条连续送至切药口由往复式切刀切制成所需要厚度的饮片。有直线往复式切药机、斜片高速裁断往复式切药机、变频往复式直线切药机、数控高速裁断往复式切药机等类型。适用各类药材的切制加工。

（三）其他切制

对于坚硬木质类及动物的角、骨类药材，用上述工具较难切制时，可根据不同情况，用以下方法进行切制。一般采用劈、刨、镑、锉等方法，切制成不同规格类型的饮片。

1. 镑 用镑刀将软化后的药材镑成极薄片，适用于羚羊角、水牛角等动物角类药材。镑片时，将软化的药材用钳子夹住，手持镑刀一端，来回镑成极薄的饮片。近年来，许多地方已经用镑片机替代镑刀。

2. 锉 用钢锉将药材锉成粉末。一般不事先准备，而是依处方要求，在调配时将其锉为粉末。适用于质地坚硬的动物角质类药材，如羚羊角、水牛角等。

3. 刨 用刨刀将药材刨成薄片。适用于檀香、松节、苏木等质地坚硬的木质类药材。若利用机械刨刀，药材需预先进行软化处理。

4. 劈、砍 利用斧头砍刀之类工具，将动物骨骼类或木质类药材劈或砍成块状、段状等，如松节、苏木等。

 知识链接

中药颗粒饮片

中药颗粒饮片是在传统饮片的基础上，根据各类药材的特点，经破碎成一定的颗粒状，干燥、灭菌，单味定量分装而成的一种统一规格、统一剂量、统一质量标准的新型饮片。由日本于20世纪70年代末期首先将中药传统饮片改革成颗粒剂型推向市场，新加坡、中国台湾也相继制成并广泛使用。其最大优越性是保持了传统中药汤剂的特点，且有效成分易溶出，使用时煎、泡均可，具有高效、洁净、准确、快速、简便等优点。

（四）产地切片、趁鲜切制与直接切制

（1）部分药材可在产地趁鲜切制，像一些质地坚硬，不易软化的药材，如萆薢、乌药、鸡血藤、黄药子等，一般在产地切制；山楂也习惯在产地切片。

（2）一些鲜活药材如鲜石斛、鲜地黄、鲜芦根、生姜等以鲜品入药，要趁鲜切制。

（3）少数质地柔软的药材可不经软化，直接切制，如丝瓜络、灯心草、通草。

三、切制饮片的质量标准

1. 质量要求　切制后的饮片应均匀、整齐、表面光洁，片面无机油污染，无整体，无长梗，无连刀片和斧头片。

2. 质量指标　各类不合规格的饮片不得超过10%。其中，极薄片不得超过该品种标准厚度的0.5mm；薄片、厚片、丝、块不得超过标准的1mm；段不得超过标准的2mm。破碎片（碎丝）不得超过8%。斜长片不得超过5%。总异形片不得超过15%。

 实例分析

> **实例**　清肺排毒汤是由汉代张仲景所著《伤寒杂病论》中的方剂创新化裁而成，临床可用于治疗肺炎轻型、普通型及重型患者。该处方组成有：麻黄、炙甘草、杏仁、生石膏、桂枝、泽泻、猪苓、白术、茯苓、柴胡、黄芩、姜半夏、生姜、紫菀、款冬花、射干、细辛、山药、枳实、陈皮、藿香等。
>
> **问题**　1. 处方中药物，在饮片切制前适宜用淋法软化的有哪些？为什么？
> 　　　　2. 在炮制加工时，方中药物常需切制成块的有哪些？切制成丝的有哪些？
>
> 答案解析

第三节　饮片的干燥技术

中药材种类较多，其特性各异。中药材切成饮片后，为了保持其形、色、气、味俱全，需要对不同性质的中药饮片选择合适的干燥方法及时干燥，以免影响质量。饮片的干燥有自然干燥和人工干燥两种。

一、自然干燥

自然干燥是指把切制好的饮片置日光下晒干或置阴凉通风处阴干。该方法具有经济方便、成本低的优点。但本法占地面积较大，易受气候的影响，饮片亦不太卫生。一般饮片均用晒干法。对于气味芳香、含挥发性成分较多、色泽鲜艳和受日光照射易变色、走油等类饮片，不宜暴晒，通常采用阴干法。一般饮片干燥传统要求保持形、色、气、味俱全，充分发挥其疗效。现将不同性质的中药及干燥方法归纳如下。

即学即练 4 –4

需阴干的中药饮片类型有哪些?

答案解析

1. 黏性类中药　如天冬、玉竹等含有黏性糖质类成分,潮片极易发黏,如用小火烘、焙,原汁不断外渗,会降低质量,故宜用中大火烘焙,促使外皮迅速硬结,使内部原汁不向外渗。烘焙时颜色随着时间演变,过久过干会使颜色变枯黄,原汁走失,影响质量,故一般烘焙至九成即可。掌握干燥的程度,只需以手摸之感觉烫不粘手为度。上烘焙笼前摊晒防霉,旺火操作要注意勤翻,防止焦枯,如有烈日可晒至九成干即可。

2. 芳香类中药　如荆芥、薄荷、香薷、木香等,保持香味极为重要,因为香味与质量有密切的关系,香味浓即质量好。为了不使香味散失,切后宜薄摊于阴凉通风干燥处。如太阳光不太强烈也可晒干,但不宜烈日暴晒。否则温度过高会挥发香气,颜色也随之变黑。如遇阴雨连绵天气,药材即将发霉,也只能用微火烘焙,决不能用猛火高温干燥,导致香散色变,降低中药的效能。

3. 粉质类中药　即含有淀粉较多的中药,如山药、浙贝母等。这些中药潮片极易发滑、发黏、发霉、发馊、发臭而变质,必须随切随晒,薄摊晒干。由于其质甚脆,容易破碎,潮片更甚,故在日晒操作中要轻翻防碎。如天气不好,要用微火烘焙,保持切片不受损失。但火力不宜过大,以免烘至药物外色焦黄。

4. 油质类中药　如当归、怀牛膝、川芎等,这类中药极易起油,如烘焙,油质就会溢出表面,色也随之变黄,火力过旺,更会失油后干枯影响质量,宜采用日晒。如遇阴雨不能日晒,也只能用微火烘焙,以防焦黑。

5. 色泽类中药　如桔梗、浙贝母、泽泻、黄芪等,这类中药色泽很重要,含水量不宜过多,否则不易干燥。白色类的桔梗、浙贝母宜用日晒,越晒越白。黄色类的泽泻、黄芪,如日晒则会毁色,故宜用小火烘焙,且可保持黄色,增加香味,但不能用旺火,以防焦黄。

所以在干燥的过程中需要格外注意其颜色的变化。一般白色的可进行日晒,而且颜色会越晒越白;黄颜色的,最好采用小火烘焙,在保留颜色的同时可以增加其香味;其他颜色鲜艳的,如花类的,一般在阴凉通风处阴干。

二、人工干燥

人工干燥是利用一定的干燥设备,对饮片进行干燥。本法的优点是,不受气候影响,比自然干燥卫生,并能缩短干燥时间,适宜大量生产。近年来,全国各地已经出现各种干燥设备,如直火热风式、蒸汽式、电热式、远红外线式、微波式,其干燥能力和效果均有较大的提高,这些干燥设备正在推广和不断完善。

人工干燥的温度,应随中药的性质而灵活掌握。一般的饮片以不超过80℃为宜。含芳香挥发性成分的饮片以不超过50℃为宜。干燥后的饮片,水分含量一般要求控制在7%～13%。干燥后的饮片需放凉后再贮存,否则,余热能使饮片回潮,易于发生霉变。

三、干燥饮片的质量标准

1. 质量要求 干燥后的饮片，必须干湿度均匀，保持固有色泽、气味，片型整齐。

2. 质量指标 一般饮片的水分应控制在 7% ~ 13%。饮片干燥后不得变色。

四、影响中药饮片质量的因素

在饮片生产过程中，由于药材软化不当、切制工具及操作技术欠佳、干燥不及时或贮存不当等，均容易出现一些质量问题。

1. 败片 在中药饮片切制过程中，由于种种原因造成的不合格饮片，统称为败片。主要包括连刀片、掉边与炸心、皱纹片、斧头片、破碎片、斜长片等。

（1）连刀片（蜈蚣片、拖胡须） 是指饮片之间相牵连、未完全切断的现象。主要是因为药材软化时，外部含水量过多、刀具不锋利或刀与刀床不吻合所致。如桑白皮、黄芪、厚朴、麻黄等。

（2）掉边（脱皮）与炸心 掉边是指切出的饮片外层与内层相脱离，形成圆圈和圆芯两部分。炸心是指切出的饮片髓芯破碎。主要是因为药材软化时，浸泡或闷润不当，内外软硬度不同所致。如郁金、桂枝、白芍、泽泻等。

（3）皱纹片（鱼鳞片） 是指饮片切面粗糙，具鱼鳞样斑痕。主要是因为药材软化时，"水头"不及、刀具不锋利或刀与刀床不吻合所致。如三棱、莪术等。

（4）斧头片 是指切出的饮片一边厚一边薄，形如斧头。主要是因为药材软化不透、刀具不锋利或刀与刀床不吻合，或操作技术不熟练，进料不均匀所致。

（5）破碎片 是指饮片不完整，或呈破碎状态的现象。主要是因为刀具不锋利、软化不当或传送带送药时挤压过度所致。如大黄、川芎、防风、苍术、羌活等。

（6）斜长片 是指饮片出现斜而长的现象。主要是因为药槽内的药材没理顺、斜放或横放所致。如白芍、大黄、当归、独活、佛手等。

2. 翘片 是指饮片边缘卷曲而不平整的现象。主要是因为药材软化时，内部含水分太多（伤水）所致。如槟榔、白芍、木通等。

3. 油片（走油） 是指药材或饮片的表面有油分或黏液质渗出的现象。主要是因为药材软化时，吸水量"太过"或环境温度过高所致。如苍术、白术、独活、当归等。

4. 发霉 是指药材或饮片表面长出菌丝。主要是因为药材软化时间太长、干燥不透、干燥后未放凉即贮存或贮存处潮湿所致。如枳壳、枳实、白术、山药、白芍、当归、麻黄、黄芩、泽泻、芍药等。

5. 变色与走味 变色是指饮片干燥后失去了原药材的色泽。走味是指干燥后的饮片失去了药材原有的气味。主要是因为药材软化时浸泡时间过长、切制后的饮片干燥不及时或选用的干燥方法不当所致。如槟榔、白芍、大黄、薄荷、荆芥、藿香、香薷、黄连、黄芩等。

即学即练 4-5

什么是败片？败片的常见类型有哪些？

答案解析

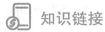

知识链接

中药饮片的包装

中药饮片的包装是中药饮片进入商品流通领域前的最后一道加工程序，是中药饮片贮存和运输期间保证质量的重要环节。中药饮片的包装有两层含义：一是指盛装中药饮片的容器、材料及辅助物品，即通常所说的"药包材"；二是指将中药饮片通过机械或人工方式将一定量的中药饮片装入符合药用规定的包装材料内并封口，同时进行包装标识的操作过程。通过适宜的包装，更可体现其商品价值，促进销售。随着包装技术的发展，无毒、无害、环保型的中药饮片包装材料的研究与应用日益受到重视，中药饮片包装机械也日益向着计量化、自动化方向发展。

实践实训

实训二　切制技术

【实训目的】

1. 学会手工切制药材及饮片干燥的方法。

2. 能够采用合适的方法软化药材并会检查软化程度。

3. 能说出饮片切制的目的。

【实训用品】

1. 实训器材　手工切药刀、热风循环烘箱、不锈钢盆、盛料盘等。

2. 材料　陈皮、昆布、紫苏梗。

【实训方法】

（一）准备

检查实验工具是否完备、洁净，能否正常工作。

（二）操作

1. 软化

陈皮：将净陈皮铺在大的洁净桌面上，均匀喷洒适量清水，喷淋2次，上面用湿纱布覆盖，闷润1~2小时，至湿度均匀、内外一致。

昆布：将昆布置不锈钢盆内，加适量水反复漂洗，除去海带上附着的盐分，至口尝无咸味或能延着叶片方向进行卷曲，即可达到软化程度。

紫苏梗：取净紫苏梗，整齐铺于洁净桌面上，喷淋清水，渍湿全部药材，上盖湿纱布闷润，使水分逐渐渗入药材组织内部，软化至采用弯曲法检查符合切制要求。

2. 切制

陈皮：将药材捋顺，整理成把，放刀床上，左手拿压板压住、掐紧，并推送至刀口，右手握刀下压，药材即被切制成2~3mm的细丝。

昆布：将昆布沿其叶状体方向卷曲，放刀床上，左手拿压板压住、掐紧，并推送至刀口，右手握刀下压，切成宽5~10mm的宽丝。

紫苏梗：将紫苏梗若干根用左手握紧置刀床上，向刀口推进，然后右手按下切药刀，将紫苏梗切制成长度为 10~15mm 的段。

3. 干燥

（1）自然干燥　将切制好的饮片置于盛料盘内，放阴凉处，定时翻动，使其充分干燥。

（2）人工干燥　将切制好的饮片片，置盛料盘中，放入热风循环烘箱内加热，至全部饮片充分干燥，取出放凉。

【注意事项】

1. 药材软化时吸水量要适宜，软化"太过"或"不及"均会影响饮片质量并增加切制困难；应以少泡多润为原则，经常要检查其软化程度。

2. 手工切制要注意掌握压板向前移动速度，以使切制的饮片厚度一致。

3. 自然干燥时，应保持环境清洁。人工干燥时，应注意干燥的温度。

【思考题】

1. 饮片切制的目的是什么？

2. 药材软化程度的检查方法有哪些？

3. 试分析本次实验过程中不合格饮片产生的原因。

【技能测试】

测试任务：手工切制益母草。

炮制方法：将益母草软化（将净益母草整齐地平铺在润药台上，喷淋清水，使全部渍湿，上盖湿纱布滋润软化，润至用折断法检查茎枝柔韧，较粗的茎枝还能断裂时，即可切制），用切药刀切制、干燥、包装，要求饮片规格和药屑量符合《中国药典》或《中药饮片质量标准通则》要求。

配分及评分标准

序号	考核内容	考核要点	配分	评分标准	扣分	得分
1	准备	器具洁净齐全、摆放合理	5	①器具要洁净，切制前未清洁切制刀具者，扣1分；②切制器具要一次准备齐全，操作过程中，每再准备一种器具，扣0.5分；③器具摆放不合理或摆放杂乱者扣1分		
2	切制前的水处理	正确选择合适的软化方法；将益母草用常用水进行软化处理	6	①未能依药材类型、质地、成分正确选择适合的软化方法者，扣2分；②淋法、润法等操作不当者，扣2分；③药材表面有泥土者，扣2分		
3	检查药材软化程度	判断药材的软化程度；药材内外含水量一致，软硬适度	8	①药材内外含水量不一致，偏软或偏硬者，扣3分；②软化后有泥沙等杂质者，扣2分；③药材腐败，有霉变异味者，扣3分		
4	切制	正确选择合适的饮片类型；使用切药刀将益母草切制成段	10	①未能依据药材形状和鉴定特征正确选择合适的饮片类型者，扣2分；②未能依据药材的质地正确选择合适的饮片规格者，扣2分；③切药刀使用操作不当者，扣3分；④未切制成长段者，扣3分		

续表

序号	考核内容	考核要点	配分	评分标准	扣分	得分
5	干燥	饮片干燥及时；正确选择干燥方法；准确判断药物干燥程度	6	①切片后未及时干燥者，扣2分；②干燥方法选择有误者，扣2分；③判断干燥程度有误者，扣2分		
6	清场	按规程清洁器具，清理现场；器具归类放置；饮片及时贮藏	5	①未将干燥好的饮片置洁净的包装袋内，及时密封贮藏者，扣1分；②器具（设备）未清洁者扣1分，清洁不彻底者扣0.5分；③器具未放回原始位置或摆放杂乱者，扣1分；④操作台面不整洁者，扣1分；⑤药屑未倒入垃圾桶者，扣1分；扣满为止		
7	炮制程度	成品干湿度均匀；保持固有色泽、气味；片型符合《中国药典》或《中药饮片质量标准通则》要求	60	适中率95%以上，60分；适中率80%～95%，50分；适中率70%～80%，40分；适中率60%～70%，30分；适中率50%以下，不超过20分		
	合计		100			

答案解析

目标检测

一、A 型题（请从 ABCDE 五个备选答案中选出一个最佳答案）

1. 饮片切制的目的是（ ）

 A. 利于制剂　　　B. 利于矫味　　　C. 降低毒性　　　D. 利于矫臭　　　E. 除去杂质

2. 盐肉苁蓉切制前宜采取的软化方法是（ ）

 A. 泡法　　　B. 漂法　　　C. 润法　　　D. 淋法　　　E. 洗法

3. 鹿茸切片的软化方法是（ ）

 A. 烘法　　　B. 洗法　　　C. 润法　　　D. 泡法　　　E. 酒软化法

4. 皮类药材及宽大的叶类药材宜切成（ ）

 A. 薄片　　　B. 厚片　　　C. 丝　　　D. 段　　　E. 块

5. 下列宜切段的药材是（ ）

 A. 质地致密，坚实者　　　　B. 质地松泡，粉性较大者　　　　C. 皮类

 D. 全草类　　　　E. 颗粒类

6. 下列宜切成极薄片的药材是（ ）

 A. 川芎　　　B. 羚羊角　　　C. 山药　　　D. 天花粉　　　E. 白术

7. 薄片的饮片厚度是（ ）

 A. 0.5mm 以下　　　　B. 0.5～1mm　　　　C. 1～1.5mm

 D. 1～2mm　　　　E. 2～4mm

8. 一般性的中药饮片，干燥温度不宜超过（ ）

 A. 50℃　　　B. 60℃　　　C. 70℃　　　D. 80℃　　　E. 100℃

9. 含芳香挥发成分的中药饮片，干燥温度一般不超过（ ）

A. 40℃   B. 50℃   C. 60℃   D. 80℃   E. 100℃

10. 除另有规定外，饮片水分含量宜控制的范围是（   ）

   A. 1%～3%   B. 4%～5%   C. 7%～13%

   D. 15%～18%   E. 20%～25%

二、B 型题（请从 ABCDE 五个备选答案中选出一个最佳答案）

[1～2]

   A. 淋法   B. 洗法   C. 泡法   D. 漂法   E. 烘法

1. 大黄切制前宜采用的软化方法是（   ）

2. 阿胶切制前宜采用的软化方法是（   ）

[3～4]

   A. 薄片   B. 厚片   C. 丝   D. 块   E. 段

3. 槟榔宜切制成的片型是（   ）

4. 泽泻宜切制成的片型是（   ）

三、X 型题（请从 ABCDE 五个备选答案中选出两个或两个以上正确答案）

1. 下列适用于泡法软化的药材是（   ）

   A. 白术   B. 乌药   C. 川芎   D. 防风   E. 泽泻

2. 饮片切制的目的是（   ）

   A. 利于调配   B. 利于炮制   C. 便于鉴别   D. 利于贮存   E. 利于制剂

3. 下列药材切片后宜阴干，不宜暴晒的是（   ）

   A. 有机酸含量较高的饮片   B. 含芳香挥发成分的饮片

   C. 受日光照射易变色的饮片   D. 蛋白质含量较高的饮片

   E. 黏液质含量较高的饮片

4. 下列药材常用加热法软化的是（   ）

   A. 红参   B. 木瓜   C. 玄参   D. 黄芩   E. 天麻

书网融合……

知识回顾　　　　　微课1　　　　　习题

第五章　清炒技术

学习引导

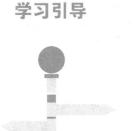

炒法是中药炮制的一种基本操作方法，汉代以前少见"炒"字，多用"熬"，汉代《神农本草经》中记载：露蜂房"火熬之良"，元代《汤液本草》记载："方言熬者，即今之炒也"。炒法在唐代以后广泛应用于药物的炮制。传统炮制理论认为"逢子必炒"，那么为什么种子类药物常常需要炒制？如何炒制？炒制到什么程度合适呢？

本章主要介绍清炒技术（炒黄、炒焦、炒炭）的操作方法、适用药物、注意事项、代表药物的炮制方法、成品性状及炮制作用。

学习目标

1. **掌握**　清炒技术、炒黄技术、炒焦技术、炒炭技术、炒炭存性的概念；三种清炒技术的适用范围、操作方法、注意事项和炮制目的。

2. **熟悉**　王不留行、决明子、莱菔子、牛蒡子、酸枣仁、牵牛子、苍耳子、芥子、槐花、山楂、栀子、槟榔、川楝子、蒲黄、地榆、荆芥、白茅根等药物的炮制方法、成品性状和炮制作用。

3. **了解**　苍耳子、槐花、地榆等药物的炮制原理。

将净制或切制过的药物置于已预热好的炒制器具中，使用不同火力进行加热并不断翻动，使之达到所需程度的操作技术，称为炒制技术。炒制过程中不加任何辅料的炒制技术，称为清炒技术。根据炒制程度的不同，清炒技术可分为炒黄技术、炒焦技术和炒炭技术。

清炒技术的操作流程：

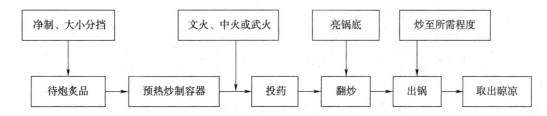

清炒技术需注意以下事项。

1. 选择适宜火力　火力即火的力量，指火焰的大小（强弱）、火温的高低。火力可分为文火、中火、武火。文火即小火，武火即大火，中火介于文火与武火之间。先文火后武火，或文火与武火交替使用的为文武火。此外，还有微火、糖火（热火灰）等。可根据炒制程度，选用不同的火力。一般说来，炒黄多用文火，炒焦多用中火，炒炭多用武火或中火。

2. 掌握恰当火候　火候是对炒制时火力大小的运用、加热时间的长短及药物内外特征变化的综合概括。炒制时要根据药材质地、厚薄大小和炒制程度的不同，掌握恰当火候。若火候"不及"，易出现"夹生""僵子"；若火候"太过"，可导致炒黄时药材焦化，炒焦时药材炭化，炒炭时药材灰化。

📖 **知识链接**

古人对火力的使用方法

现今的炮制药物的火力多分为"文火""中火""武火"，古人对火力的使用是非常考究的，不同的火力有不同的效果。

1. 竹火：竹子燃烧之火，取其火力不强，不损药力。

2. 芦火：芦苇燃烧之火，亦是取其火力不强，不损药力。

3. 塘灰火：又称塘灰、塘火、灰火，为柴草燃烧未熄灭的细灰烬，适用于"炮"或"煨"制药物。

4. 稻糠灰：指用稻壳作燃料的炮制热源。此火小而缓，常用于炮制石决明、牡蛎。其方法是将稻壳与石决明层层叠放，堆至适宜高度后点燃稻糠，使其缓缓燃烧至稻糠烧尽。

第一节　炒黄技术

PPT

将待炮炙品置于已预热好的炒制器具内，用文火或中火加热，并不断翻动，炒至药物表面呈黄色或颜色加深，或发泡鼓起，或爆裂，或爆成白花状，并逸出药物固有气味的操作方法，称为炒黄技术。炒黄法多适用于果实、种子类药物。

炒黄的主要目的有：①增强疗效。如决明子、王不留行、牵牛子等果实种子类药物，炒黄、炒爆后种皮或果皮爆裂，质地酥脆易碎，易于煎出有效成分。②缓和或改变药性。如牛蒡子、决明子、冬瓜子等，炒后缓和寒滑之性；紫苏子、芥子等，炒后缓和辛散之性；莱菔子炒后药性由升变降。③降低毒性或副作用。如苍耳子、牵牛子等通过加热，可破坏其中的毒性成分；瓜蒌子炒后能消除滑肠、致呕的副作用。④保存药效。如酸枣仁、槐米、芥子、牛蒡子、牵牛子等，炒后能杀酶保苷，保存有效成分。⑤矫臭矫味。如九香虫有异臭，炒后能矫正其不良气味。⑥利于收贮。如桑螵蛸，炒后能杀灭附着于药物表面虫卵。

一、操作方法

1. 净制　将待炒药物除去杂质，大小分档。

2. 预热　根据药物的质地，选用适宜的火力（文火或中火），将锅预热至炒黄所需温度。

3. 炒药　将药物投入已预热的锅内，用文火或中火加热，快速翻炒，使药物均匀受热，炒至规定的程度后，迅速出锅，晾凉，除去药屑。

4. 收贮　将符合炒黄成品质量标准的饮片进行包装、贮藏。

炒黄程度的判定可采用"一比、二听、三嗅、四看"的方法。一比，就是与生品的颜色相比较，要求炒黄的药物表面颜色呈黄色或浅黄色，或较原药颜色加深；二听，就是听种子类药物炒制时发出的爆鸣声，一般在爆鸣声减弱时即已达到炒制程度，不要等到爆鸣声消失；三嗅，就是能嗅到药物逸出的香气或固有的气味；四看，就是通过看断面判断炒制的程度，如种子类药物，炒黄后其断面多呈淡黄色。以上几点综合运用即可判定是否达到炒黄的程度，其中最关键的一点是看断面，可以说炒黄程度的体现，在多数情况下就是断面的颜色。

二、注意事项

（1）炒前，药物要净制、大小分档，以防生熟不匀。

（2）炒前锅要预热，以防粘锅、防僵子，缩短炒制时间。

（3）选择适宜的火力，掌握恰当火候。

（4）翻炒要均匀，"亮锅底"。

（5）出锅要迅速。

即学即练 5 - 1
炒黄法的主要作用是什么？操作方法及注意事项有哪些？
答案解析

王不留行

王不留行始载于《神农本草经》，其炮制首见于汉代《金匮要略》。《中国药典》（2020 年版）载有王不留行和炒王不留行两种炮制品。

【处方用名】王不留行、王不留、炒王不留行、炒王不留。

【来源】本品为石竹科植物麦蓝菜 *Vaccaria segetalis*（Neck.）Garcke 的干燥成熟种子。夏季果实成熟、果皮尚未开裂时采割植株，晒干，打下种子，除去杂质，再晒干。

【炮制方法】 微课 5.1

1. **王不留行** 取原药材，除去杂质，洗净，干燥。

2. **炒王不留行** 取净王不留行，置炒制容器内，用中火炒至大部分爆成白花，取出，晾凉。

【成品性状】

规格	形状	颜色	气味	质地
王不留行	圆球形	表面黑色，少数红棕色，微有光泽	气微，味微涩而苦	质硬
炒王不留行	呈类球形，爆花状	表面白花	有香气	体轻，质松脆

【炮制作用】

1. **王不留行** 味苦，性平。归肝、胃经。具有活血通经，下乳消肿，利尿通淋的功能。生品长于消痈肿；用于乳痈或其他疮痈肿痛。

2. **炒王不留行** 质松易碎，易于煎出有效成分；长于活血通经，下乳消肿，利尿通淋；用于经闭，痛经，乳汁不下，乳痈肿痛，淋证涩痛等。

【贮藏】贮干燥容器内，密闭，置通风干燥处。

决明子

决明子始载于《神农本草经》，其炮制首见于梁代《本草经集注》。《中国药典》（2020 年版）载有决明子和炒决明子两种炮制品。

【处方用名】决明子、草决明、炒决明子、炒草决明。

【来源】本品为豆科植物钝叶决明 *Cassia obtusifolia* L. 或决明（小决明）*Cassia tora* L. 的干燥成熟种子。秋季采收成熟果实，晒干，打下种子，除去杂质。

【炮制方法】

1. 决明子　取原药材，除去杂质，洗净，干燥。用时捣碎。

2. 炒决明子　取净决明子，置炒制容器内，用中火加热，炒至表面颜色加深，微鼓起，断面浅黄色，有香气逸出时，取出，晾凉。用时捣碎。

【成品性状】

规格	形状	颜色	气味	质地
决明子	略呈菱方形或短圆柱形，两端平行倾斜	表面绿棕或暗棕色，平滑有光泽	气微，味微苦	质坚硬
炒决明子	种皮有裂纹	颜色加深，偶有焦斑	微有香气	质稍脆

【炮制作用】

1. 决明子　味甘、苦、咸，性微寒。归肝、大肠经。具有清热明目，润肠通便的功能。生品长于清肝热，润肠燥；用于目赤涩痛，大便秘结；但药性寒滑。

2. 炒决明子　决明子性寒，有缓泻作用，脾虚肠寒者不宜，炒后能减缓其寒滑之性，素体虚寒者亦可用之。且炒后质较松脆，易于粉碎和煎出药效，还能减轻生品的豆腥气味和涩感，利于口服。炒决明子具有平肝养肾的功效；用于头痛，头晕，青盲内障等。

【贮藏】贮干燥容器内，密闭，置通风干燥处。

莱菔子

莱菔子始载于《日华子本草》，其炮制首见于宋代《太平圣惠方》。《中国药典》（2020 年版）载有莱菔子和炒莱菔子两种炮制品。

【处方用名】莱菔子、萝卜子、炒莱菔子。

【来源】本品为十字花科植物萝卜 *Raphanus sativus* L. 的干燥成熟种子。夏季果实成熟时采割植株，晒干，搓出种子，除去杂质，再晒干。

【炮制方法】 🔲 微课 5.3

1. 莱菔子　取原药材，除去杂质，洗净，干燥。用时捣碎。

2. 炒莱菔子　取净莱菔子，置炒制容器内，用文火炒至微鼓起，爆裂声减弱，手捻易碎，断面浅黄色，并有香气逸出时取出，晾凉。用时捣碎。

【成品性状】

规格	形状	颜色	气味	质地
莱菔子	卵圆形或椭圆形，稍扁	表面黄棕色、红棕色或灰棕色	气微，味淡、微苦辛	较坚硬，破碎后有油性
炒莱菔子	鼓起，有裂纹	色泽加深	气微香	质酥脆

【炮制作用】

1. 莱菔子　味辛、甘，性平。归肺、脾、胃经。具有消食除胀，降气化痰的功能。生品能升能散，有涌吐风痰的作用；用于饮食停滞，脘腹胀痛，大便秘结，积滞泻痢，痰壅喘咳。

2. 炒莱菔子 性降，药性缓和，有香气，可消除生品服后恶心的副作用；长于降气化痰，消食除胀；用于食积腹胀，气喘咳嗽。

【贮藏】贮干燥容器内，密闭，置通风干燥处，防蛀。

牛蒡子

牛蒡子始载于《本草经集注》，其炮制首见于南北朝《雷公炮炙论》。《中国药典》（2020 年版）载有牛蒡子和炒牛蒡子两种炮制品。

【处方用名】牛蒡子、炒牛蒡子。

【来源】本品为菊科植物牛蒡 *Arctium lappa* L. 的干燥成熟果实。秋季果实成熟时采收果序，晒干，打下果实，除去杂质，再晒干。

【炮制方法】

1. 牛蒡子 取原药材，除去杂质，洗净，干燥。用时捣碎。

2. 炒牛蒡子 取净牛蒡子，置炒制容器内，用文火炒至微鼓起，有爆裂声，略有香气逸出时，取出，晾凉。用时捣碎。

【成品性状】

规格	形状	颜色	气味	质地
牛蒡子	长倒卵形，略扁，微弯曲	表面灰褐色，带紫黑色斑点	气微，味苦后微辛而稍麻舌	果皮较硬，富油性
炒牛蒡子	略鼓起	色泽加深	微有香气	富油性

【炮制作用】

1. 牛蒡子 味辛、苦，性寒。归肺、胃经。具有疏散风热，宣肺透疹，解毒利咽的功能。生品长于疏散风热，解毒散结；用于风热感冒，咳嗽痰多，麻疹，风疹初起，咽喉肿痛，痄腮，丹毒，痈肿疮毒等。

2. 炒牛蒡子 寒滑之性缓和，免伤脾胃，气香使宣散作用更佳，且有利于煎出药效；长于解毒透疹，利咽散结，化痰止咳；用于麻疹不透，咽喉肿痛，咳嗽气喘。

【贮藏】贮干燥容器内，密闭，置通风干燥处。防蛀。

酸枣仁

酸枣仁始载于《神农本草经》，其炮制首见于南北朝《雷公炮炙论》。《中国药典》（2020 年版）载有酸枣仁和炒酸枣仁两种炮制品。

【处方用名】酸枣仁、炒酸枣仁。

【来源】本品为鼠李科植物酸枣 *Ziziphus jujuba* Mill. var. *spinosa*（Bunge）Hu ex H. F. Chou 的干燥成熟种子。秋末冬初采收成熟果实，除去果肉及核壳，收集种子，晒干。

【炮制方法】

1. 酸枣仁 取原药材，除去残留核壳，洗净，干燥。用时捣碎。

2. 炒酸枣仁 取净酸枣仁，置炒制容器内，用文火炒至表皮鼓起，有爆裂声，色微变深，透出香气时，取出，晾凉。用时捣碎。

【成品性状】

规格	形状	颜色	气味	质地
酸枣仁	扁圆形或椭圆形	表面紫红色或紫褐色	气微，味淡	富油性
炒枣仁	鼓起	微具焦斑	略有焦香气	富油性

【炮制作用】

1. 酸枣仁 味甘、酸，性平。归肝、胆、心经。具有养心补肝，宁心安神，敛汗，生津的功能。用于虚烦不眠，惊悸多梦，体虚多汗，津伤口渴。

2. 炒酸枣仁 炒后种皮开裂，易于粉碎和煎出，同时炒制能起到杀酶保苷的作用。

生酸枣仁与炒酸枣仁的功效基本一致，均有安神作用。但生品性平，常入清剂中，具有养心安神、益肝肾作用，用于心阴不足和肝肾亏损及肝胆虚热所致的失眠、惊悸、健忘、眩晕、耳鸣、目暗不明。炒品性偏温补，常入温剂中，长于养心敛汗；用于心血不足或心气不足的惊悸、健忘、盗汗、自汗及胆虚不眠。

【贮藏】 贮干燥容器内，密闭，置阴凉干燥处。防蛀。

牵牛子

牵牛子始载于《名医别录》，其炮制首见于南北朝《雷公炮炙论》。《中国药典》（2020 年版）载有牵牛子和炒牵牛子两种炮制品。

【处方用名】 牵牛子、二丑、黑白丑、炒牵牛子、炒二丑、炒黑白丑。

【来源】 本品为旋花科植物裂叶牵牛 *Pharbitis nil*（L.）Choisy 或圆叶牵牛 *Pharbitis purpurea*（L.）Voigt 的干燥成熟种子。秋末果实成熟、果壳未开裂时采割植株，晒干，打下种子，除去杂质。

【炮制方法】

1. 牵牛子 取原药材，除去杂质，洗净，干燥。用时捣碎。

2. 炒牵牛子 取净牵牛子，置炒制容器内，用文火炒至有爆裂声，稍鼓起，颜色加深，且略透香气时，取出，晾凉。用时捣碎。

【成品性状】

规格	形状	颜色	气味	质地
牵牛子	似橘瓣状	表面灰黑色或淡黄白色	气微，味辛、苦，有麻舌感	质硬
炒牵牛子	稍鼓起	表面黑褐色或黄棕色	微具香气	质硬

【炮制作用】

1. 牵牛子 味苦，性寒；有毒。归肺、肾、大肠经。具有泄水通便，消痰涤饮，杀虫攻积的功能。生品药力较猛，泻下力强，能耗伤元气，长于逐水消肿，杀虫攻积；用于水肿胀满，二便不通，痰饮积聚，气逆喘咳，虫积腹痛。

2. 炒牵牛子 毒性降低，泻下作用缓和，免伤正气，并易于捣碎和煎出药效，以涤痰饮、消积滞见长；用于痰喘咳逆，饮食积滞。

【贮藏】 贮干燥容器内，密闭，置通风干燥处。

苍耳子

苍耳子始载于《神农本草经》，其炮制首见于南北朝《雷公炮炙论》。《中国药典》（2020 年版）载有苍耳子和炒苍耳子两种炮制品。

【处方用名】 苍耳子、炒苍耳子。

【来源】　本品为菊科植物苍耳 *Xanthium sibiricum* Patr. 的干燥成熟带总苞的果实。秋季果实成熟时采收，干燥，除去梗、叶等杂质。

【炮制方法】

1. 苍耳子　取原药材，除去杂质。用时捣碎。

2. 炒苍耳子　取净苍耳子，置炒制容器内，用中火炒至表面黄褐色，刺焦时取出，晾凉。碾去刺，筛净。用时捣碎。

【成品性状】

规格	形状	颜色	气味	质地
苍耳子	纺锤形或卵圆形，有钩刺	黄棕色或黄绿色	气微，味微苦	质硬而韧
炒苍耳子	纺锤形或卵圆形，有刺痕	黄褐色	微有香气	质松

【炮制作用】

1. 苍耳子　味辛、苦，性温；有毒。归肺经。具有散风寒，通鼻窍，祛风湿的功能。生品有毒，长于消风止痒；用于风疹瘙痒、疥癣及其他皮肤病。

2. 炒苍耳子　毒性降低，且质松刺酥，易于去刺和煎出有效成分，长于通鼻窍，祛风湿止痛。多用于风寒头痛，鼻塞流涕，鼻衄，鼻渊，风疹瘙痒，湿痹拘挛。

据初步研究，多数学者认为，苍耳子的毒性与其所含毒性蛋白有关。苍耳子中的毒蛋白常损害肝、心、肾等内脏实质细胞，尤以损害肝脏为甚，能引起肝昏迷而迅速死亡，即便治愈，也易留下肝大后遗症。通过加热处理，能使其毒性蛋白变性，凝固在细胞中不被溶出，达到去毒的目的。

【贮藏】　贮干燥容器内，密闭，置通风干燥处。

芥　子

芥子始载于《名医别录》，其炮制首见于唐代《备急千金要方》。《中国药典》（2020 年版）载有芥子和炒芥子两种炮制品。

【处方用名】　芥子、白芥子、炒芥子、炒白芥子

【来源】　本品为十字花科植物白芥 *Sinapis alba* L. 或芥 *Brassica juncea*（L.）Czern. et Coss. 的干燥成熟种子。前者习称"白芥子"，后者习称"黄芥子"。夏末秋初果实成熟时采割植株，晒干，打下种子，除去杂质。

【炮制方法】

1. 芥子　取原药材，除去杂质。用时捣碎。

2. 炒芥子　取净芥子，置炒制容器内，用文火加热，炒至深黄色，有爆裂声，当透出香辣气时，取出，晾凉。用时捣碎。

【成品性状】

规格	形状	颜色	气味	质地
芥子	球形	表面灰白色至淡黄色或黄色至棕黄色	气微，味辛辣	稍硬
炒芥子	表面微见裂纹	表面淡黄色至深黄色或深黄色至棕褐色，偶有焦斑	有香辣气	酥脆

【炮制作用】

1. **芥子** 味辛，性温。归肺经。具有温肺豁痰利气，散结通络止痛的功能。生品力猛，辛散作用和通络散结作用强。多用于寒痰咳嗽，胸胁胀痛，痰滞经络，关节麻木，疼痛，痰湿流注，阴疽肿毒。

2. **炒芥子** 炒后辛散走窜之性缓和，以免耗气伤阴，长于顺气豁痰，且质脆易碎，易于煎出药效，同时可破坏芥子酶，利于芥子苷的保存。常用于咳嗽气喘，特别适于寒痰咳喘，亦治食积成痞。

【贮藏】 贮干燥容器内，密闭，置通风干燥处。

槐 花

槐花始载于《日华子本草》，其炮制首见于宋代《太平圣惠方》。《中国药典》（2020 年版）载有槐花、炒槐花和槐花炭三种炮制品。

【处方用名】 槐花、槐米、炒槐花、炒槐米、槐花炭、槐米炭。

【来源】 本品为豆科植物槐 Sophora japonica L. 的干燥花及花蕾。夏季花开放或花蕾形成时采收，及时干燥，除去枝、梗及杂质。前者习称"槐花"，后者习称"槐米"。

【炮制方法】

1. **槐花** 取原药材，除去杂质及枝梗，筛去灰屑。

2. **炒槐花** 取净槐花，置炒制容器内，用文火炒至表面深黄色，且透出香气时，取出，晾凉。

3. **槐花炭** 取净槐花，置炒制容器内，用中火炒至表面焦褐色，喷洒少许清水，灭尽火星。炒干，取出，凉透。

槐花（米）主要含芦丁（芸香苷）、鞣质、槲皮素、异鼠李素等。芦丁能维持毛细血管的抵抗力，降低其通透性及脆性，促进细胞的增生和防止血细胞的凝集；鞣质有收敛止血等作用。槐花炒黄后芦丁的含量减少甚微，鞣质增加 1 倍；炒炭后芦丁大量损失，但鞣质增加 4 倍。因此认为，槐花炒炭后能增强止血作用，可能是鞣质增加的缘故。有研究认为，槐花制炭温度以 185℃±2℃、加热为 30 分钟为宜。

【成品性状】

规格	形状	颜色	气味	质地
槐花	皱缩而卷曲，花瓣多散落，完整者花萼钟状	黄绿色，花瓣黄色或黄白色	气微，味微苦	质轻
炒槐花	皱缩而卷曲，花瓣多散落，完整者花萼钟状	外表深黄色	味微苦	质轻
槐花炭	皱缩而卷曲，花瓣多散落，完整者花萼钟状	外表焦褐色	味涩	质轻

【炮制作用】

1. **槐花** 味苦，性微寒。归肝、大肠经。具有凉血止血，清肝泻火的功能。生品以清泻肝火，清热凉血见长。用于血热妄行之便血、痔血、崩漏、吐血、衄血，肝热目赤，头痛眩晕，疮毒肿痛。

2. **炒槐花** 炒能缓其苦寒之性，避免伤中，并能破坏酶，利于芦丁的保存。其清热凉血作用仅次于生品。

3. **槐花炭** 炒炭后涩性增加，长于止血，而清热凉血作用极弱。用于便血，痔血，崩漏，吐血，衄血等。

【贮藏】贮干燥容器内，密闭，置通风干燥处。防潮、防蛀。

白　果

白果始载于《绍兴本草》，其炮制首见于明代《滇南本草》。《中国药典》（2020 年版）载有白果仁和炒白果仁两种炮制品。

【处方用名】白果、白果仁、炒白果、炒白果仁。

【来源】本品为银杏科植物银杏 *Ginkgo biloba* L. 的干燥成熟种子。秋季种子成熟时采收，除去肉质外种皮，洗净，稍蒸或略煮后，烘干。

【炮制方法】

1. 白果仁　取原药材，除去杂质，去壳取仁。用时捣碎。

2. 炒白果仁　取净白果仁，置于温度适宜的热锅内，用文火炒至表面深黄色，带斑点，有香气逸出时，取出，放凉。用时捣碎。

【成品性状】

规格	形状	颜色	气味	质地
白果仁	宽卵球形或椭圆形	一端淡棕色，另一端金黄色	气微，味甘、微苦	断面胶质样，内层粉性
炒白果仁	宽卵球形或椭圆形	色泽加深，稍带焦斑	具香气，味甘、微苦	断面胶质样，内层粉性

【炮制作用】

1. 白果仁　味甘、苦、涩，性平；有毒。归肺、肾经。具有敛肺定喘，止带缩尿的功能。生品有毒，内服量宜少，能降痰，解毒杀虫。用于疥癣，酒渣鼻，阴虱，蛀牙等。

2. 炒白果仁　炒后毒性降低，能敛肺定喘，止带缩尿。用于痰多喘咳，带下白浊，遗尿尿频。

【贮藏】置于通风干燥处。

冬瓜子

冬瓜子始载于《新修本草》，其炮制首见于宋朝《本草图经》。《中国药典》（2020 年版）四部收载该药。

【处方用名】冬瓜子、冬瓜仁、炒冬瓜子、炒冬瓜仁。

【来源】本品为胡芦科植物冬瓜 *Benincasa hispida*（Thunb.）Cogn. 的干燥成熟种子。秋季果实成熟时，取出种子，洗净，晒干。

【炮制方法】

1. 冬瓜子　取原药材，除去杂质及灰屑。用时捣碎。

2. 炒冬瓜子　取净冬瓜子，置于温度适宜的热锅内，用文火炒至鼓起，表面淡黄色，略带焦斑时，取出，放凉。用时捣碎。

【成品性状】

规格	形状	颜色	气味	质地
冬瓜子	扁平的卵圆形或长卵形，一端钝圆，另一端尖	黄白色	味微甜	质轻
炒冬瓜子	微鼓起	表面微黄色，略带焦斑，断面淡黄色	微香	质轻

【炮制作用】

1. **冬瓜子** 味甘，性微寒。归肺、肝、小肠经。具有清热化痰，排脓利湿的功能。生品寒滑疏利，长于清热化痰，消痈排脓。用于肺热痰嗽，肺痈、肠痈初起。

2. **炒冬瓜子** 炒后寒滑之性缓和，免伤脾胃，长于渗湿化浊。用于湿热带下，白浊。

【贮藏】 置于通风干燥处，防蛀。

火麻仁

火麻仁始载于《神农本草经》，其炮制首见于唐代《备急千金要方》。《中国药典》（2020年版）载有火麻仁和炒火麻仁两种炮制品。

【处方用名】 火麻仁、麻子仁、麻仁、炒火麻仁、炒麻仁。

【来源】 本品为桑科植物大麻 *Cannabis sativa* L. 的干燥成熟果实。秋季果实成熟时采收，除去杂质，晒干。

【炮制方法】

1. **火麻仁** 取原药材，除去杂质及果皮。

2. **炒火麻仁** 取净火麻仁，置于温度适宜的热锅内，用文火炒至表面微黄色，有香气逸出时，取出，放凉。

【成品性状】

规格	形状	颜色	气味	质地
火麻仁	呈卵圆形，有微细的白色或棕色网纹，两边有棱，顶端略尖	表面灰绿色或灰黄色，种仁乳白色	气微，味淡	质轻，果皮薄而脆
炒火麻仁	微鼓起	表面微黄色，油性较大	香气	质轻

【炮制作用】

1. **火麻仁** 味甘，性平。归脾、胃、大肠经。具有润肠通便的功能。

2. **炒火麻仁** 炒后有效成分易于煎出，并产生香气，增强润肠燥，滋阴血的功能。用于肠燥便秘证属血虚津亏者。

【贮藏】 置于阴凉干燥处。防热，防蛀。

紫苏子

紫苏子始载于《本草经集注》，其炮制首见于唐代《外台秘要》。《中国药典》（2020年版）载有紫苏子和炒紫苏子两种炮制品。

【处方用名】 紫苏子、苏子、炒紫苏子、炒苏子、蜜紫苏子、苏子霜。

【来源】 本品为唇形科植物紫苏 *Perilla frutescens*（L.）Britt. 的干燥成熟果实。秋季果实成熟时采收，除去杂质，晒干。

【炮制方法】

1. **紫苏子** 取原药材，除去杂质，洗净，干燥。用时捣碎。

2. **炒紫苏子** 取净紫苏子，置炒制容器内，用文火炒至有爆裂声，表面颜色加深，并透出香气时，取出，晾凉。用时捣碎。

3. **蜜紫苏子** 取炼蜜，加适量开水稀释，淋入净紫苏子内拌匀，稍闷，文火炒至深棕色，不黏手时取出。

每 100kg 紫苏子，用炼蜜 10kg。

4. **苏子霜** 取净紫苏子，研如泥状，加热，用布或吸油纸包裹，压榨去油，至药物不再黏成饼，成松散粉末为度，研细。

【成品性状】

规格	形状	颜色	气味	质地
紫苏子	呈卵圆形或类球形	灰棕色或灰褐色	压碎有香气，味微辛	质轻
炒紫苏子	呈卵圆形或类球形微鼓起，有细裂口	灰褐色	有焦香气	质轻
蜜紫苏子	呈卵圆形或类球形	深棕色	蜜香气	质轻
苏子霜	粗粉	灰白色	微香	质轻

【炮制作用】

1. **紫苏子** 味辛，性温。归肺经。具有降气化痰，止咳平喘，润肠通便的功能。生品辛燥之性较强，润燥滑肠力专。用于肠燥便秘，亦可用于痰壅气逆，咳嗽气喘，尤其适于喘咳而兼便秘者。

2. **炒紫苏子** 炒后辛散之性缓和，善于降气平喘，并易于煎出药效。常用于多种原因引起的气喘咳嗽。

3. **蜜紫苏子** 长于润肺止咳，降气平喘。

4. **苏子霜** 有降气平喘之功，但无滑肠之虑，多用于脾虚便溏的喘咳患者。

【贮藏】 置于通风干燥处，防蛀。

葶苈子

葶苈子始载于《神农本草经》，其炮制首见于汉代《金匮玉函经》。《中国药典》（2020 年版）载有葶苈子和炒葶苈子两种炮制品。

【处方用名】 葶苈子、炒葶苈子。

【来源】 本品为十字花科植物播娘蒿 *Descurainia sophia*（L.）Webb ex Prantl 或独行菜 *Lepidium Apetalum* Willd. 的干燥成熟种子。前者习称"南葶苈子"，后者习称"北葶苈子"。夏季果实成熟时采割植株，晒干，搓出种子，除去杂质。

【炮制方法】

1. **葶苈子** 取原药材，除去杂质，筛去灰屑。用时捣碎。

2. **炒葶苈子** 取净葶苈子，置炒制容器内，用文火加热，炒至微鼓起，有爆裂声，外表棕褐色，断面浅黄色，并透出香气时，取出，晾凉。用时捣碎。

【成品性状】

规格	形状	颜色	气味	质地
葶苈子	北葶苈子呈扁卵形；南葶苈子长圆形略扁，具纵沟	北葶苈子表面棕色或红棕色，微有光泽；南葶苈子表面棕色或红棕色，微有光泽	北葶苈子气微，味微辛辣；南葶苈子味微辛、苦	北葶苈子黏性较强；南葶苈子略带黏性
炒葶苈子	呈卵圆形或类球形微鼓起	表面棕褐色	香气	无黏性

【炮制作用】

1. **葶苈子** 味辛、苦，性大寒。归肺、膀胱经。具有泻肺平喘，利水消肿的功能。生品苦寒沉降，作用峻烈，能耗伤肺气，长于利水消肿，宜用于实证的患者。用于胸水积滞和全身水肿。

2. 炒葶苈子 炒后其苦寒之性缓和，免伤肺气，且利于苷类成分的保存，宜用于实中夹虚的患者。用于痰涎壅肺，喘咳痰多，胸胁胀满，不得平卧，胸腹水肿，小便不利。

【**贮藏**】贮干燥容器内，密闭，置通风干燥处。防蛀。

蔓荆子

蔓荆子始载于《神农本草经》，其炮制首见于南北朝《雷公炮炙论》。《中国药典》（2020 年版）载有蔓荆子和炒蔓荆子两种炮制品。

【**处方用名**】蔓荆子、炒蔓荆子。

【**来源**】本品为马鞭草科植物单叶蔓荆 *Vitex trifolia* L. var. *simplicifolia* Cham. 或蔓荆 *Vitex trifolia* L. 的干燥成熟果实。秋季果实成熟时采收，除去杂质，晒干。

【**炮制方法**】

1. 蔓荆子 取原药材，筛去灰屑及杂质。用时捣碎。

2. 炒蔓荆子 取净蔓荆子，置于温度适宜的热锅内，用文火炒至颜色加深，取出，放凉，搓去蒂下白膜，筛去灰屑。用时捣碎。

【**成品性状**】

规格	形状	颜色	气味	质地
蔓荆子	球形，基部有灰白色宿萼及短果梗	灰黑色或黑褐色，被灰白色粉霜状茸毛	气特异而芳香，味淡、微辛	体轻，质坚韧，不易破碎
炒蔓荆子	球形	表面黑色或黑褐色	气特异而芳香，味淡、微辛	质轻

【**炮制作用**】

1. 蔓荆子 味辛、苦，性微寒。归膀胱、肝、胃经。具有疏散风热，清利头目的功能。生品微寒而辛散，长于疏风散热。用于风热感冒头痛，齿龈肿痛，目赤多泪，目暗不明，头晕目眩。

2. 炒蔓荆子 炒后辛散之性缓和，且质酥易碎，易于煎出有效成分，长于升清阳之气和祛风止痛。用于耳目失聪，风湿痹痛，偏正头痛。

【**贮藏**】置于阴凉干燥处，防蛀。

茺蔚子

茺蔚子始载于《神农本草经》，其炮制首见于宋代《产育宝庆集》。《中国药典》（2020 年版）载有茺蔚子和炒茺蔚子两种炮制品。

【**处方用名**】茺蔚子、益母草子、炒茺蔚子。

【**来源**】本品为唇形科植物益母草 *Leonurus japonicus* Houtt. 的干燥成熟果实。秋季果实成熟时采割地上部分，晒干，打下果实，除去杂质。

【**炮制方法**】

1. 茺蔚子 取原药材，除去杂质。用时捣碎。

2. 炒茺蔚子 取净茺蔚子，置于温度适宜的热锅内，用文火炒至鼓起，有爆裂声，表面颜色加深，断面浅黄色，有香气逸出时，取出，放凉。用时捣碎。

【成品性状】

规格	形状	颜色	气味	质地
茺蔚子	呈三棱形，一端稍宽，平截状，另一端渐窄而钝尖	表面灰棕色至灰褐色，有深色斑点	气微，味苦	质轻，富油性
炒茺蔚子	微鼓起	断面淡黄色或黄色	气微香，味苦	质脆，富油性

【炮制作用】

1. 茺蔚子　味辛、苦，性微寒。归心包、肝经。具有活血调经，清肝明目的功能。生品长于清肝明目；多用于目赤翳障，头晕胀痛。

2. 炒茺蔚子　炒后寒性减弱，质脆易碎，易于煎出有效成分，长于活血调经。用于月经不调，经闭痛经，产后瘀血腹痛。

【贮藏】　置于通风干燥处，防蛀。

蒺藜

蒺藜始载于《金匮要略》，其炮制首见于南北朝《雷公炮炙论》。《中国药典》（2020 年版）载有蒺藜和炒蒺藜两种炮制品。

【处方用名】　蒺藜、白蒺藜、刺蒺藜、炒蒺藜。

【来源】　本品为蒺藜科植物蒺藜 *Tribulus terrestris* L. 的干燥成熟果实。秋季果实成熟时采割植株，晒干，打下果实，去除杂质。

【炮制方法】

1. 蒺藜　取原药材，除去杂质，去刺。用时捣碎。

2. 炒蒺藜　取净蒺藜，置于温度适宜的热锅内，用文火炒至表面微黄色，有香气逸出时取出，放凉，碾去刺，筛去刺屑。用时捣碎。

【成品性状】

规格	形状	颜色	气味	质地
蒺藜	呈放射状五棱形，背部隆起，有纵棱及多数小刺，并有对称的长刺和短刺各 1 对；两侧面粗糙，有网纹	背部黄绿色，两侧灰白色	气微，味苦、辛	质坚硬
炒蒺藜	多为单一的分果瓣，呈斧状，无刺	表面微黄色	气微香，味苦、辛	质轻

【炮制作用】

1. 蒺藜　味辛、苦，性微温；有小毒。归肝经。具有平肝解郁，活血祛风，明目，止痒的功能。生品长于平肝解郁，活血祛风，但辛散有毒。用于目赤翳障，风疹瘙痒，白癜风等。

2. 炒蒺藜　炒后辛散之性缓和，毒性降低，并易于去刺；长于平肝潜阳，疏肝解郁。用于肝阳头痛，眩晕，胸胁疼痛，乳闭乳痈等。

【贮藏】　置于通风干燥处，防霉。

使君子

使君子始载于《开宝本草》，其炮制首见于宋代《小儿卫生总微方论》，《中国药典》（2020 年版）载有使君子、使君子仁、炒使君子仁三种炮制品。

【处方用名】　使君子、使君子仁、炒使君子仁。

【来源】本品为使君子科植物使君子 *Quisqualis indica* L. 的干燥成熟果实。秋季果皮变紫黑色时采收，除去杂质，干燥。

【炮制方法】

1. 使君子　取原药材，除去残留果柄及杂质。用时捣碎。

2. 使君子仁　取净使君子，除去外壳，取仁。用时捣碎。

3. 炒使君子仁　取净使君子仁，置于温度适宜的热锅内，用文火炒至表面黄色，微有焦斑，有香气逸出时，取出，放凉。用时捣碎。

【成品性状】

规格	形状	颜色	气味	质地
使君子	椭圆形或卵圆形，多具5条纵棱，顶端狭尖，基部钝圆	黑褐色至紫黑色，平滑，微具光泽	—	质坚硬
使君子仁	长椭圆形或纺锤形，表面有多数纵皱纹，种仁子叶2，断面有裂隙	表面棕褐色或黑褐色，种仁子叶黄白色，有油性	气微香，味微甜	质轻
炒使君子仁	长椭圆形或纺锤形	表面黄白色，具焦斑	气香，味微甜	质轻

【炮制作用】

1. 使君子　味甘，性温。归脾、胃经。具有杀虫消积的功能。

2. 使君子仁　与带壳使君子功用相同，生品以杀虫力强；用于蛔虫病，蛲虫病。入煎剂可直接用使君子捣碎入药，入丸、散剂用使君子仁。

3. 炒使君子仁　可缓和膈肌痉挛的副作用，并长于健脾消积，亦可杀虫。用于小儿疳积及虫积腹痛。

【贮藏】置于通风干燥处，防霉，防蛀。

瓜蒌子

瓜蒌子始载于《神农本草经》，其炮制首见于宋朝《证类本草》。《中国药典》（2020年版）载有瓜蒌子、炒瓜蒌子两种炮制品。

【处方用名】瓜蒌子、瓜蒌仁、炒瓜蒌仁、蜜瓜蒌仁、瓜蒌仁霜。

【来源】本品为葫芦科植物栝楼 *Trichosanthes kirilowii* Maxim. 或双边栝楼 *Trichosanthes rosthornii* Harms 的干燥成熟种子。秋季采摘成熟果实，剖开，取出种子，洗净，晒干。

【炮制方法】

1. 瓜蒌子　取原药材，除去杂质及干瘪的种子，洗净，干燥。用时捣碎。

2. 炒瓜蒌子　取净瓜蒌子，置温度适宜的热的炒制容器内，用文火加热，炒至微鼓起，取出晾凉。用时捣碎。

3. 瓜蒌子霜　取净瓜蒌仁，碾成泥状，用布包严后蒸至上气，压去油脂，碾细。

【成品性状】

规格	形状	颜色	气味	质地
瓜蒌子	扁平椭圆形	表面浅棕色或棕褐色，平滑	气微，味淡	坚硬
炒瓜蒌子	扁平椭圆形，微鼓起	表面浅棕色或棕褐色，偶有焦斑	气略焦香，味淡	脆
瓜蒌子霜	粉末	黄白色		松散

【炮制作用】

1. 瓜蒌子 味甘，性寒。归肺、胃、大肠经。具有润肺化痰，滑肠通便的功能。生瓜蒌仁寒滑之性明显，长于清肺化痰，滑肠通便。常用于燥咳痰黏，肠燥便秘。

2. 炒瓜蒌子 炒后寒性减弱，能理肺化痰，常用于燥咳痰黏，肠燥便秘。

3. 瓜蒌子霜 制霜后功专润肺祛痰，但滑肠作用显著减弱，且能避免恶心、腹泻。用于肺热咳嗽，咯痰不爽，大便不实的患者。

【贮藏】 置于通风干燥处，防霉，防蛀。

九香虫

九香虫始载于《本草纲目》，其炮制方法文献很少记载。近代以来多炒后入药，《中国药典》（2020年版）载有九香虫、炒九香虫两种炮制品。

【处方用名】 九香虫、炒九香虫。

【来源】 本品为蝽科昆虫九香虫 *Aspongopus chinensis* Dallas 的干燥体。11月至次年3月前捕捉，置适宜容器内，用酒少许将其闷死，取出阴干；或置沸水中烫死，取出，干燥。

【炮制方法】

1. 九香虫 取原药材，除去杂质，筛净灰屑。

2. 炒九香虫 取净九香虫，置于温度适宜的热锅内，用文火炒至颜色加深，有香气逸出时，取出，放凉。

【成品性状】

规格	形状	颜色	气味	质地
九香虫	略呈六角状扁椭圆形，头部小，复眼突出，卵圆状	表面棕褐色或棕黑色，略有光泽，腹部棕红色至棕黑色	气特异，味微咸	质脆
炒九香虫	形如九香虫	表面棕黑色至黑色，显油润光泽	气微腥，略带焦香气，味微咸	质脆

【炮制作用】

1. 九香虫 味咸，性温。归肝、脾、肾经。有理气止痛，温中助阳的功能。九香虫虽有"九香"之名，但实际上具有特异的臭气，故有"打屁虫"之俗称，临床多炒后用。

2. 炒九香虫 炒后气香，矫其异臭，增强行气温阳的作用。用于胃寒胀痛，肝胃气滞，肾虚阳痿，腰膝酸痛等。

【贮藏】 置于木箱内衬以油纸，防潮，防蛀。

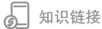 **知识链接**

固有气味

不同的植物果实有各自不同的气味，这种"气味"，在某种情况下，可以描绘成"香味"。比如花生油有花生特有的香味，大豆油有大豆的气味，归花生、大豆所特有，与生俱来，这样的"气味"（或者说是"香味"），就是"固有气味"。

PPT

第二节　炒焦技术

将待炮炙品置于已预热至适宜温度的炒制容器内，用中火或武火加热，炒至药物表面呈焦黄或焦褐色，内部颜色加深，并具有焦香气味的操作方法，称为炒焦技术。炒焦法多适用于健脾胃、消食类的药物。传统有"焦香可以醒脾胃"之说。

炒焦的主要目的有：①增强疗效。如六神曲、麦芽、山楂等，炒焦后产生焦香气味，增强消食健脾胃作用。②缓和药性。如山楂，炒焦后缓和酸性；川楝子、栀子等，炒焦后缓和苦寒之性；槟榔炒焦后缓和峻烈之性。③降低毒性。如生川楝子有小毒，炒焦后毒性降低。

一、操作方法

1. 净制　将待炒药物除去杂质，大小分档。

2. 预热　根据药物的质地，选用中火或文火（如焦槟榔），加热空锅至炒焦所需温度。

3. 炒药　将药物投入已预热的锅内，用中火或武火（如川楝子）加热，快速翻炒，使药物均匀受热，炒至规定的程度后，迅速出锅，晾凉，除去药屑。炒焦易燃的药物时，如山楂、苍术等，若出现火星，须及时喷洒清水少许，再炒干，取出，晾凉。

炒焦的火力以中火为主，少数药物用武火，也有用文武火者（即先用文火去除药物中的水分，并使药物内部受热稍有变色后，再改用武火，使药物表面很快焦化，内部变为淡黄色），其加热时间较炒黄稍长。

4. 收贮　将符合炒焦成品质量标准的饮片进行包装，收贮。

二、注意事项

（1）药物要净制、大小分档。

（2）药物焦化程度较重者，需喷水降温，防止程度"太过"。

（3）出锅后，要散尽余热和湿气后，再收贮。

即学即练 5 - 2

炒焦法的主要作用是什么？操作方法及注意事项有哪些？

答案解析

山　楂

山楂始载于《新修本草》，其炮制首见于元代《丹溪心法》。《中国药典》（2020 年版）载有净山楂、炒山楂和焦山楂三种炮制品。

【**处方用名**】　山楂、炒山楂、焦山楂、山楂炭。

【**来源**】　本品为蔷薇科植物山里红 *Crataegus pinnatifida* Bge. var. *major* N. E. Br. 或山楂 *Crataegus pinnatifida* Bge. 的干燥成熟果实。秋季果实成熟时采收，切片，干燥。

【炮制方法】

1. **山楂** 取原药材，除去杂质，切片，干燥。筛去脱落的果核、果柄及碎屑。

2. **炒山楂** 取净山楂，置炒制容器内，用中火炒至颜色加深，取出，晾凉。筛去碎屑。

3. **焦山楂** 取净山楂，置炒制容器内，用中火炒至外表焦褐色，内部黄褐色，取出，晾凉。筛去碎屑。

4. **山楂炭** 取净山楂，置炒制容器内，用武火炒至表面焦黑色，内部焦褐色，喷淋少许清水，灭尽火星，取出，晾干。筛去碎屑。

【成品性状】

规格	形状	颜色	气味	质地
山楂	圆形片，皱缩不平	外皮红色，果肉深黄色或浅棕色	气微清香，味酸，微甜	质较轻
炒山楂	圆形片，皱缩不平	颜色加深，果肉黄褐色，偶见焦斑	气清香，味酸，微甜	质较轻
焦山楂	圆形片，皱缩不平	焦褐色，内部黄褐色	有焦香气	质较轻
山楂炭	圆形片，皱缩不平	焦黑色，内部焦褐色	味涩	质较轻

【炮制作用】

1. **山楂** 味酸、甘，性微温。归脾、胃、肝经。具有消食健胃，行气散瘀，化浊降脂的功能。生品消食，活血化瘀，但味酸伐脾。用于血瘀经闭，产后瘀阻腹痛，疝气疼痛，以及高脂血症、高血压、冠心病等，亦用于食积停滞。

2. **炒山楂** 酸味减弱，药性和缓，减少对脾胃的刺激，长于消食化积。用于肉食积滞，胃脘胀满，泻痢腹痛，瘀血经闭，产后瘀阻，心腹刺痛，胸痹心痛，疝气疼痛，高脂血症。

3. **焦山楂** 不仅酸味减弱，而且产生苦味，增强其消食导滞的功能，长于消食止泻。用于肉食积滞，泻痢不爽。

4. **山楂炭** 性涩，长于止血，止泻。用于脾虚泄泻，血痢，胃肠出血。

【贮藏】 贮干燥容器内，密闭，置通风干燥处，防蛀。

栀 子

栀子始载于《神农本草经》，其炮制首见于晋代《肘后备急方》。《中国药典》（2020 年版）载有栀子、炒栀子、焦栀子三种炮制品。

【处方用名】 栀子、炒栀子、焦栀子、栀子炭。

【来源】 本品为茜草科植物栀子 *Gardenia jasminoides* Ellis 的干燥成熟果实。9～11 月间果实成熟呈红黄色时采收，除去果梗和杂质，蒸至上汽或置沸水中略烫，取出，干燥。

【炮制方法】

1. **栀子** 取原药材，碾碎或捣碎。

2. **炒栀子** 取栀子碎块，置炒制容器内，用文火炒至黄褐色，取出，晾凉。

3. **焦栀子** 取栀子碎块，置炒制容器内，用中火炒至焦褐色或焦黑色，果皮内面或种子表面为黄棕色或棕褐色，取出，晾凉。

4. **栀子炭** 取栀子碎块，置炒制容器内，用武火炒至黑褐色，喷淋少许清水，熄灭火星，取出，晾干。

【成品性状】

规格	形状	颜色	气味	质地
栀子	长卵圆形或椭圆形	表面红黄色或棕红色	气微，味微酸而苦	果皮薄而脆
炒栀子	不规则的碎块	黄褐色	具香气，味微酸而苦	果皮薄而脆
焦栀子	不规则的碎块	表面焦褐色或焦黑色，内表面棕色	焦香气,，味微酸而苦	果皮薄而脆
栀子炭	不规则的碎块	表面黑褐色或焦黑色	味苦涩	果皮薄而脆

【炮制作用】

1. **栀子** 味苦，性寒。归心、肺、三焦经。具有泻火除烦，清热利湿，凉血解毒的功能，外用消肿止痛。生品长于清热泻火，凉血解毒。用于热病心烦，湿热黄疸，淋证涩痛，血热吐衄，目赤肿痛，火毒疮疡；外治扭挫伤痛。

2. **炒栀子** 栀子苦寒之性甚强，易伤中气，且对胃有刺激性，脾胃较弱者服后易吐，炒后可除此弊。

3. **焦栀子** 味苦，性寒。归心、肺、三焦经。具有凉血止血作用。用于血热吐血、衄血、尿血、崩漏。

4. **栀子炭** 炒炭后善于凉血止血，多用于吐血、咯血、衄血、尿血、崩漏下血等。

【贮藏】 贮干燥容器内，密闭，置通风干燥处。

槟　榔

槟榔始载于《名医别录》，其炮制首见于南北朝《雷公炮炙论》。《中国药典》（2020 年版）载有槟榔、炒槟榔和焦槟榔三种炮制品。

【处方用名】 槟榔、炒槟榔、焦槟榔、槟榔炭。

【来源】 本品为棕榈科植物槟榔 *Areca catechu* L. 的干燥成熟种子。春末至秋初采收成熟果实，用水煮后，干燥，除去果皮，取出种子，干燥。

【炮制方法】

1. **槟榔** 取原药材，置水中浸泡，润透，切薄片，阴干，除去碎屑。
2. **炒槟榔** 取净槟榔片，置炒制容器内，用文火炒至表面微黄色，取出，晾凉，除去碎屑。
3. **焦槟榔** 取净槟榔片，置炒制容器内，用中火炒至表面焦黄色，取出，晾凉，除去碎屑。
4. **槟榔炭** 取净槟榔片，置炒制容器内，用武火炒至表面黑褐色，喷淋清水少许，灭尽火星，取出，晾干，除去碎屑。

【成品性状】

规格	形状	颜色	气味	质地
槟榔	类圆形薄片	表面棕色种皮与白色胚乳相间的大理石样花纹，周边淡黄棕色或淡红棕色	气微，味涩，微苦	质坚易碎
炒槟榔	类圆形薄片	微黄色	气微，味涩，微苦	质坚易碎
焦槟榔	类圆形薄片	焦黄色	气微，味涩，微苦	质脆，易碎
槟榔炭	类圆形薄片	黑褐色	气微，味涩，苦	质脆，易碎

【炮制作用】

1. 槟榔　味苦、辛，性温。归胃、大肠经。具有杀虫，消积，行气，利水，截疟的功能。生品作用较猛，以杀虫，降气，行水消肿，截疟力胜。用于绦虫病、蛔虫病、姜片虫病、虫积腹痛、水肿脚气、疟疾。

2. 炒槟榔　炒后药性较缓和，以免克伐太过而耗伤正气，并能减少服后恶心、腹泻、腹痛的副作用。

3. 焦槟榔　炒焦后药性更缓，长于消食导滞。用于食积不消，泻痢后重。一般体虚患者用焦槟榔，体质较强者用炒槟榔。

4. 槟榔炭　炒炭后其性收涩，可增强消积、治血痢的功效。

【贮藏】　贮干燥容器内，密闭，置通风干燥处。

川楝子

川楝子始载于《神农本草经》，其炮制首见于南北朝《雷公炮炙论》。《中国药典》（2020 年版）载有川楝子、炒川楝子两种炮制品。

【处方用名】　川楝子、炒川楝子、盐川楝子。

【来源】　本品为楝科植物川楝 *Melia toosendan* Sieb. et Zucc. 的干燥成熟果实。冬季果实成熟时采收，除去杂质，干燥。

【炮制方法】

1. 川楝子　取原药材，除去杂质。用时捣碎。

2. 炒川楝子　取净川楝子，切片或砸成小块，置炒制容器内，用中火加热，炒至表面焦黄色或焦褐色，取出晾凉，筛去灰屑。

3. 盐川楝子　取净川楝子片或碎块，用盐水拌匀，稍闷，待盐水被吸尽后，置炒制容器内，用文火加热，炒至深黄色，取出晾凉，筛去碎屑。

每 100kg 川楝子，用食盐 2kg。

【成品性状】

规格	形状	颜色	气味	质地
川楝子	类球形	金黄色或棕黄色	气特异，味酸、苦	坚硬
炒川楝子	半球状、厚片或不规则碎块	焦黄色，偶见焦斑	气焦香，味酸、苦	略发泡
盐川楝子	半球状、厚片或不规则碎块	深黄色	微咸	略发泡

【炮制作用】

1. 川楝子　味苦，性寒；有小毒。归肝、小肠、膀胱经。具有疏肝泄热，行气止痛，杀虫的功能。生品有毒，且能滑肠，长于杀虫，疗癣，止痛。用于虫积腹痛，头癣。

2. 炒川楝子　炒后苦寒之性缓和，毒性降低，滑肠之力减弱，长于疏肝泄热，行气止痛。用于胁肋疼痛，脘腹胀痛。

3. 盐川楝子　盐炙能引药下行，作用专于下焦，长于疗疝止痛。用于疝气疼痛，睾丸坠痛。

【贮藏】　贮干燥容器内，密闭，置通风干燥处，防蛀，防霉。

知识链接

焦香健脾

中药经过炒焦，首先会产生独特的焦香气味，中医认为"脾为土脏，与胃相表里，脾胃健运，自能消化饮食水谷""土爱暖而喜芳香""芳香药善入脾胃经，有增强运化，增进食欲，悦脾开胃的功效""脾常为湿困""芳香化湿"，因此，炒焦类中药与生品相比，因其独特的焦香气改善脾的机制，从而增强健脾消食的作用。

PPT

第三节 炒炭技术

将待炮炙品置于已预热至适宜温度的炒制容器内，用武火或中火加热，炒至药物表面焦黑色或焦褐色，内部呈棕褐色或棕黄色的操作方法，称为炒炭技术。炒炭多适用于止血类药物。

炒炭要求存性，存性即保存药物原有的药性。所谓"炒炭存性"是指药物在炒炭时只能使其部分炭化，不应灰化，未炭化部分仍保存药物的固有气味。花、叶、草类药材炒炭后，应仍可清晰辨别其原形。

炒炭的主要目的有：①增强或产生止血作用。如地榆、白茅根、槐花等，炒炭后增强止血作用；干姜、乌梅、荆芥等，炒炭后产生止血作用。②增强止泻、止痢作用。如地榆、乌梅等，炒炭后增强止泻痢作用。③改变或缓和药性。如蒲黄，生品性滑，偏于行血化瘀，利尿通淋；炒炭后性涩，长于止血。

知识链接

炭药止血的机制

元代医家葛可久在《十药神书》中创立了止血名方"十灰散"，用于治疗呕、吐、咯、嗽血，并提出"大抵血热则行，血冷则凝，见黑则止"之说，成为后世应用炭药止血的理论基础，并促进了大量止血类炭药的出现。

药物炒炭后理化性质可产生明显变化。对于增强或产生止血作用的物质基础一直在不断研究中，有学者认为是中药中的钙离子，也有人认为是鞣质的含量变化所致。中药的止血物质基础是多种成分组成的，药物经制炭后，其所含成分一般均有较为复杂的变化，而且大多有止血活性的新成分产生，因此，炭药的止血作用不能单独取决于某一种或某一类成分含量的变化。

一、操作方法

1. **净制** 将待炒药物除去杂质，大小分档。

2. **预热** 根据药物的质地，选用武火或中火，加热锅至炒炭所需温度。

3. **炒药** 将药物投入已预热的锅内，用武火或中火加热，不断翻炒，使药物均匀受热，炒至药物表面焦黑色，内部呈焦褐色或焦黄色时即可。然后喷洒少量清水，降温后出锅，及时摊开晾凉，散去余热，除去灰屑。

4. **收贮** 将符合炒炭成品质量标准的饮片进行包装，收贮。

炒炭程度的判定可灵活采用"掰断法""口尝法""手捻法"等。一般来讲，质地坚实的药物炒炭后的表面色泽为焦黑色，掰断后，内部呈焦褐色或焦黄色，一些药物断面的中心尚可显示出原来色泽，口尝仍有原药的气味；质地疏松的花、叶类药物，由于叶片、花瓣很薄，炒炭后其表面与内部的变色基本一致，均呈焦褐色，用手捻碎后，碎末呈褐色。

二、注意事项

（1）药物要净制、大小分档。

（2）选择适宜火力。一般来讲，质地坚实的根、根茎类药物，宜用武火；质地疏松的花、叶、全草、花粉类药物，宜用中火，如蒲黄、荆芥穗。

（3）须符合"炒炭存性"的要求。

（4）应防止药物燃烧。药物炒炭至一定程度，温度很高时，质地疏松的药物，如蒲黄、荆芥，则易出现火星，甚至引起燃烧，因此，此类药物炒炭后，须喷洒适量的清水防止燃烧，并及时摊开晾凉，待散尽余热和湿气，检查无复燃可能后，再收贮。

即学即练 5-3
炒炭法的主要作用是什么？操作方法及注意事项有哪些？
答案解析

蒲 黄

蒲黄始载于《神农本草经》，其炮制首见于南北朝《雷公炮炙论》。《中国药典》（2020 年版）载有生蒲黄和蒲黄炭两种炮制品。

【处方用名】 蒲黄、生蒲黄、炒蒲黄、蒲黄炭。

【来源】 本品为香蒲科植物水烛香蒲 *Typha angustifolia* L. 东方香蒲 *Typha orientalis* Presl 或同属植物的干燥花粉。夏季采收蒲棒上部的黄色雄花序，晒干后碾轧，筛取花粉。

【炮制方法】

1. 蒲黄 取原药材，揉去结块，过筛，除去花丝及杂质。

2. 蒲黄炭 取净蒲黄，置炒制容器内，用中火炒至棕褐色时，喷淋少许清水，灭净火星，取出，摊开晾干。

【成品性状】

规格	形状	颜色	气味	质地
蒲黄	粉末	黄色	气微，味淡	体轻
蒲黄炭	粉末	棕褐色或黑褐色	具焦香气，味微苦、涩	体轻

【炮制作用】

1. 蒲黄 味甘，性平。归肝、心包经。具有止血，化瘀，通淋的功能。生品性滑，偏于活血化瘀，利尿通淋，止痛。用于吐血、衄血、咯血、崩漏、外伤出血，经闭痛经，胸腹刺痛，跌扑肿痛，血淋涩痛。

2. 蒲黄炭 炒炭后性涩，偏于止血。用于吐血，衄血，咯血，崩漏，外伤出血。

【贮藏】贮干燥容器内，蒲黄炭密闭，置通风干燥处，防潮，防蛀。

地　榆

地榆始载于《神农本草经》，其炮制首见于唐代《外台秘要》。《中国药典》（2020年版）载有地榆和地榆炭两种炮制品。

【处方用名】地榆、地榆炭。

【来源】本品为蔷薇科植物地榆 *Sanguisorba officinalis* L. 或长叶地榆 *Sanguisorba officinalis* L. var. *longifolia* （Bert.）Yü et Li 的干燥根。后者习称"绵地榆"。春季将发芽时或秋季植株枯萎后采挖，除去须根，洗净，干燥；或趁鲜切片，干燥。

【炮制方法】

1. 地榆　取原药材，除去杂质及残茎，洗净，润透，切厚片，干燥，除去药屑。

2. 地榆炭　取净地榆片，置炒制容器内，用武火炒至表面焦黑色、内部棕褐色，喷淋少许清水，灭尽火星，取出，晾干。筛去碎屑。

【成品性状】

规格	形状	颜色	气味	质地
地榆	不规则圆片或椭圆形斜片	外皮灰褐色至暗棕色，横切面粉红色或淡黄色	味微苦涩	质硬
地榆炭	不规则圆片或椭圆形斜片	表面焦黑色，内部棕褐色	味微苦涩	质脆

【炮制作用】

1. 地榆　味苦、酸、涩，性微寒。归肝、大肠经。具有凉血止血，解毒敛疮的功能。生品长于凉血解毒。用于血痢，烫伤，皮肤溃烂，湿疹。

2. 地榆炭　收敛止血力强。便血、痔血、崩漏下血等各种出血证均可选用。

地榆和地榆炭均含有鞣质和钙离子，前者有收敛止血作用，后者有促进血液凝固作用。通过观察地榆炒炭前后的组织结构变化发现，地榆炒炭后，草酸钙簇晶和方晶的体积减小且数量减少，在高温下释放出能促进血液凝固的可溶性钙离子，产生了一定数量的炭素，炭素具吸附、收敛作用，可促进止血。

【贮藏】贮干燥容器内，地榆炭密闭，置通风干燥处，防蛀。

荆　芥

荆芥始载于《神农本草经》，其炮制首见于宋代《普济本事方》。《中国药典》（2020年版）载有荆芥和荆芥炭两种炮制品。

【处方用名】荆芥、荆芥炭。

【来源】本品为唇形科植物荆芥 *Schizonepeta tenuifolia* Briq. 的干燥地上部分。夏、秋二季花开到顶，穗绿时采割，除去杂质，晒干。

【炮制方法】　💿 微课5.4

1. 荆芥　取原药材，除去杂质，喷淋清水，洗净，润透，于50℃烘1小时，切段，干燥，除去碎屑。

2. 荆芥炭　取净荆芥段，置炒制容器内，用武火炒至表面焦黑色，内部焦黄色时，喷淋少许清水，灭净火星，取出，摊开晾干。

【成品性状】

规格	形状	颜色	气味	质地
荆芥	不规则的段，茎方柱形	淡黄绿色或淡紫红色，被短柔毛，切面类白色	芳香，味微涩而辛凉	茎较硬，叶较脆
荆芥炭	不规则的段，茎方柱形	表面黑褐色，内部焦褐色	略具焦香气，味苦而辛	质脆易碎

【炮制作用】

1. **荆芥** 味辛，性微温。归肺、肝经。具有解表散风，透疹，消疮的功能。生品辛散之力较强，长于解表散风，透疹，消疮。用于感冒，头痛，麻疹，风疹，疮疡初起。

2. **荆芥炭** 炒炭后辛散之性减弱，味苦涩，具收敛止血作用。用于便血，崩漏，产后血晕。

【贮藏】 置阴凉干燥处。

附：荆芥穗

荆芥穗为荆芥的干燥花穗，《中国药典》（2020 年版）载有荆芥穗和荆芥穗炭两种炮制品。荆芥穗的炮制方法为摘取花穗，筛去灰尘，切段。荆芥穗炭的炮制方法为取净荆芥穗段，置炒制容器内，用中火炒至表面黑褐色，内部焦黄色时，喷淋少许清水，灭净火星，取出，摊开晾干。荆芥穗的作用与荆芥相同，唯其辛散之性较强，善清头目诸风。炒炭后辛散之性减弱，具收涩止血作用。用于便血，崩漏，产后血晕。

干 姜

干姜始载于《神农本草经》，其炮制首见于汉代《金匮要略》。《中国药典》（2020 年版）载有干姜、炮姜和姜炭三种炮制品。

【处方用名】 干姜、炮姜、姜炭。

【来源】 本品为姜科植物姜 *Zingiber officinale* Rosc. 的干燥根茎。冬季采挖，除去须根及泥沙，晒干或低温干燥。趁鲜切片晒干或低温干燥者称为"干姜片"。

【炮制方法】

1. **干姜** 取原药材，用水微泡，洗净，润透后，切厚片或块。干燥，筛去药屑。

2. **炮姜** 先将供炮制用的普通砂置炒制容器内，用武火加热至灵活状态时，再加入净干姜片或块，不断翻动，炒至鼓起，表面呈棕褐色，取出，筛去砂，晾凉。

3. **姜炭** 取净干姜片或块，置炒制容器内，用武火炒至鼓起、松泡，表面焦黑色，内部棕褐色时，喷淋少许清水，灭净火星，取出，摊开晾干，除去药屑。

【成品性状】

规格	形状	颜色	气味	质地
干姜	不规则的纵切片或斜切片	表面灰黄色或浅黄棕色，断面灰黄色或灰白色	气香，特异，味辛、辣	质坚实，断面纤维性
炮姜	不规则的膨胀的块状	表面棕黑色或棕褐色，中心棕黄色，断面边缘处显棕黑色	气香，特异，味微辛、辣	质轻泡
姜炭	不规则的纵切片或斜切片	表面黑色，内部棕褐色	味微苦，微辣	体轻，质松脆

【炮制作用】

1. **干姜** 味辛，性热。归脾、胃、肾、心、肺经。具有温中散寒，回阳通脉，温肺化饮的功能。

用于脘腹冷痛，呕吐泄泻，肢冷脉微，寒饮喘咳。

2. 炮姜 味辛，性热。归脾、胃、肾经。具有温经止血，温中止痛的功能。其辛燥之性较干姜弱，温里之力不如干姜迅猛，但作用缓和持久，且长于温中止痛、止泻和温经止血。可用于阳虚失血，吐衄崩漏，脾胃虚寒，腹痛吐泻。

3. 姜炭 味苦、涩，性温。归脾、肝经。其辛味消失，守而不走，长于止血温经。其温经作用弱于炮姜，固涩止血作用强于炮姜，可用于各种虚寒性出血，且出血较急、出血量较多者。

【贮藏】干姜贮干燥容器内，炮姜、姜炭密闭，置通风干燥处，防蛀。

侧柏叶

侧柏叶始载于《名医别录》，其炮制首见于宋代《太平圣惠方》。《中国药典》（2020 年版）载有侧柏叶和侧柏叶炭两种炮制品。

【处方用名】侧柏叶、侧柏、侧柏炭。

【来源】本品为柏科植物侧柏 *Platycladus orientalis*（L.）Franco 的干燥枝梢和叶。多在夏、秋二季采收，阴干。

【炮制方法】

1. 侧柏叶 取原药材，除去杂质，揉碎，去除硬梗，筛去药屑。

2. 侧柏炭 取净侧柏叶，置炒制容器内，用中火炒至表面黑褐色，内部焦黄色时，喷淋少许清水，灭尽火星，取出，摊开晾干，除去药屑。

【成品性状】

规格	形状	颜色	气味	质地
侧柏叶	带叶枝梢	深绿色或黄绿色	气清香，味苦涩、微辛	质脆，易折断
侧柏炭	带叶枝梢	表面呈黑褐色，内部焦黄色	气香，味苦涩、微辛	质脆，易折断

【炮制作用】

1. 侧柏叶 味苦、涩，性寒。归肺、肝、脾经。具有凉血止血，化痰止咳，生发乌发的功能。用于血热妄行的吐血、衄血、咯血、便血、崩漏下血，肺热咳嗽，血热脱发，须发早白。

2. 侧柏炭 炒炭后味苦涩，寒性缓和，增强收敛止血的功效。用于热邪不盛的出血证。

【贮藏】贮干燥容器内，密闭，置通风干燥处。

白茅根

白茅根始载于《神农本草经》，其炮制首见于晋代《肘后备急方》。《中国药典》（2020 年版）载有白茅根和茅根炭两种炮制品。

【处方用名】白茅根、茅根、茅根炭。

【来源】本品为禾本科植物白茅 *Imperata cylindrica* Beauv. var. major（Nees）C. E. *Hubb.* 的干燥根茎。春、秋二季采挖，洗净，晒干，除去须根及膜质叶鞘，捆成小把。

【炮制方法】 微课 5.5

1. 白茅根 取原药材，除去杂质，洗净，微润，切段，干燥，筛去碎屑。

2. 茅根炭 取净白茅根段，置炒制容器内，用中火炒至表面焦褐色时，喷淋少许清水，灭净火星，取出，摊开晾干。

【成品性状】

规格	形状	颜色	气味	质地
白茅根	圆柱形短段	黄白色或淡黄色，微有光泽	气微，味微甜	体轻，质略脆
茅根炭	圆柱形短段	表面黑褐色至黑色	略具焦香气，味苦	体轻，质脆

【炮制作用】

1. 白茅根　味甘，性寒。归肺、胃、膀胱经。具有凉血止血，清热利尿的功能。生品长于凉血，清热利尿。用于血热吐血、衄血、尿血，热病烦渴，湿热黄疸，水肿尿少，热淋涩痛。

2. 茅根炭　炒炭后寒性减弱，味涩，收敛止血作用增强。专用于各种出血证。

【贮藏】白茅根贮干燥容器内，茅根炭密闭，置通风干燥处。

卷　柏

卷柏始载于《神农本草经》，其炮制首见于宋代《济生方》。《中国药典》（2020 年版）载有卷柏和卷柏炭两种炮制品。

【处方用名】卷柏、卷柏炭。

【来源】本品为卷柏科植物卷柏 *Selaginella tamariscina*（Beauv.）Spring 或垫状卷柏 *Selaginella pulvinata*（Hook. et Grev.）Maxim. 的干燥全草。全年均可采收，除去须根及泥沙，晒干。

【炮制方法】

1. 卷柏　取原药材，除去残留的须根及杂质，洗净，稍润，切段，干燥。

2. 卷柏炭　取净卷柏段，置于温度适宜的热锅内，用中火炒至表面焦黑色时，喷淋清水少许，灭尽火星，取出，摊晾。

【成品性状】

规格	形状	颜色	气味	质地
卷柏	卷缩的段	绿色或棕黄色	气微，味淡	质脆
卷柏炭	卷缩的段	焦黑色，微具光泽	具焦香气，味微苦	质脆

【炮制作用】

1. 卷柏　味辛，性平。归肝、心经。生品长于活血通经。用于经闭痛经，癥瘕痞块，跌扑损伤。

2. 卷柏炭　长于化瘀止血。用于吐血，崩漏，便血，脱肛。

【贮藏】置于干燥处。

大　蓟

大蓟始载于《名医别录》，其炮制首见于唐代《千金翼方》。《中国药典》（2020 年版）载有大蓟和大蓟炭两种炮制品。

【处方用名】大蓟、大蓟炭。

【来源】本品为菊科植物蓟 *Cirsium japonicum* Fisch. ex DC. 的干燥地上部分。夏秋二季花开时采割地上部分，除去杂质，晒干。

【炮制方法】

1. 大蓟　取原药材（全草），除去杂质，抢水洗或润软后，切段，干燥，除去药屑。

2. 大蓟炭 取净大蓟段，置炒制容器内，用武火炒至表面焦黑色，喷淋少许清水，灭尽火星，取出，晾干。

【成品性状】

规格	形状	颜色	气味	质地
大蓟	不规则的段	绿褐色或棕褐色	气微，味淡	质脆
大蓟炭	不规则的段	表面焦黑色，断面棕黑色	气焦香，味苦涩	酥脆

【炮制作用】

1. 大蓟 味甘、苦，性凉。归心、肝经。具有凉血止血，散瘀解毒消痈的功能。用于衄血，吐血，尿血，便血，外伤出血，痈肿疮毒。

2. 大蓟炭 炒炭后味苦、涩，性凉。凉血止血作用增强。用于衄血，吐血，尿血，便血，崩漏，外伤出血。

【贮藏】 贮干燥容器内，大蓟炭密闭，置通风干燥处。

小 蓟

小蓟始载于《名医别录》，其炮制首见于元代《十药神书》。《中国药典》（2020年版）载有小蓟和小蓟炭两种炮制品。

【处方用名】 小蓟、小蓟炭。

【来源】 本品为菊科植物刺儿菜 *Cirsium setosum*（Willd.）MB. 的干燥地上部分。夏秋二季花开时采割，除去杂质，晒干。

【炮制方法】

1. 小蓟 取原药材，除去残根等杂质，洗净，稍润，切段，干燥。

2. 小蓟炭 取小蓟段，置预热好的炒制容器内，用武火加热，炒至黑褐色，喷淋清水少许，熄灭火星，取出，晾干。

【成品性状】

规格	形状	颜色	气味	质地
小蓟	不规则的小段，茎圆柱形	茎表面灰绿色或带紫色，叶面两面具白色柔毛	气微，味苦	质轻
小蓟炭	形如小蓟段	表面黑褐色，内部焦褐色	焦香气，味苦	松脆

【炮制作用】

1. 小蓟 味甘、苦，性凉。归心、肝经。具有凉血止血，散瘀解毒消痈的功能。小蓟生品以凉血消肿力胜，常用于热淋，痈肿疮毒及热邪偏盛出血证。

2. 小蓟炭 炒炭后凉性减弱，收敛止血作用增强。用于衄血、吐血、尿血、血淋、便血、崩漏、外伤出血等。用法与大蓟情况相似，二者常配伍应用。

【贮藏】 贮干燥容器内，密闭，置通风干燥处。

藕 节

藕节始载于《药性论》，其炮制首见于宋代《济生方》。《中国药典》（2020年版）载有藕节和藕节炭两种炮制品。

【处方用名】 藕节、藕节炭。

【来源】本品为睡莲科植物莲 *Nelumbo nucifera* Gaertn. 干燥根茎的节部。秋、冬二季采挖根茎（藕），切取节部，洗净，晒干，除去须根。

【炮制方法】

1. 藕节 取原药材，除去杂质及残留须根，洗净，干燥。

2. 藕节炭 取净藕节，置于温度适宜的热锅内，用武火炒至表面黑褐色或焦黑色，内部黄褐色或棕褐色时，喷淋清水少许，灭尽火星，取出，摊晾。

【成品性状】

规格	形状	颜色	气味	质地
藕节	短圆柱形，中部稍膨大，断面有多数类圆形的孔	灰黄色至灰棕色	气微，味微甘涩	质硬
藕节炭	形同藕节	表面黑褐色或焦黑色，内部黄褐色或棕褐色	气微，味微甘涩	质坚脆

【炮制作用】

1. 藕节 味甘、涩，性平。归肝、肺、胃经。具有收敛止血，化瘀的功能。生品凉血止血，化瘀。用于吐血，咯血，衄血，尿血，崩漏，属卒暴出血证者。

2. 藕节炭 炒炭后收敛之性增强，故止血之功更佳。多用于慢性出血证。

【贮藏】置于干燥处，防潮，防蛀。

茜 草

茜草始载于《神农本草经》，其炮制首见于南北朝《雷公炮炙论》。《中国药典》（2020 年版）载有茜草和茜草炭两种炮制品。

【处方用名】茜草、茜草根、茜草炭。

【来源】本品为茜草科植物茜草 *Rubia cordifolia* L. 的干燥根和根茎。春、秋二季采挖，除去泥沙，干燥。

【炮制方法】

1. 茜草 取原药材，除去残茎及杂质，洗净，润透，切厚片或段，干燥。

2. 茜草炭 取净茜草片或段，置于温度适宜的热锅内，用武火炒至表面焦黑色时，喷淋清水少许，灭尽火星，取出，摊晾。

【成品性状】

规格	形状	颜色	气味	质地
茜草	不规则的厚片或段	外表皮红棕色或暗棕色	气微，味微苦，久嚼刺舌	质脆易折断
茜草炭	不规则的厚片或段	表面黑褐色，内部棕褐色	气微，味苦、涩	质轻松

【炮制作用】

1. 茜草 味苦，性寒。归肝经。具有凉血，祛瘀，止血，通经的功能。用于吐血，衄血，崩漏，外伤出血，瘀阻经闭，关节痹痛，跌扑肿痛。生品长于活血化瘀，凉血止血。

2. 茜草炭 炒炭后寒性减弱，收敛止血作用增强。用于吐血，衄血，崩漏，外伤出血等各种出血证。

【贮藏】置于干燥处。

牡丹皮

牡丹皮始载于《神农本草经》，其炮制首见于汉代《金匮玉函经》。《中国药典》（2020 年版）载有牡丹皮一种炮制品。

【处方用名】 牡丹皮、丹皮、丹皮炭、牡丹皮炭。

【来源】 本品为毛茛科植物牡丹 *Paeonia suffruticosa* Andr. 的干燥根皮。秋季采挖根部，除去细根和泥沙，剥取根皮，晒干或刮去粗皮，除去木心，晒干。前者习称"连丹皮"，后者习称"刮丹皮"。

【炮制方法】

1. 牡丹皮　取原药材，除去杂质，迅速洗净，润透，切薄片，干燥。

2. 牡丹皮炭　取净牡丹皮片，置于温度适宜的热锅内，用中火炒至表面黑褐色，内部黄褐色时，喷淋清水少许，灭尽火星，取出，晾干。

【成品性状】

规格	形状	颜色	气味	质地
牡丹皮	圆形或卷曲形的薄片	连丹皮外表面灰褐色或黄褐色，栓皮脱落处粉红色；刮丹皮外表面红棕色或淡灰黄色，内表面有时可见发亮的结晶，切面淡粉红色	气芳香，味微苦而涩	粉性
牡丹皮炭	圆形或卷曲形的薄片	表面黑褐色	微香	质轻

【炮制作用】

1. 牡丹皮　味苦、辛，性微寒。归心、肝、肾经。具有清热凉血，活血化瘀的功能。生品长于清热凉血，活血化瘀。用于热入营血，温毒发斑，夜热早凉，无汗骨蒸，经闭痛经，跌扑伤痛，痈肿疮毒。

2. 牡丹皮炭　长于凉血止血。用于吐血，衄血。

【贮藏】 贮干燥容器内，密闭，置阴凉干燥处。

绵马贯众

绵马贯众始载于《神农本草经》，其炮制首见于宋朝《太平圣惠方》。《中国药典》（2020 年版）载有绵马贯众、绵马贯众炭两种炮制品。

【处方用名】 绵马贯众、绵马贯众炭。

【来源】 本品为鳞毛蕨科植物粗茎鳞毛蕨 *Dryopteris crassirhizoma* Nakai 的干燥根茎和叶柄残基。秋季采挖，削去叶柄，须根，除去泥沙，晒干。

【炮制方法】

1. 绵马贯众　取原药材，除去杂质，喷淋清水，洗净，润透，切薄片，干燥。

2. 绵马贯众炭　取净绵马贯众片，置预热好的炒制容器内，用武火加热，炒至表面焦黑色，内部焦褐色，喷淋少许清水，熄灭火星，取出，晾干。

【成品性状】

规格	形状	颜色	气味	质地
绵马贯众	不规则的厚片或碎块	外表面黄棕色或黑褐色，切面淡棕色至红棕色	气特异，味初淡而微涩，后渐苦、辛	质坚硬
绵马贯众炭	不规则的厚片或碎块	表面焦黑色，内部焦褐色	味涩	质脆

【炮制作用】

1. **绵马贯众** 味苦，性微寒；有小毒。归肝、胃经。具有清热解毒，驱虫，止血的功能。用于风热感冒，湿热发斑，热毒疮疡，痄腮，虫积腹痛，崩漏等。

2. **绵马贯众炭** 炒炭后寒性减弱，涩味增强，突出收涩止血的功能；用于衄血，吐血，便血，崩漏下血。

【贮藏】 置于通风干燥处。

鸡冠花

鸡冠花始载于《岭南本草》，其炮制首见于清代《幼幼新书》。《中国药典》（2020 年版）载有鸡冠花、鸡冠花炭两种炮制品。

【处方用名】 鸡冠花、鸡冠花炭。

【来源】 本品为苋科植物鸡冠花 *Celosia cristata* L. 的干燥花序。秋季花盛开时采收，晒干。

【炮制方法】

1. **鸡冠花** 取原药材，除去杂质及残留的茎叶，切段。

2. **鸡冠花炭** 取净鸡冠花段，置预热好的炒制容器内，用中火加热，炒至表面焦黑色，喷淋少许清水，熄灭火星，取出，晾干。

【成品性状】

规格	形状	颜色	气味	质地
鸡冠花	不规则短段，有的呈鸡冠状	表面红色或紫红色，或者黄白色	气微，味淡	质轻
鸡冠花炭	不规则短段，有的呈鸡冠状	表面黑褐色，内部焦褐色	具焦香气，味苦	质轻

【炮制作用】

1. **鸡冠花** 味甘、涩，性凉。归肝经、大肠经。具有收涩止血、止带、止痢的功效。生品性凉，收涩之中兼有清热作用；多用于湿热带下，湿热痢疾，湿热便血，痔血等证。

2. **鸡冠花炭** 炒炭后凉性减弱，收涩作用增强；常用于吐血、崩漏、便血、痔血，赤白带下，久痢不止。

【贮藏】 密闭，置于通风干燥处。

石榴皮

石榴皮始载于《名医别录》，其炮制首见于唐代《千金方》。《中国药典》（2020 年版）载有石榴皮、石榴皮炭两种炮制品。

【处方用名】 石榴皮、石榴皮炭。

【来源】 本品为石榴科植物石榴 *Punica granatum* L. 的干燥果皮。秋季果实成熟后收集果皮，晒干。

【炮制方法】

1. **石榴皮** 取原药材，除去杂质，去净残留的瓤及种子，洗净，切块，干燥。

2. **石榴皮炭** 取净石榴皮块，置预热好的炒制容器内，用武火加热，炒至表面黑黄色，内部棕褐色，喷淋少许清水，灭尽火星，取出晾干，凉透。

【成品性状】

规格	形状	颜色	气味	质地
石榴皮	不规则的长条状或块状	外表面红棕色、棕黄色或暗棕色，内面黄色或红棕色	气微，味苦涩	质脆
石榴皮炭	不规则的长条状或块状	表面黑黄色，断面棕褐色	味涩	质脆

【炮制作用】

1. 石榴皮 味酸、涩，性温。归胃经、大肠经。具有涩肠止泻，止血，驱虫的功能。生石榴皮长于驱虫、收敛；多用于虫积腹痛，脱肛，癣疮。

2. 石榴皮炭 炒炭后收涩力增强；用于久泻久痢，崩漏。

【贮藏】 密闭，置于通风干燥处，防潮。

 实例分析

> **实例** 保和丸具有消食导滞和胃的功效，临床用于食积停滞，脘腹胀满，嗳腐吞酸，不欲饮食。该药处方中所含成分如下：山楂（焦）、茯苓、半夏（制）、六神曲（炒）、莱菔子（炒）、陈皮、麦芽（炒）、连翘，共八味。
>
> **问题** 1. 处方中，山楂、六神曲、莱菔子、麦芽四味药均采用炒制技术进行了炮制，炮制品与生品在作用上有何不同？
>
> 2. 山楂、六神曲、莱菔子、麦芽均采用炒制技术进行炮制，在操作方法上有何不同？

答案解析

 实践实训

实训三 清炒技术

【实训目的】

1. 学会炒黄、炒焦和炒炭的炮制操作及注意事项。

2. 明确三种方法炮制后成品性状、规格及质量标准。

3. 能说出清炒技术的炮制目的。

【实训用品】

1. 实训器材 灶具、铁锅、铁铲、炊帚、瓷盆、铁丝筛、竹匾、温度计、电子台秤等。

2. 材料

（1）炒黄药物 酸枣仁、王不留行、牵牛子、苍耳子、决明子。

（2）炒焦药物 山楂、槟榔、麦芽、栀子、川楝子。

（3）炒炭药物 蒲黄、地榆、槐花、荆芥、干姜。

【实训方法】

（一）准备

1. 将要炮制的药物除去杂质、筛去碎屑，备用。

2. 将药物大、小分档，备用。

3. 检查炒锅、铲子和盛药器具等是否洁净，必要时进行清洁。

4. 打开灶具开关，调火力至文火或中火，将炒锅预热至一定程度（以手感知锅温至适宜温度）。

（二）操作

1. 炒黄

（1）炒酸枣仁　取净酸枣仁，称重，置热锅内，用文火炒至鼓起，微有爆裂声，颜色微变深，并嗅到药香气时，出锅放凉，盛放在洁净的容器内。清洗炒锅和铲子。

（2）炒王不留行　取净王不留行，称重，置热锅内，用中火加热，不断翻炒至80%以上爆成白花，迅速出锅放凉，盛放在洁净的容器内。清洗炒锅和铲子。

（3）炒牵牛子　取净牵牛子，称重，置热锅内，用文火加热，不断翻炒至鼓起，有爆裂声，并透出香气时，取出放凉，盛放在洁净的容器内。清洗炒锅和铲子。

（4）炒苍耳子　取净苍耳子，称重，大小分档，置热锅内，用中火加热，炒至苍耳子表面呈深黄色、刺焦，并有特有的香气逸出时，迅速出锅，盛放在洁净的容器内。清洗炒锅和铲子。

（5）炒决明子　取净决明子，称重，置热锅内，用武火加热，炒至决明子爆裂声由急剧变得稀疏，果实膨胀，表面有裂隙、色泽加深、有香气逸出时，迅速出锅，盛放在洁净的容器内。清洗炒锅和铲子。

2. 炒焦

（1）焦山楂　取净山楂，称重，分档，置热锅内，先用中火后用武火加热，不断翻炒至表面焦褐色、内部焦黄色，有焦香气逸出时，取出放凉。筛去碎屑，置洁净容器内。洗净炒锅和铲子。

（2）焦槟榔　取净槟榔片，称重，分档，置热锅内，用文火加热，不断翻炒至焦黄色，具焦斑，取出放凉。筛去碎屑，置洁净容器内。洗净炒锅和铲子。

（3）焦麦芽　取净麦芽，称重，置热锅内，先用文火后用中火加热，不断翻动，炒至表面焦褐色，喷淋少许清水，炒干取出，放凉。筛去碎屑，置洁净容器内。洗净炒锅和铲子。

（4）焦栀子　取碎栀子，称重，置热锅内，用中火加热，炒至焦黄色，具焦香气时，取出放凉，置洁净容器内。洗净炒锅和铲子。

（5）焦川楝子　取净川楝子片或碎块，称重，置热锅内，用中火加热，炒至表面焦黄色时，取出放凉。筛去碎屑，置洁净容器内。洗净炒锅和铲子。

3. 炒炭

（1）蒲黄炭　取净蒲黄，称重，置热锅内，用中火加热，不断翻炒至焦褐色，喷淋少量清水，灭尽火星，略炒至干，取出，摊晾，干燥，置洁净容器内。洗净炒锅和铲子。

（2）地榆炭　取净地榆片，称重，分档，置热锅内，先用中火后用武火加热，不断翻炒至外表焦黑色、内部棕褐色时，喷淋清水灭尽火星，略炒至干，取出放凉。筛去碎屑，置洁净容器内。洗净炒锅和铲子。

（3）槐花炭　取净槐花，称重，置热锅内，用中火加热，不断翻炒至黑褐色，发现火星时，可喷淋适量清水熄灭，炒干，取出放凉，置洁净容器内。洗净炒锅和铲子。

（4）荆芥炭　取净荆芥段，称重，置热锅内，用武火加热，不断翻炒至黑褐色，喷淋少许清水，灭尽火星，略炒至干，取出，摊晾，干燥，置洁净容器内。洗净炒锅和铲子。

（5）姜炭　取净干姜片或块，称重，分档，置热锅内，用武火炒至鼓起、松泡，表面焦黑色、内

部棕褐色时，喷淋少许清水，熄灭火星，略炒至干，取出，摊晾。筛去碎屑，置洁净容器内。洗净炒锅和铲子。 🅔 图片 5

【注意事项】

1. 炒前，药物要净制、大小分档，以防生熟不匀。
2. 炒前锅要预热，选择适宜火力，掌握恰当火候。
3. 翻炒要均匀，出锅要迅速。
4. 炒炭时有火星时须喷洒适量的清水熄灭火星，炒干出锅，并及时摊开晾凉，再收贮。

【思考题】

1. 药物一般在炒黄时常用文火进行炒制，哪些药物用中火炒黄？
2. 焦山楂、焦槟榔如何炮制？
3. 将药物炒炭时，如何控制"存性"？请举例说明。

【技能测试】

测试任务：炒王不留行（王不留行用量50g）。

炮制方法：取净王不留行，置炒制容器内，中火炒至爆成白花，取出晾凉，筛去碎屑。

配分及评分标准

序号	考核内容	考核要点	配分	评分标准	扣分	得分
1	准备	器具洁净齐全、摆放合理	5	①器具要洁净，炒前未清洁炒药锅者，扣1分；②器具要一次准备齐全，操作过程中，每再准备一种器具，扣1分；③器具摆放不合理或摆放杂乱者，扣1分		
2	称量	正确使用天平，准确称量净王不留行50g	5	①称量前不归零者，扣2分；②操作完毕后不关机者，扣1分；③称量的质量差异超过±5%，扣1分；超过±5%～±10%，扣3分；超过±10%，扣5分		
3	炒制	锅预热	5	①不预热，或违反操作规程造成事故者，不得分；②中途因操作不当熄火者，扣2分；③投药前，未用合适的判断方法预测锅温者，扣3分		
		中火加热	5	未用中火扣5分		
		翻炒动作娴熟，操作规范	10	①操作严重失误者，不得分；②中途熄火者，扣2分；③翻炒明显不熟练、不均匀者，扣2分；④翻炒时，饮片散落到台面上未拣回者，扣2分；⑤翻炒时，饮片散落到地面上者，扣2～4分；扣满为止		
4	出锅	出锅及时；炮制品存放得当	5	①操作严重失误者，不得分；②未先熄火就出锅者，扣2分；③出锅明显不迅速者，扣2分；④出锅后，炊帚等易燃物品放在铁锅内者，扣1分		

续表

序号	考核内容	考核要点	配分	评分标准	扣分	得分
5	清场	按规程清洁器具，清理现场；饮片和器具归类放置	5	①器具未清洁者扣 2 分，清洁不彻底者扣 1 分；②器具未放回原始位置或摆放杂乱者，扣 1 分；③操作台面不整洁者，扣 1 分；④未关闭煤气灶者，扣 1 分；⑤药屑未倒入垃圾桶者，扣 1 分；扣满为止		
6	炮制程度	爆成白花	60	适中率 95% 以上，60 分；适中率 80% ~ 95%，50 分；适中率 70% ~ 80%，40 分；适中率 60% ~ 70%，30 分；适中率 50% 以下，不超过 20 分		
	合计		100			

目标检测

答案解析

一、A 型题（请从 ABCDE 五个备选答案中选出一个最佳答案)

1. 下列饮片炮制方法中，可起到减毒作用的是（　　）
   A. 黄柏盐炙　　B. 当归土炒　　C. 苍耳子炒黄　　D. 栀子炒焦　　E. 延胡索醋炙

2. 宜用中火炒制的饮片是（　　）
   A. 炒牛蒡子　　B. 炒栀子　　C. 炒苍耳子　　D. 炒芥子　　E. 炒菜菔子

3. 根据临床治疗，既可炒黄又可炒焦的中药是（　　）
   A. 山药　　B. 枳实　　C. 骨碎补　　D. 山楂　　E. 苍术

4. 根据临床治疗，既可炒焦又可麸炒的中药是（　　）
   A. 山药　　B. 枳实　　C. 骨碎补　　D. 山楂　　E. 苍术

5. 炒炭后产生止血作用的饮片是（　　）
   A. 蒲黄　　B. 槐花　　C. 荆芥　　D. 大蓟　　E. 小蓟

6. 清炒（单炒）时，采用炒黄法炮制的中药是（　　）
   A. 芥子　　B. 蒲黄　　C. 大蓟　　D. 荆芥　　E. 枳壳

7. 菜菔子宜采用的炮制方法是（　　）
   A. 土炒　　B. 麸炒　　C. 炒炭　　D. 炒黄　　E. 炒焦

8. 能缓和对胃的刺激性，善于消食化积的是（　　）
   A. 山楂　　B. 炒山楂　　C. 焦山楂　　D. 山楂炭　　E. 醋山楂

9. 以下不采用清炒法炮制的是（　　）
   A. 槐花　　B. 菜菔子　　C. 蒲黄　　D. 白术　　E. 苍耳子

10. 以下需要炒爆花的药材是（　　）
    A. 菜菔子　　B. 芥子　　C. 王不留行　　D. 牛蒡子　　E. 苍耳子

二、C 型题（请根据案例所提供的信息，从 ABCDE 五个备选答案中选出一个最佳答案)

患者，女，53 岁，2019 年 10 月 19 日初诊。诉久患咳嗽，反复发作，本次感冒致咳嗽加重 10 余天。近 3 天咯痰带血，血量逐日增多。经前医治以抗炎，止血（药不详）等法，仍咯血不止，遂延余治。现：患者精神萎靡，倚床半卧，面色萎黄，胸闷微喘，咳声不绝，时咯出暗红色液，舌淡红，苔薄黄，脉细数。胸片示：支气管扩张并感染。辨证为外感引动内伤，肺络受损，气阴两虚。治应止血为先，拟"十灰散"遏之。药用大蓟、小蓟、大黄、栀子、白茅根、丹皮、荷叶、棕榈皮、侧柏叶、茜草各等分，炮制如上，备用。

1. 处方中提到的十味药通常采用的炮制方法是 （　　　）

A. 炒黄　　　　　B. 炒焦　　　　　C. 炒炭　　　　　D. 麸炒　　　　　E. 砂炒

2. 荆芥炒炭后 （　　　）

A. 增强解表散风作用　　　　　　B. 增强凉血止血作用　　　　　C. 增强收敛止血作用

D. 产生收涩止血作用　　　　　　E. 增强活血止血作用

三、X 型题（请从 ABCDE 五个备选答案中选出两个或两个以上正确答案）

1. 炒莱菔子的临床作用偏于 （　　　）

A. 涌吐风痰　　　B. 降气化痰　　　C. 消食除胀　　　D. 温肺化饮　　　E. 止咳化痰

2. 牵牛子炒黄能 （　　　）

A. 缓和药性　　　　　　　　　B. 降低毒性　　　　　　　　C. 涤痰饮，消积滞

D. 便于粉碎　　　　　　　　　E. 易于煎出有效成分

3. 影响药物炒制质量的主要因素是 （　　　）

A. 加热温度　　　　　　　　　B. 加热时间　　　　　　　　C. 机器的设备型号

D. 搅拌或翻炒方法　　　　　　E. 投药量

4. 药物炒黄的标准是 （　　　）

A. 药物色泽加深　　　　　　　B. 药物发泡鼓起或爆裂　　　C. 透出药物固有气味

D. 炒至焦褐色　　　　　　　　E. 炒时用文火或中火

书网融合……

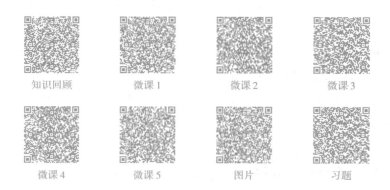

知识回顾　　　　微课 1　　　　微课 2　　　　微课 3

微课 4　　　　微课 5　　　　图片　　　　习题

第六章 加固体辅料炒制技术

学习引导

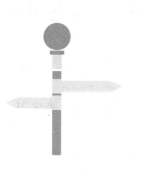

生活中，我们经常可以看见用食盐炒瓜子、河砂炒花生、陶粒炒板栗。在中药炮制加工中有砂炒骨碎补、米炒党参、麸炒山药等，那么在加工食品和加工药物时加入这些辅助材料的目的是否相同？在操作方法上又有何区别呢？

本章主要介绍加固体辅料炒制技术（麸炒、米炒、土炒、砂炒、滑石粉炒、蛤粉炒）的操作方法、适用药物、注意事项、代表药物的炮制方法、成品性状及炮制作用。

学习目标

1. **掌握** 加固体辅料炒制技术的概念；不同固体辅料炒制技术的适用范围、操作方法、注意事项和炮制目的。

2. **熟悉** 苍术、枳壳、僵蚕、党参、斑蝥、山药、白术、鳖甲、鸡内金、骨碎补、狗脊、阿胶、水蛭等药物的炮制方法、成品性状和炮制作用。

3. **了解** 马钱子、斑蝥等药物的炮制原理。

将净制或切制后的药物与一定量的固体辅料共同拌炒的操作技术称为加固体辅料炒制技术。根据所用辅料不同，可分为麸炒、米炒、土炒、砂炒、蛤粉炒、滑石粉炒等。这些辅料具有中间传热的作用，使药物受热均匀，减缓药物的偏性；或与药物起协同作用增强疗效；或具有矫味和赋色的作用。

在操作流程上，依据辅料和药材不同，加辅料炒一般用中火或武火加热，先将辅料加热到一定程度后再投入药材进行翻炒至规定程度。常按以下流程进行操作：

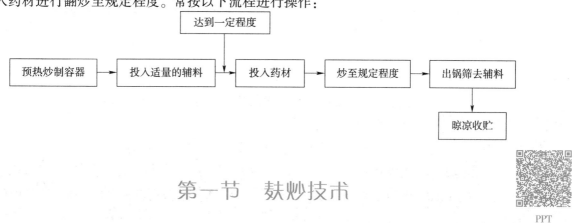

第一节 麸炒技术

将净选或切制后的药物用麸皮熏炒的操作技术称为麸炒技术，又称麸皮炒制技术或麦麸炒制技术。

麸炒的主要目的有：①增强疗效。如薏苡仁、山药等麸炒后可增强其健脾和胃的功效。②缓和药性。如枳壳、苍术等麸炒后，挥发油含量降低从而缓和燥性。③矫臭去腥。如僵蚕等某些气味腥臭的动物类药，经麸炒后可矫正其不良气味，便于服用。

一、操作方法

先将炒制容器预热至"麸下烟起"的程度，将麸皮均匀撒入，待起烟后投入净药物，快速均匀翻动至药物表面呈黄色或深黄色时，迅速出锅，筛去麸皮和药屑后置容器内晾凉即可。

麸炒技术所用的麦麸以生麸皮为主，有时也用经红糖或蜂蜜制过的糖麸或蜜麸。麸皮的用量：一般为每100kg药物用麦麸10~15kg。

二、注意事项

（1）麸皮使用前宜过筛，选用大片的麦麸，以免麦麸很快焦化，导致烟气不足。一般采用二号筛筛去灰屑，取大片者。

（2）药物炒前要进行大小分档，使熏炒的药物色泽均匀一致。

（3）炒制的药物要求干燥，以免药物黏附焦化的麸皮。

（4）麸炒的火力和预热程度要适当，麸炒一般用中火。如果火力过大或预热太过，麦麸和药材都容易烧焦，预热不到位或火力过小则容易黏麸或烟气不足。

（5）投入麦麸的操作要迅速均匀，翻炒要迅速而有规律，以免药物熏炒上色程度不均匀。

（6）炒至程度的药物要及时出锅并筛去麦麸，出锅不及时或未及时筛去麦麸均会使药材发黑或产生焦斑，另外冷后麦麸及灰屑容易黏附在药材上影响外观质量。

 知识链接

固体辅料的作用

采用麸炒、米炒、土炒等技术加工药物时，由于火力不大，温度相对偏低，故常借助辅料的药性或烟气与药物产生协同作用，以增强疗效。辅料的选择常与辅料药性有关，如宽中理气的枳壳主要用和中益脾的麦麸炒，补中益气的党参主要用补中益气的米炒等。而采用砂炒、蛤粉炒、滑石粉炒等技术加工药物时，所用辅料多，温度较高且比较稳定，辅料主要起传热的作用，使药物受热均匀，饮片颜色一致，所以这三种炮制方法又叫烫法。辅料的选择多与辅料的细腻程度、传热效率等有关，如砂烫骨碎补、滑石粉烫玳瑁等。

薏苡仁

薏苡仁始载于《神农本草经》，其炮制首见于南北朝刘宋时代《雷公炮炙论》。《中国药典》（2020年版）载有薏苡仁和麸炒薏苡仁两种炮制品。

【处方用名】 薏苡仁、苡仁、苡米、炒苡仁、炒苡米、麸苡仁、麸炒薏苡仁。

【来源】 本品为禾本科植物薏米 *Coix lacryma – jobi* L. var. *mayuen*（Roman.）Stapf 的干燥成熟种仁。秋季果实成熟时采割植株，晒干，打下果实，再晒干，除去外壳、黄褐色种皮和杂质，收集种仁。

【炮制方法】

1. **薏苡仁** 取原药材，除去杂质，筛去灰屑。

2. 麸炒薏苡仁　先用中火将炒制容器预热至一定程度，均匀撒入定量的麸皮，即刻烟起，投入净薏苡仁，迅速拌炒至微黄色、微鼓起时取出，筛去麸皮，晾凉。

每100kg净薏苡仁，用麸皮 10 ~ 15kg。

3. 炒薏苡仁　先将炒制容器预热至一定程度，投入净薏苡仁，用中火加热，炒至表面黄色，微鼓起，取出，筛去碎屑。

【成品性状】

规格	形状	颜色	气味	质地
薏苡仁	宽卵形或长椭圆形，一端钝圆，另端较宽而微凹，有 1 淡棕色点状种脐，背面圆凸，腹面有 1 条较宽而深的纵沟	表面乳白色，偶有残存的黄褐色种皮，断面白色	气微，味微甜	质坚实，粉性
麸炒薏苡仁	形如薏苡仁，微鼓起	表面微黄色	略有焦香气	质坚实，粉性
炒薏苡仁	形如薏苡仁，微鼓起	表面微黄色，偶见焦斑	略有香气	质坚实，粉性

【炮制作用】

1. 薏苡仁　味甘、淡，性凉。归脾、胃、肺经。具有利水渗湿，健脾止泻，除痹，排脓，解毒散结的作用。用于水肿，脚气，小便不利，脾虚泄泻，湿痹拘挛，肺痈，肠痈，赘疣，癌肿。

2. 麸炒薏苡仁、炒薏苡仁　两者功能相似，长于健脾止泻，麸炒薏苡仁健脾作用略强，炒薏苡仁渗湿作用稍胜。常用于脾虚泄泻。

【贮藏】　置通风干燥处，防蛀。

枳　壳

枳壳始载于《神农本草经》，其炮制首见于南北朝刘宋时期《雷公炮炙论》。《中国药典》（2020 年版）载有枳壳和麸炒枳壳两种炮制品。

【处方用名】　枳壳、炒枳壳。

【来源】　本品为芸香科植物酸橙 *Citrus aurantium* L. 及其栽培变种的干燥未成熟果实。7 月果皮尚绿时采收，自中部横切为两半，晒干或低温干燥。

【炮制方法】

1. 枳壳　取原药材，除去杂质，洗净，润透，切薄片，干燥后筛去碎落的瓤核。

2. 麸炒枳壳　先将炒制器具预热至一定程度，均匀撒入定量的麸皮，中火加热，即刻烟起，随即投入净枳壳片，迅速拌炒至色变深时取出，筛去麸皮，晾凉。

每100kg净枳壳片，用麸皮 10 ~ 15kg。

【成品性状】

规格	形状	颜色	气味	质地
枳壳	呈不规则弧状条形薄片	切面外果皮棕褐色至褐色，中果皮黄白色至黄棕色，近外缘有 1 ~ 2 列点状油室，内侧有的有少量紫褐色瓤囊	气清香，味苦、微酸	质坚硬
麸炒枳壳	呈不规则弧状条形薄片	颜色加深，偶有焦斑	略有焦香气	质脆

【炮制作用】

1. **枳壳** 味苦、辛、酸，性微寒。归脾、胃经。具有理气宽中，行滞消胀的作用。生枳壳辛燥之性较强，长于行气宽中除胀；用于胸胁气滞，胀满疼痛。

2. **麸炒枳壳** 麸炒后降低其刺激性，缓和燥性和酸性，增强健胃消胀的作用。长于理气消食。用于食积不化，痰饮内停，脏器下垂。麸炒枳壳因其作用缓和，同时宜用于年老体弱而气滞者。

【贮藏】 置通风干燥处，防蛀。

<h1 style="text-align:center">枳 实</h1>

枳实始载于《神农本草经》，其炮制首见于汉代《金匮玉函经》。《中国药典》（2020年版）载有枳实和麸炒枳实两种炮制品。

【处方用名】 枳实、炒枳实、麸炒枳实。

【来源】 本品为芸香科植物酸橙 *Citrus aurantium* L. 及其栽培变种或甜橙 *Citrus sinensis* Osbeck 的干燥幼果。5～6月收集自落的果实，除去杂质，自中部横切为两半，晒干或低温干燥，较小者直接晒干或低温干燥。

【炮制方法】

1. **枳实** 取原药材，除去杂质，洗净，润透，切薄片，干燥，筛去碎屑。

2. **麸炒枳实** 先将炒制器具预热至一定程度，均匀撒入定量的麸皮，中火加热，即刻烟起，随即投入净枳实片，迅速拌炒至色变深时取出，筛去麸皮，晾凉。

每100kg净枳实片，用麸皮10～15kg。

【成品性状】

规格	形状	颜色	气味	质地
枳实	呈不规则弧状条形或圆形薄片	切面外果皮黑绿色或棕褐色，中果皮部分黄白色至黄棕色	气清香，味苦、微酸	质坚硬
麸炒枳实	呈不规则弧状条形或圆形薄片	颜色加深，偶有焦斑	略有焦香气	质脆

【炮制作用】

1. **枳实** 味苦、辛、酸，性微寒，归脾、胃经。具有破气消积，化痰消痞的作用。生品以破气化痰为主，但破气作用强烈，有损伤正气之虑，适宜气壮邪实者；用于积滞内停，痞满胀痛，泻痢后重，大便不通，痰滞气阻，胸痹，结胸，脏器下垂。

2. **麸炒枳实** 麸炒后能缓和峻烈之性，以免损伤正气，以散结消痞力胜。用于胃脘痞满，下痢泄泻，大便秘结等。

【贮藏】 置阴凉干燥处，防蛀。

<h1 style="text-align:center">苍 术</h1>

苍术始载于《神农本草经》，其炮制首见于唐代《仙授理伤续断秘方》。《中国药典》（2020年版）载有苍术和麸炒苍术两种炮制品。

【处方用名】 苍术、麸炒苍术、炒苍术、焦苍术、制苍术。

【来源】 本品为菊科植物茅苍术 *Atractylodes lancea*（Thunb.）DC. 或北苍术 *Atractylodes chinensis*（DC.）Koidz. 的干燥根茎。春、秋二季采挖，除去泥沙，晒干，撞去须根。

【炮制方法】

1. 苍术　取原药材，除去杂质，洗净，润透，切厚片，干燥，筛去碎屑。

2. 麸炒苍术　先将炒制器具预热至一定程度，均匀撒入定量的麸皮，中火加热，即刻烟起，随即投入净苍术片，迅速拌炒至深黄色时取出，筛去麸皮，晾凉。

每100kg净苍术片，用麸皮10~15kg。

3. 焦苍术　取净苍术片，置已预热好的炒制器具内，用中火加热，炒至苍术表面呈焦褐。有火星时及时喷淋适量饮用水，熄灭火星，再用文火炒干，取出晾凉。筛去碎屑。

4. 制苍术　取净苍术片，用米泔水拌匀润透，置炒制器具内，文火炒干，取出晾凉。筛去碎屑。

【成品性状】

规格	形状	颜色	气味	质地
苍术	不规则类圆形或条形厚片	外表皮灰棕色至黄棕色，切面黄白色或灰白色	气香特异，味微甘、辛、苦	茅苍术质坚实，北苍术质疏松
麸炒苍术	不规则类圆形或条形厚片	表面深黄色	有焦香气	麸炒茅苍术质地坚实，麸炒北苍术质地疏松
焦苍术	不规则类圆形或条形厚片	表面焦褐色	有焦香气	焦茅苍术质地坚实，焦北苍术质地疏松
制苍术	不规则类圆形或条形厚片	表面黄色或土黄色，有焦斑	略有焦香气	制茅苍术质地坚实、制北苍术质地疏松

【炮制作用】

1. 苍术　味辛、苦，性温。归脾、胃、肝经。具有燥湿健脾，祛风散寒，明目的作用。生品温燥而辛烈，化湿和胃之力强，而且能走表祛风湿；用于湿阻中焦，脚气痿躄，风湿痹痛，风寒感冒。

2. 麸炒苍术　麸炒后能缓和燥性，气变芳香，增强健脾燥湿的作用。用于脾胃不和，痰饮停滞，脘腹胀满，夜盲。

3. 焦苍术　炒焦后辛燥之性大减，以固肠止泻为主。用于脾虚泻泄，久痢等。

4. 制苍术　缓和燥性，增强健脾燥湿的作用。

【贮藏】置阴凉干燥处。

芡　实

芡实始载于《神农本草经》，其炮制首见于南北朝刘宋时期《雷公炮炙论》。《中国药典》（2020年版）载有芡实和麸炒芡实两种炮制品。

【处方用名】芡实、麸炒芡实。

【来源】本品为睡莲科植物芡 *Euryale ferox* Salisb. 的干燥成熟种仁。秋末冬初采收成熟果实，除去果皮，取出种子，洗净，再除去硬壳（外种皮），晒干。

【炮制方法】

1. 芡实　取原药材，除去杂质。

2. 麸炒芡实　先将炒制器具预热至一定程度，均匀撒入定量的麸皮，中火加热，即刻烟起，随即投入净芡实，迅速拌炒至微黄色时取出，筛去麸皮，晾凉。

每100kg净芡实，用麸皮10~15kg。

【成品性状】

规格	形状	颜色	气味	质地
芡实	类球形，多为破粒	表面有棕红色或红褐色内种皮，一端黄白色，除去内种皮显白色	气微，味淡	质较硬，粉性
麸炒芡实	类球形、多为破粒	黄色或微黄色	略有焦香气，味淡、微酸	质较硬，粉性

【炮制作用】

1. 芡实　味甘、涩，性平，归脾、肾经。具有益肾固精，补脾止泻，除湿止带的作用。生品以益肾固精为主；用于遗精滑精，遗尿，尿频等。

2. 麸炒芡实　麸炒后能增强健脾止泻作用。用于脾虚久泻，带下等。

【贮藏】置通风干燥处，防蛀。

椿　皮

椿皮始载于《食疗本草》，其炮制首见于北宋时期《太平圣惠方》。《中国药典》（2020年版）载有椿皮和麸炒椿皮两种炮制品。

【处方用名】椿皮、麸炒椿皮。

【来源】本品为苦木科植物臭椿 *Ailanthus altissima*（Mill.）Swingle 的干燥根皮或干皮。全年均可剥取，晒干，或刮去粗皮晒干。

【炮制方法】

1. 椿皮　取原药材，除去杂质，洗净，润透，切丝或段，干燥。

2. 麸炒椿皮　先将锅用中火加热，均匀撒入麦麸皮，待冒烟时，投入净椿皮丝，急速翻炒，熏炒至表面呈微黄色时，及时取出，筛去焦麸皮，放凉。

每100kg净椿皮，用麸皮 10~15kg。

【成品性状】

规格	形状	颜色	气味	质地
椿皮	不规则丝条状或段状	外表面灰黄色或黄褐色，除去粗皮者显黄白色，内表面淡黄色	气微，味苦	质硬而脆
麸炒椿皮	不规则丝条状或段状	黄褐或褐色	微有香气	质硬而脆

【炮制作用】

1. 椿皮　味苦、涩，性寒。归大肠、胃、肝经。具有清热燥湿，收涩止带，止泻，止血的功能。用于赤白带下，湿热泻痢，久泻久痢，便血，崩漏等。

2. 麸炒椿皮　生品有难闻之气，麸炒后可缓和其苦寒之性，并能矫臭。

【贮藏】置通风干燥处，防蛀。

僵　蚕

僵蚕始载于《神农本草经》，其炮制首见于南北朝刘宋时期《雷公炮炙论》。《中国药典》（2020年版）载有僵蚕和炒僵蚕两种炮制品。

【处方用名】僵蚕、白僵蚕、炒僵蚕、麸炒僵蚕。

【来源】本品为蚕蛾科昆虫家蚕 *Bombyx mori* Linnaeus 4~5 龄的幼虫感染（或人工接种）白僵菌

Beauveria bassiana（Bals.）Vuillant 而致死的干燥体。多于春、秋季生产，将感染白僵菌病死的蚕干燥。

【炮制方法】 微课 6.1

1. **僵蚕** 取原药材，除去杂质及残丝，淘洗后干燥。

2. **炒僵蚕** 先将炒制器具预热至一定程度，均匀撒入定量的麸皮，中火加热，即刻烟起，随即投入净僵蚕，迅速拌炒至黄色时取出，筛去麸皮，晾凉。

每 100kg 净僵蚕，用麸皮 10～15kg。

【成品性状】

规格	形状	颜色	气味	质地
僵蚕	圆柱形，多弯曲皱缩，头部较圆，尾部略呈二分歧状	表面灰黄色，被有白色粉霜，断面外层白色，中间有亮棕色或亮黑色的丝腺环4个	气微腥，味微咸	质硬而脆
炒僵蚕	形如僵蚕	表面黄棕色或黄白色，偶有焦斑	气微腥，有焦香气，味微咸	质硬而脆

【炮制作用】

1. **僵蚕** 味咸、辛，性平。归肝、肺、胃经。具有息风止痉，祛风止痛，化痰散结的作用。生品辛散之力较强，药力较猛，以祛风定惊力胜；用于肝风夹痰，惊痫抽搐，小儿急惊，破伤风，中风口歪，风热头痛，目赤咽痛，风疹瘙痒，发颐疔腮。

2. **炒僵蚕** 麸炒后性微温，疏风走表之力稍减，长于化痰散结，并矫正其腥臭气味，便于服用。用于瘰疬痰核，中风失音等。

【贮藏】 置干燥处，防蛀。

📱 **知识链接** --

蜜麸及糖麸的制法

蜜麸制法：将麸皮和炼蜜（加适量开水稀释）拌匀，搓散，过筛，炒至不黏手，过筛，放凉，贮藏，备用。每100kg麸皮，加炼蜜20～30kg。

糖麸制法：将红糖（或砂糖）放入锅内，加水溶解（糖、水比例2:1），加热炼至满锅鱼眼泡时，加入麦麸，炒至亮黄色略粘手（可捏成团，揉之即散），过筛，放凉，贮藏，备用。每100kg麸皮，用红糖（或砂糖）30～40kg。

第二节 米炒技术

PPT

将净制或切制后的药物与米共同拌炒的操作技术，称为米炒技术。

米炒的主要目的有：①增强健脾止泻的作用。如党参，米炒后气味焦香，可增强其健脾止泻的功效。②降低毒性。如斑蝥、红娘子等，米炒后降低毒性。③矫臭矫味。如斑蝥等气味腥臭的昆虫类药，经米炒后可矫正其不良气味，便于服用。

一、操作方法

1. **拌米炒法** 将大米（或糯米）投入热锅内，用中火加热，待米冒烟时，迅速投入净药物，拌炒至米呈黄棕色时，取出，去米，摊凉。此法适用于大多数需要米炒的植物药，如党参。

2. 贴米炒法　将渍水的湿米放入热锅内，使其平贴于锅底，用中火加热，待米冒烟时，投入净药物，轻轻翻动米上的药物，炒至米呈黄棕色，少数焦褐色或焦黑色时，取出，去米，放凉。此法适用于需要米炒的昆虫药，如斑蝥。

米炒法所用的米以粳米为主，传统也常用糯米。米的用量：一般为每 100kg 药物用米 20kg。

二、注意事项

（1）药物炒前要大小分档，使炒制的时间和程度一致。

（2）炒制植物类药物时，炮制程度控制以观察药物色泽变化为主，米的颜色变化为辅，炒至药物表面深黄色，米呈黄棕色为度。

（3）炒制昆虫类药物时，炮制程度控制重点观察米的色泽变化，一般炒至米呈焦褐色或黄棕色为度。

（4）炮制有毒药物时，应加强劳动保护，以防中毒。炒后的炒制器具须及时清洗，炒制后的米要及时妥善处理，防止发生意外事故。

即学即练 6-1

米炒的两种操作方法是什么？它们分别适合加工什么类型的药材？

答案解析

党　参

党参始载于《本草从新》，其炮制首见于清代《得配本草》。《中国药典》（2020 年版）载有党参片和米炒党参两种炮制品。

【处方用名】党参、炒党参、炙党参。

【来源】本品为桔梗科植物党参 *Codonopsis pilosula*（Franch.）Nannf. 素花党参 *Codonopsis pilosula Nannf. var. modesta*（Nannf.）L. T. Shen 或川党参 *Codonopsis tangshen* Oliv. 的干燥根。秋季采挖，洗净，晒干。

【炮制方法】 　微课 6.2

1. **党参**　取原药材，除去杂质，洗净，润透，切厚片，干燥，筛去碎屑。

2. **米炒党参**　将米置已预热的炒制器具内，中火加热，炒至米冒烟时，投入净党参片，拌炒至党参呈深黄色时取出，筛去米，晾凉。

每 100kg 净党参片，用米 20kg。

3. **蜜党参**　取炼蜜用适量开水稀释，与净党参片拌匀，闷润至透，置炒制器具内，用文火加热，翻炒至党参呈黄棕色，不粘手时取出，晾凉。筛去碎屑。

每 100kg 净党参片，用炼蜜 20kg。

【成品性状】

规格	形状	颜色	气味	质地
党参	类圆形的厚片	外表皮灰黄色、黄棕色至灰棕色，切面皮部淡棕黄色至黄棕色，木部淡黄色至黄色	有特殊香气，味微甜	质稍柔软或稍硬而略带韧性

续表

规格	形状	颜色	气味	质地
米炒党参	类圆形的厚片	表面深黄色，偶有焦斑	有焦香气	质稍柔软或稍硬而略带韧性
蜜党参	类圆形的厚片	表面黄棕色，有光泽	味甜	质稍柔软或稍硬而略带韧性

【炮制作用】

1. 党参 味甘，性平。归脾、肺经。具有健脾益肺，养血生津的作用。生品以益气生津力胜；用于脾肺气虚，食少倦怠，咳嗽虚喘，气血不足，面色萎黄，心悸气短，津伤口渴，内热消渴。

2. 米炒党参 米炒后气变焦香，增强健脾止泻的作用。用于脾胃虚弱，泄泻，脱肛等。

3. 蜜党参 蜜炙后增强补中益气、润燥养阴的作用。用于气血两虚之证。

【贮藏】置通风干燥处，防蛀。

斑 蝥

斑蝥始载于《神农本草经》，其炮制首见于晋代《肘后备急方》。《中国药典》（2020 年版）载有生斑蝥和米斑蝥两种炮制品。

【处方用名】斑蝥、炒斑蝥。

【来源】本品为芫青科昆虫南方大斑蝥 *Mylabris phalerata* Pallas 或黄黑小斑蝥 *Mylabris cichorii* Linnaeus 的干燥体。夏、秋两季捕捉，闷死或烫死，晒干。

【炮制方法】

1. 生斑蝥 取原药材，除去杂质。

2. 米斑蝥 将米置热的炒制器具内，用中火加热至冒烟，投入净斑蝥，炒至米呈黄棕色时取出，筛去米，晾凉，除去头、翅、足。

每 100kg 净斑蝥，用米 20kg。

【成品性状】

规格	形状	颜色	气味	质地
生斑蝥	南方大斑蝥呈长圆形，长1.5~2.5cm，宽0.5~1cm。头及口器向下垂，有较大的复眼及触角各1对，触角多已脱落。黄黑小斑蝥体型较小，长1~1.5cm	背部鞘翅黑色，有3条黄色或棕黄色的横纹，内翅棕褐色薄膜状透明，胸腹部乌黑色	有特殊的臭气	质脆易碎
米斑蝥	南方大斑蝥体型较大，头足翅偶有残留。黄黑小斑蝥体型较小	表面微挂火色，去头断面边缘黑色，中心灰黄色。	有焦香气	质脆易碎

【炮制作用】

1. 生斑蝥 味辛，性热；有大毒。归肝、胃、肾经。具有破血逐瘀，散结消癥，攻毒蚀疮的作用。生品多外用，以攻毒蚀疮为主。用于瘰疬，赘疣，痈疽不溃，积年顽癣，恶疮死肌等。外用时应适量，不宜大面积使用。

2. 米斑蝥 米炒后降低其毒性，矫正其不良气味，可内服。以通经，破癥散结为主。用于癥瘕，经闭，瘰疬，肿块，狂犬咬伤，肝癌，胃癌等。

【贮藏】置通风干燥处，防蛀。本品有大毒，按医疗用毒性药品管理。

知识链接

斑蝥的减毒机制

斑蝥中的有毒物质为斑蝥素，对皮肤、黏膜有强烈的刺激性，能引起充血、发赤和起泡。口服毒性很大，可引起口咽部灼烧感、恶心、呕吐、腹部绞痛、血尿及中毒性肾炎等症。往往引起肾功能衰竭或循环衰竭而致死亡。故斑蝥生品不可内服，只能外用，口服必须经过炮制。

斑蝥素的升华点为110℃，米炒时米冒烟至米呈黄棕色时，米的温度为120～130℃，故贴米法能较好适用于斑蝥素升华，又不至于温度过高致使斑蝥焦化。

《中国药典》（2020 年版）规定，米斑蝥的斑蝥素含量为 0.25% ~0.65%。

红娘子

红娘子始载于《神农本草经》，其炮制首见于宋代《圣济总录》。《中国药典》（2020 年版）未收载该药。

【处方用名】 红娘子、红娘、炒红娘、米炒红娘子。

【来源】 本品为蝉科昆虫黑翅红娘 Huechys sanguinea De Geer 的干燥虫体。夏季，早起露水未干时，戴好手套及口罩，进行捕捉，捉后投入沸水中烫死，捞出，干燥。

【炮制方法】

1. 红娘子　取原药材，除去杂质。

2. 米炒红娘子　将米置已预热的炒制器具内，中火加热，炒至米冒烟时，投入净红娘子，拌炒至米呈焦黄色为度，取出，筛去米，晾凉，除去头、足、翅。

每100kg 净红娘子，用米 20kg。

【成品性状】

规格	形状	颜色	气味	质地
红娘子	形似蝉而较小，前胸背板前狭后宽	背板黑色，左右两侧有2个大形朱红色斑块，腹部血红色，基部黑色	有特殊臭气，味辛	体轻，质脆
米炒红娘子	同原药材	表面颜色加深	臭气轻微	体轻，质脆

【炮制作用】

1. 红娘子　味苦、辛，性平；有毒。具有攻毒，通瘀破积的作用。生品毒性较大，具腥臭味，多外用，可解毒蚀疮，用于瘰疬结核，疥癣恶疮等。

2. 米炒红娘子　米炒后降低毒性，矫正不良气味，以破瘀通经为主。用于血瘀经闭，狂犬咬伤。

【贮藏】 置通风干燥处，防蛀。本品有毒，按医疗用毒性药品管理。

第三节　土炒技术

PPT

将净制或切制后的药物与土粉共同拌炒的操作技术，称为土炒技术。

土炒的主要目的有：①增强健脾止泻的作用。如白术、山药等，土炒后利用土的收敛之性，健脾止泻的功效得以增强。②缓和药物燥性。如白术等，土炒后燥性缓和。

一、操作方法

将土粉投入热锅内，用中火加热，翻炒至灵活、滑利状态，迅速投入净药物翻炒，当饮片均匀挂上土粉时（习称挂土色），迅速出锅，及时筛去土粉后置洁净的容器内，晾凉。此法适用于大多数补脾止泻的药物，如山药、白术。

土炒法所用的土包括黄土、灶心土、赤石脂、陈壁土等，传统认为灶心土炒效果较好。土的用量：一般为每100kg药物用土20~30kg。

二、注意事项

（1）药物炒前要大小分档，使炒制的时间和程度一致。

（2）土粉要充分干燥和粉碎，土粉太湿则药物易粘过多土粉，土粉太粗则不易沾染药物。

（3）土炒时需要土粉灵活、滑利时及时投入药物，过早投入药材土粉不易沾染药物，投入过晚则药物易焦煳。

（4）土炒时要控制好锅内温度，若土温太高，可加适量冷土或减小火力进行调节。

（5）用土炒制同种药物时，土粉可连续使用，若土色变深时，应及时更换新土。

即学即练6-2

土炒技术中投药的时机是什么？药物的炒制程度如何控制？

答案解析

 知识链接

土炒法的四种辅料

1. 灶心土：又名伏龙肝，为久经柴草熏烧的灶底中心的土块。在拆修柴火仕（或烧柴的窑）时，将烧结的土块取下，用刀削去焦黑部分及杂质即得。辛，微温，归脾、胃经。具有温中燥湿，止呕止血功效。

2. 陈壁土：又名东壁土，为土城墙或土墙建筑东边墙上的泥土。甘，温，无毒。具有收湿，止泻，排毒，解毒，祛黄，镇静舒缓等功效。

3. 赤石脂：为硅酸盐类矿物多水高岭石族多水高岭石研磨而成的细粉，主含四水硅酸铝。甘、酸、涩，温。归大肠、胃经。具有涩肠，止血，生肌敛疮的功效。

4. 黄土：为常见的色泽单一的灰黄色泥土。甘，平，无毒。归脾、胃经。具有和中、解毒、止泻的功效。

山 药

山药始载于《神农本草经》，其炮制首见于南北朝刘宋时代《雷公炮炙论》。《中国药典》（2020年版）载有山药片、麸炒山药两种炮制品。

【处方用名】 山药、淮山药、麸炒山药、土炒山药。

【来源】 本品为薯蓣科植物薯蓣 *Dioscorea opposita* Thunb. 的干燥根茎。冬季茎叶枯萎后采挖，切去根头，洗净，除去外皮和须根，干燥，习称"毛山药"；或除去外皮，趁鲜切厚片，干燥，称为"山药片"；也有选择肥大顺直的干燥山药，置清水中，浸至无干心，闷透，切齐两端，用木板搓成圆柱状，晒干，打光，习称"光山药"。

【炮制方法】

1. **山药** 取原药材，除去杂质，分开大小个，泡润至透，切厚片，干燥，筛去碎屑。

2. **麸炒山药** 先将炒制器具预热至一定程度，均匀撒入定量的麸皮，中火加热，即刻烟起，随即投入净山药片，迅速拌炒至黄色时取出，筛去麸皮，晾凉。

每100kg山药片，用麸皮10~15kg。

3. **土炒山药** 先将土粉置炒制器具内，用中火加热，炒至土呈灵活状态，投入净山药片，翻炒至色泽加深、表面均匀挂上土粉，并逸出香气时取出，筛去土粉，晾凉。

每100kg山药片，用灶心土30kg。

【成品性状】

规格	形状	颜色	气味	质地
山药	类圆形、椭圆形或不规则厚片	表面类白色或淡黄白色，切面类白色	气微，味淡、微酸	质坚脆，粉性
麸炒山药	类圆形、椭圆形或不规则厚片	切面黄白色或微黄色，偶见焦斑	略有焦香气	质坚脆，粉性
土炒山药	类圆形、椭圆形或不规则厚片	表面土黄色，挂有均匀的土粉	具有土香气	质坚脆，粉性

【炮制作用】

1. **山药** 味甘，性平。归脾、肺、肾经。具有补脾养胃，生津益肺，补肾涩精的作用。用于脾虚食少，久泻不止，肺虚喘咳，肾虚遗精，带下，尿频，虚热消渴。

2. **麸炒山药** 麸炒后性微温，长于补脾健胃。用于脾虚食少，泄泻便溏，白带过多。

3. **土炒山药** 土炒后以补脾止泻为主。用于脾虚久泻。

【贮藏】 置通风干燥处，防蛀。

白　术

白术始载于《神农本草经》，其炮制首见于唐代《千金翼方》。《中国药典》（2020年版）载有白术和麸炒白术两种炮制品。

【处方用名】 白术、土炒白术、炒白术、麸炒白术。

【来源】 本品为菊科植物白术 *Atractylodes macrocephala* Koidz. 的干燥根茎。冬季下部叶枯黄、上部叶变脆时采挖，除去泥沙，烘干或晒干，再除去须根。

【炮制方法】 微课6.3

1. **白术** 取原药材，除去杂质，洗净，润透，切厚片，干燥。筛去碎屑。

2. **麸炒白术** 先将炒制器具预热至一定程度，均匀撒入定量的蜜炙麸皮，中火加热，即刻烟起，随即投入净白术片，迅速拌炒至黄棕色、逸出焦香气，取出，筛去蜜炙麸皮，晾凉。

每100kg白术片，用蜜炙麸皮10kg。

3. **土炒白术** 先将土粉置炒制器具内，用中火加热，炒至土呈灵活状态时，投入净白术片，翻炒至表面均匀挂上土粉时取出，筛去多余的土，晾凉。

每100kg净白术片，用灶心土20kg。

 实例分析

实例　健脾丸具有健脾开胃的功效。用于脾胃虚弱，脘腹胀满，食少便溏。《中国药典》（2020年版）收载该药处方中所含成分如下：党参、炒白术、陈皮、枳实（炒）、炒山楂、炒麦芽共六味。

问题　1. 处方中白术、枳实进行了炒制，他们是采用何种炒制技术加工的呢？炮制的目的是什么呢？
　　　　2. 白术和枳实的炒制操作是如何进行的呢？

答案解析

【成品性状】

规格	形状	颜色	气味	质地
白术	不规则厚片	外表皮灰黄色或灰棕色；切面黄白色至淡棕色	气清香，味甘，微辛	烘干者切面角质样，嚼之略带黏性
麸炒白术	不规则厚片	表面黄棕色，偶见焦斑	略有焦香气	烘干者切面角质样，嚼之略带黏性
土炒白术	不规则厚片	表面土色，挂有均匀的土粉	具有土香气	烘干者切面角质样，嚼之略带黏性

【炮制作用】

1. 白术　味苦、甘，性温。归脾、胃经。具有健脾益气，燥湿利水，止汗，安胎的作用。生品以健脾燥湿，利水消肿力胜；用于脾虚食少，腹胀泄泻，痰饮眩悸，水肿，自汗，胎动不安。

2. 麸炒白术　麸炒后以健脾益气力盛，增强健脾作用，并能缓和燥性。用于脾胃不和，运化失常所致的食少胀满，倦怠乏力，表虚自汗，胎动不安。

3. 土白术　土炒后以补脾止泻力胜。多用于脾虚食少，泄泻便溏，胎动不安。

 知识链接

白术不同饮制品的现代研究及应用

研究表明，白术生品因含有较多的挥发油而有燥湿作用，麸炒或土炒后挥发油含量下降，内酯类成分含量增加，从而缓和其燥性，减少对胃肠的刺激性的目的。麸炒白术和土炒白术在临床应用上均可用于脾虚食少，腹胀泻泄，但有一定区别，麸炒作用偏向于健脾和胃，土炒更侧重于补脾止泻。由于土炒各地标准不一，所用辅料也不统一，故《中国药典》未收载土炒法及其相关饮片。

【贮藏】　置阴凉干燥处，防蛀。

第四节　砂炒技术

PPT

将净选或切制后的药物与河砂共同拌炒至规定程度的操作方法称为砂炒技术，也称砂烫技术。

砂炒的主要目的有：①改变药物质地，便于调剂和制剂。如鸡内金、骨碎补等，砂炒后质地酥脆，便于粉碎和煎出有效成分。②降低药物毒性。如马钱子，砂炒后毒性降低。③缓和药性。如干姜砂炒成炮姜后，辛燥之性和温里之力均缓和。④矫臭去腥。如龟甲、鸡内金等具有腥臭气的动物类药，经砂炒后可除去或减弱腥臭气味，便于服用。⑤便于除去非药用部位。如狗脊、骨碎补等表面长有绒毛的药物，经砂炒后，表面绒毛焦化，便于除去，可以提高药物的洁净度。

一、操作方法 📱 微课6.4

取洁净河砂置炒制容器内，用武火加热至滑利状态时，投入待炮炙品，不断翻动，翻埋至表面鼓起、酥脆或至规定的程度时，取出，筛去河砂，放凉。鳖甲、龟甲等药物因还需醋淬，应当筛去河砂后，趁热投入醋液中淬酥。

砂炒法所用的河砂以普通河砂为主，传统也常使用油砂。河砂的用量：除另有规定外，河砂以掩埋待炮炙品为度。

二、注意事项

（1）药物要大小分档，以使炒制的时间和程度一致。

（2）砂炒温度要适中。砂炒贵重药物时，可采用投药试温或投白纸试温的方法，以便掌握火力。温度低则药物不易发泡酥脆，容易僵化，温度过高药物易焦化。当砂温过高时，可添加适量冷砂或减小火力进行调节。砂量要适宜，量过时翻动困难，易产生积热使砂温过高；反之，砂量过少，药物受热不均匀，也会影响炮制品质量。

（3）一般采用武火加热。由于温度较高，因此操作时翻动要勤，成品出锅要快，并立即将砂筛去。需醋浸淬的药物，砂炒后应趁热浸淬，干燥。

（4）用过的河砂可反复使用，但需将残留在其中的杂质、药物碎渣除去。炒制过毒性药物的砂不可再炒制其他药物。

（5）反复使用油砂时，每次用前均需添加适量食用植物油拌炒后再用。如油砂表面有污垢，可先将油砂用饮用水煮沸，再用饮用水反复冲洗干净，干燥后加植物油重新制砂后再用。

📖 **知识链接**

普遍河砂与油砂的制备及应用

普通河砂的制备：选用颗粒均匀的中粗河砂，用饮用水洗净泥土，除尽杂质。再置炒制器具内用武火加热翻炒，以除净其中夹杂的有机物及水分等，取出，晾凉备用。

油砂的制备：筛取中粗河砂，用饮用水洗净泥土，干燥后置炒制器具内用武火加热，加入1% ~ 2%的食用植物油，拌炒至油尽烟散，砂色泽均匀加深时，取出，晾凉备用。

河砂经食用植物油处理后其吸附能力减弱，不容易吸附在含有油脂的药物表面，便于炒后分离，故传统炒植物药常用普通河砂，炒动物药多用油砂。

骨碎补

骨碎补始载于《本草拾遗》，其炮制首见于南北朝刘宋时代《雷公炮炙论》。《中国药典》（2020年版）载有骨碎补和烫骨碎补两种炮制品。

【处方用名】 骨碎补、制骨碎补。

【来源】 本品为水龙骨科植物槲蕨 *Drynaria fortunei* （kunze） J. Sm. 的干燥根茎。全年均可采挖，除去泥沙，干燥，或再燎去茸毛（鳞片）。

【炮制方法】

1. 骨碎补　取原药材，除去杂质，洗净，润透，切厚片，干燥。筛去碎屑。

2. 烫骨碎补　将砂置炒制器具内，用武火加热，炒至滑利、灵活状态，投入净骨碎补片，翻埋烫炒至鼓起，筛去砂，晾凉，撞去毛。

【成品性状】

规格	形状	颜色	气味	质地
骨碎补	不规则厚片	表面深棕色至棕褐色，常残留细小棕色的鳞片，有的可见圆形的叶痕。切面红棕色，黄色的维管束点状排列成环	气微，味淡、微涩	体轻，质脆
烫骨碎补	形如原药材，膨大鼓起	表面黄棕色至深棕色，无鳞片	气微	质轻，酥松

【炮制作用】

1. 骨碎补　味苦，性温。归肝、肾经。具有疗伤止痛，补肾强骨的作用；外用消风祛斑。用于跌扑闪挫，筋骨折伤，肾虚腰痛，筋骨痿软，耳鸣耳聋，牙齿松动；外治斑秃，白癜风。生品密被鳞叶，不易除净，且质地坚硬而韧，不利于粉碎或煎煮。临床多用其制品。

2. 烫骨碎补　砂炒后质地松脆，易于除去鳞叶，便于调剂和制剂，利于煎出有效成分。以补肾强骨，续伤止痛见长。用于肾虚腰痛，筋骨痿软，耳鸣耳聋，牙齿松动，跌扑闪挫，筋骨折伤。

【贮藏】 置干燥处。

狗　脊

狗脊始载于《神农本草经》，其炮制首见于南北朝刘宋时代《雷公炮炙论》。《中国药典》（2020 年版）载有狗脊和烫狗脊两种炮制品。

【处方用名】 狗脊、金毛狗脊、炒狗脊、制狗脊、炙狗脊、烫狗脊。

【来源】 本品为蚌壳蕨科植物金毛狗脊 *Cibotium barometz* （L.） J. Sm. 的干燥根茎。秋、冬二季采挖，除去泥沙，干燥；或去硬根、叶柄及金黄色绒毛，切厚片，干燥，为"生狗脊片"；蒸后晒至六七成干，切厚片，干燥，为"熟狗脊片"。

【炮制方法】

1. 狗脊　取原药材，除去杂质。未切片者，洗净，润透，切厚片（或蒸软后切片），干燥。筛去碎屑。

2. 烫狗脊　将砂置炒制器具内，用武火加热，炒至滑利、灵活状态，投入净狗脊片，翻埋烫炒至鼓起、绒毛呈焦褐色时，取出，筛去砂，晾凉，除去残存绒毛。

3. 蒸狗脊（熟狗脊）　取净狗脊，置蒸制容器内，武火加热至"圆气"后改为文火加热，蒸 4～6 小时，停火晒至六七成干，切厚片，干燥。

4. 酒狗脊　取净狗脊片，加黄酒拌匀，润透后置蒸制容器内，用武火加热，蒸 4～6 小时，停火，闷 6～8 小时，取出，干燥。

每100kg净狗脊片，用黄酒15kg。

【成品性状】

规格	形状	颜色	气味	质地
狗脊	不规则长条形或圆形片	切面浅棕色，近边缘有一条棕黄色隆起的木质部环纹或条纹，偶有金黄色绒毛残留	无臭，味淡，微涩	质脆，易折断，粉性
烫狗脊	不规则的椭圆或圆形厚片，表面略鼓起	棕褐色	气微，味淡，微涩	质地酥松
蒸狗脊	不规则的椭圆或圆形片	黑棕色	气微，味淡，微涩	质坚硬
酒狗脊	不规则的椭圆或圆形厚片	黑棕色	微有酒气	质坚硬

【炮制作用】

1. 狗脊 味苦、甘，性温。归肝、肾经。具有祛风湿，补肝肾，强腰膝的作用。用于风湿痹痛，腰膝酸软，下肢无力。生品以祛风湿，利关节为主；用于风寒湿痹，下肢无力，屈伸不利等。

2. 烫狗脊 砂炒后可使质地酥脆，便于除去绒毛，易于粉碎和煎出有效成分。以补肝肾，强筋骨为主。多用于肝肾不足或冲任虚寒的腰痛脚软，遗精，遗尿，妇女带下等。

3. 蒸狗脊和酒狗脊 经蒸制或酒蒸后能增强补肝肾，强腰膝的作用。用于身体虚弱，精神疲乏，腰膝酸软，肾亏精冷等。

【贮藏】 置通风干燥处，防潮。

马钱子

马钱子始载于《本草纲目》，其炮制首见于《本草纲目》。《中国药典》（2020年版）载有生马钱子、制马钱子和马钱子粉三种炮制品。

【处方用名】 马钱子、制马钱子。

【来源】 本品为马钱科植物马钱 Strychnos nux–vomica L. 的干燥成熟种子。冬季采收成熟果实，取出种子，晒干。

【炮制方法】 微课6.5

1. 生马钱子 取原药材，除去杂质。

2. 制马钱子 将砂置炒制器具内，用武火加热，炒至滑利、灵活状态，投入大小一致的净马钱子，翻埋烫炒至鼓起、外皮呈棕褐色或深棕色、内面红褐色，并鼓起小泡时，取出，筛去砂，晾凉。捣碎或供制马钱子粉用。

3. 马钱子粉 取制马钱子（砂炒法），粉碎成细粉，照《中国药典》（2020年版）马钱子［含量测定］项下的方法测定士的宁含量后，加入适量淀粉，使含量符合规定，混匀，即得。

【成品性状】

规格	形状	颜色	气味	质地
马钱子	纽扣状圆板形，常一面隆起，一面稍凹下	表面密被灰棕或灰绿色绢状茸毛，有丝样光泽	气微，味极苦	质坚硬
制马钱子	形如马钱子，两面均膨胀鼓起	表面棕褐色或深棕色	微有香气，味极苦	质坚脆
马钱子粉	粉末	黄褐色	气微香，味极苦	

【炮制作用】

1. 生马钱子 味苦，性温；有大毒。归肝、脾经。具有通络止痛，散结消肿的作用。因生马钱子毒性剧烈，质地坚实，仅供外用；常用于局部肿痛或痈疽初起。

2. 制马钱子 经砂炒或油炸后，降低毒性，质地变脆，易于粉碎，可供内服，一般入丸散用。用于跌打损伤，骨折肿痛，风湿顽痹，麻木瘫痪，痈疽疮毒，咽喉肿痛。

3. 马钱子粉 同制马钱子。

【贮藏】 置干燥处。马钱子粉置干燥处，密闭保存。生马钱子按医疗用毒性药品管理。

 知识链接

马钱子的炮制原理

马钱子炮制后，总生物碱、士的宁和马钱子碱的含量均有下降，同时异士的宁和异马钱子碱等开环化合物的含量明显增加。这是由于士的宁和马钱子碱在加热过程中醚键断裂开环，转变成它们的异型结构和氮氧化合物。炮制后毒性大为降低，且保留和增强了某些生物活性。

砂炒时砂温控制在230~240℃为宜，加热时间控制在3~4分钟，能最大限度地保留异士的宁、异马钱子碱及其氮氧化合物的含量。

鸡内金

鸡内金始载于《神农本草经》，其炮制首见于宋代《太平圣惠方》。《中国药典》（2020年版）载有鸡内金、炒鸡内金和醋鸡内金三种炮制品。

【处方用名】 鸡内金、内金、鸡肫皮、炒鸡内金、焦鸡内金、醋鸡内金。

【来源】 本品为雉科动物家鸡 *Gallus gallus domesticus* Brisson 的干燥沙囊内壁。杀鸡后，取出鸡肫，立即剥下内壁，洗净，干燥。

【炮制方法】

1. 鸡内金 取原药材，除去杂质，洗净，干燥。

2. 炒鸡内金 将砂置炒制器具内，用中火加热，炒至滑利、灵活状态，投入大小一致的净鸡内金，翻埋烫炒至发泡鼓起，取出，筛去砂，晾凉。或采用炒黄法将药物炒至鼓起，取出晾凉。

3. 醋鸡内金 将净鸡内金适当压碎，置热的炒制器具内，炒至鼓起，均匀喷淋醋液，再略炒干，取出，干燥。

每100kg净鸡内金，用醋15kg。

4. 焦鸡内金 将大小一致的净鸡内金，置热的炒制器具内，中火加热，炒至鼓起、焦黄色，取出，晾凉。

【成品性状】

规格	形状	颜色	气味	质地
鸡内金	不规则卷片	表面黄色、黄绿色或黄褐色	气微腥，味微苦	角质，质脆，易碎
炒鸡内金	鼓起	表面暗黄褐色或焦黄色	微有香气，味微苦	质脆，易碎
醋鸡内金	鼓起	黄褐色	略有醋气	质脆，易碎
焦鸡内金	鼓起	焦黄色	有焦香气，味微苦	质脆，易碎

【炮制作用】

1. 鸡内金 味甘，性平。归脾、胃、小肠、膀胱经。具有健胃消食，涩精止遗，通淋化石的作用。用于食积不消，呕吐泻痢，小儿疳积，遗尿，遗精，石淋涩痛，胆胀胁痛。生品长于攻积，化石通淋；多用于泌尿系统结石和胆道结石的治疗。

2. 炒鸡内金 砂炒后质地酥脆，并矫正不良气味，利于服用，增强健脾消积的作用。用于消化不良，食积不消及小儿疳积等。

3. 醋鸡内金 醋制有疏肝助脾作用。多用于脾胃虚弱，脘腹胀满等。

4. 焦鸡内金 炒焦后长于消食止泻，并可固精止遗。用于伤食腹泻，肾虚遗精遗尿等。

【贮藏】 置干燥处，防蛀。

鳖　甲

鳖甲始载于《神农本草经》，其炮制首见于汉代的《金匮要略》。《中国药典》（2020 年版）载有鳖甲和醋鳖甲两种炮制品。

【处方用名】 鳖甲、炙鳖甲、酥鳖甲、醋鳖甲。

【来源】 本品为鳖科动物鳖 *Trionyx sinensis* Wiegmann 的背甲。全年均可捕捉，以秋、冬二季为多，捕捉后杀死，置沸水中烫至背甲上的硬皮能剥落时，取出，剥取背甲，除去残肉，晒干。

【炮制方法】 　🄴 微课 6.6

1. 鳖甲 取原药材，置蒸制容器内，沸水蒸 45 分钟，取出，放入热水中，立即用硬刷除去皮肉，洗净，晒干。

2. 醋鳖甲 将砂置炒制器具内，用武火加热，炒至滑利、灵活状态，投入大小一致的净鳖甲，翻埋烫炒至质酥、表面呈淡黄色时取出，筛去砂，趁热投入醋液中稍浸，捞出，干燥。用时捣碎。

每 100kg 鳖甲，用醋 20kg。

【成品性状】

规格	形状	颜色	气味	质地
鳖甲	不规则的碎片	外表在黑褐色或墨绿色，内表面类白色	气微腥，味淡	质坚硬
醋鳖甲	不规则的碎片	表面淡黄色或深黄色	略有醋气	质酥脆

【炮制作用】

1. 鳖甲 味咸，性微寒。归肝、肾经。具有滋阴潜阳、软坚散结、退热除蒸的作用。用于阴虚发热，骨蒸劳热，阴虚阳亢，头晕目眩，虚风内动，手足瘈疭，经闭，癥瘕，久疟疟母。生品养阴清热，潜阳息风之力较强；多用于热病伤阴或内伤虚热，虚风内动等。

2. 醋鳖甲 砂炒醋淬后质变酥脆，易于粉碎及煎出有效成分，并能矫正不良气味。醋制还能增强药物入肝消积，软坚散结的作用。常用于经闭，癥瘕积聚。

即学即练 6-3

砂炒鳖甲的目的是什么？为什么炒后需要用醋进行浸淬？

答案解析

【贮藏】 置干燥处，防蛀。

龟　甲

龟甲始载于《神农本草经》，其炮制首见于唐代的《千金翼方》。《中国药典》（2020 年版）载有龟甲、醋龟甲两种品种。

【处方用名】 龟甲、龟板、炙龟甲、制龟甲、酥龟甲、醋龟甲。

【来源】 本品为龟科动物乌龟 *Chinemys reevesii*（Gray）的背甲及腹甲。全年均可捕捉，以秋、冬二季为多，捕捉后杀死，或用沸水烫死，剥取背甲及腹甲，除去残肉，晒干。

【炮制方法】

1. 龟甲　取原药材，置蒸制容器内，沸水蒸 45 分钟，取出，放入热水中，立即用硬刷除净皮肉，洗净，晒干。

2. 醋龟甲　将砂置炒制器具内，用武火加热，炒至滑利、灵活状态，投入大小一致的净龟甲，翻埋烫炒至质酥、表面呈淡黄色时取出，筛去砂，趁热投入醋液中稍浸，捞出，干燥。用时捣碎。

每 100kg 净龟甲，用醋 20kg。

【成品性状】

规格	形状	颜色	气味	质地
龟甲	不规则的小碎块	类白色	气微腥，味淡	质坚硬
醋龟甲	不规则的小碎块	表面黄色或棕褐色，内表面棕黄色或棕褐色	气微腥，味微咸，微有醋香气	质松脆

【炮制作用】

1. 龟甲　味咸、甘，性微寒。归肝、肾、心经。具有滋阴潜阳，益肾强骨，养血补心，固经止崩的作用。生品滋阴潜阳之力较强，可用于阴虚阳亢，头晕目眩，虚风内动等。但质地坚硬，有腥气。

2. 醋龟甲　砂炒醋淬后质变酥脆，易于粉碎，利于煎出有效成分，同时能矫正不良气味。醋龟甲以补肾健骨、滋阴止血力胜。多用于阴虚潮热，骨蒸盗汗，头晕目眩，虚风内动，筋骨痿软，心虚健忘，崩漏经多等。

【贮藏】 置干燥处，防蛀。

 知识链接

龟甲的入药部位

龟甲为龟科动物乌龟的甲壳，腹甲称为龟板，背甲称为龟壳，在古代"壳""板"同用，《日华子本草》后认为龟板效果更好，仅龟板入药。《中国药典》（1985 年版）规定用腹甲入药。近年来研究认为，龟背甲和龟腹甲的化学成分基本相同，仅在微量元素如锌和锰等的含量上略有差异，可同时入药。

PPT

第五节　蛤粉炒技术

将净制或切制后的药物与热蛤粉共同拌炒的方法，称为蛤粉炒（或蛤粉烫）。

蛤粉炒的主要目的有：①使药物质地酥脆，利于粉碎和煎煮。如阿胶，炒制成阿胶珠后质地酥脆。②降低药物的滋腻性，矫正不良气味。如阿胶、鹿角胶等，经蛤粉炒后可降低滋腻性和腥臭气味。

一、操作方法

取碾细过筛后的净蛤粉，置锅内，用中火加热至翻动较滑利时，投入待炮炙品，翻炒至鼓起或成珠、内部疏松、外表呈黄色时，迅速取出，筛去蛤粉，放凉。

蛤粉的用量：除另有规定外，每100kg待炮炙品，用蛤粉30~50kg。

二、注意事项

（1）炒制所用的蛤粉需过筛，确保细腻，否则影响炒制程度。

（2）蛤粉炒的胶类药材应为均匀的立方丁，一般在炒制前通过烘烤软化后趁热切制。

（3）蛤粉炒制药材需对温度要求较精准，炒前最好先采取投药试温的方法，以便掌握火力。

（4）蛤粉炒制的程度需要从三个方面判断：性状类圆球形，外部淡黄色至棕色，内部酥松中空或多孔状且无溏心。

（5）蛤粉炒制同种药物时可反复使用，如颜色加深，应及时更换。

<h2 style="text-align:center">阿　胶</h2>

阿胶始载于《神农本草经》，其炮制首见于汉代的《金匮玉函经》。《中国药典》（2020年版）载有阿胶和阿胶珠两种炮制品。

【处方用名】 阿胶、阿胶珠、炒阿胶。

【来源】 本品为马科动物驴 Equus asinus L. 的干燥皮或鲜皮经煎煮、浓缩制成的固体胶。

【炮制方法】 　📱微课6.7

1. **阿胶** 取原药材，除去杂质，捣成碎块。

2. **阿胶珠** 取阿胶置文火上烘软，切成1cm左右的丁。取蛤粉适量，置炒制器具内，中火加热，炒至灵活状态时，投入阿胶丁，翻炒至鼓起呈圆球形、内无溏心时，取出，筛去蛤粉，晾凉。

3. **蒲黄炒阿胶** 取蒲黄适量，置炒制器具内，用中火加热，炒至稍微变色，投入阿胶丁，翻炒至鼓起呈圆球形、内无溏心时，取出，筛去蒲黄，晾凉。

【成品性状】

规格	形状	颜色	气味	质地
阿胶	长方形块、方形块或丁块	棕色至黑褐色，有光泽	气微，味微甘	质硬而脆
阿胶珠	类球形	棕黄色或灰白色，附有白色粉末	气微，味微甜	体轻，质酥，易碎
蒲黄炒阿胶	类球形	棕褐色	气微，味微甜	体轻，质酥，易碎

【炮制作用】

1. **阿胶** 味甘，性平。归肺、肝、肾经。具有补血滋阴，润燥，止血的作用。阿胶滋阴补血力胜。用于血虚萎黄，眩晕心悸，肌痿无力，心烦不眠，虚风内动，肺燥咳嗽，劳嗽咯血，吐血尿血，便血崩漏，妊娠胎漏。多入汤剂烊化服用。

2. **阿胶珠** 炒制后降低了滋腻之性，质变酥脆，利于调剂和制剂，同时矫正不良气味。以益肺润燥力胜。多用于阴虚咳嗽，久咳少痰或痰中带血。

3. **蒲黄炒阿胶** 以止血安络力强。多用于阴虚咯血，崩漏，便血。

【贮藏】密闭。

鹿角胶

鹿角胶始载于《神农本草经》，其炮制首见于梁代《本草经集注》。《中国药典》（2020 年版）载有鹿角胶一种炮制品。

【处方用名】鹿角胶、鹿角胶珠。

【来源】本品为鹿科动物马鹿 *Cervus elaphus* Linnaeus 或梅花鹿 *Cervus nippon* Temminck 已骨化的角或锯茸后翌年春季脱落的角基，分别习称"马鹿角""梅花鹿角""鹿角脱盘"，经水煎煮、浓缩制成的固体胶。

【炮制方法】

1. 鹿角胶　取原药材，除去杂质，捣成碎块，或烘软，切成小方块（丁）。

2. 鹿角胶珠　取蛤粉适量，置炒制器具内，中火加热，炒至灵活状态时，投入鹿角胶丁，翻炒至鼓起成圆球形、内无溏心时，取出，筛去蛤粉，晾凉。

【成品性状】

规格	形状	颜色	气味	质地
鹿角胶	长方形块、方形块或丁块	黄棕色或红棕色	气微，味微甜	质脆，易碎
鹿角胶珠	类球形	表面黄白色至淡黄色	气微，味微甜	质酥，易碎

【炮制作用】

1. 鹿角胶　味甘、咸，性温。归肾、肝经。具有温补肝肾，益精养血的作用。用于肝肾不足所致的腰膝酸冷，阳痿滑精，虚劳羸瘦，崩漏下血，便血尿血，阴疽肿痛。

2. 鹿角胶珠　蛤粉炒后，降低其滋腻性，质变酥脆，并矫正其不良气味，便于粉碎和服用，可入丸、散剂。

【贮藏】密闭。

 知识链接

做真药，做品质药

阿胶原产于山东东阿县。央视《每周质量报道》2010 年 6 月 6 日报道，山东省东阿县多家阿胶食品加工厂，从来不从当地购买成品阿胶，而是选择价格便宜很多的阳谷或台前的阿胶厂，成品阿胶价格低至 23 元/kg。而当时市场上驴皮的价格，每千克要 30 多元，大约每 3kg 驴皮能熬制 1kg 阿胶，也就是说，正品的阿胶仅驴皮原料成本，每千克就要 90 多元。经调查发现，不法厂家竟然用混了皮革加工厂产生的牛皮皮革下脚料做原料来做阿胶，给消费者的健康带来了威胁。

第六节　滑石粉炒技术

PPT

将净制或切制后的药物与热滑石粉共同拌炒的方法，称为滑石粉炒（或滑石粉烫）。

滑石粉炒的主要目的有：①改变药物质地，便于调剂和制剂。如玳瑁，经滑石粉炒后鼓起，酥脆，便于粉碎和煎出有效成分。②降低药物毒性。如水蛭，经滑石粉炒后能降低毒性。③矫臭去腥。如水蛭、地龙等具有腥气的动物类药，经滑石粉炒后可除去或减弱腥臭气味，便于服用。

一、操作方法

取滑石粉置炒制容器内，用中火加热至灵活状态时，投入待炮炙品，翻炒至鼓起、酥脆、表面黄色或至规定程度时，迅速取出，筛去滑石粉，放凉。

滑石粉的用量：除另有规定外，每100kg待炮炙品，用滑石粉40～50kg。

二、注意事项

（1）炒前将药物大小分档，防止药物生熟不均。

（2）滑石粉炒一般用中火加热，由于滑石粉滑利灵活时温度较高，且炒制时滑石粉黏附于药材表面影响炮制程度的判断，需要特别注意火候的控制，防止炒焦。

（3）滑石粉炒制同种药物时可反复使用，如颜色加深，应及时更换。

水　蛭

水蛭始载于《神农本草经》，其炮制首见于汉代的《金匮玉函经》。《中国药典》（2020 年版）载有水蛭和烫水蛭两种炮制品。

【处方用名】 水蛭、制水蛭、炒水蛭。

【来源】 本品为水蛭科动物蚂蟥 *Whitmania pigra* Whitman、水蛭 *Hirudo nipponica* Whitman 或柳叶蚂蟥 *Whitmania acranulata* Whitman 的干燥全体。夏、秋二季捕捉，用沸水烫死，晒干或低温干燥。

【炮制方法】 📱微课 6.8

1. 水蛭　取原药材，洗净，切段，干燥。

2. 烫水蛭　取滑石粉适量，置炒制器具内，用中火加热，炒至灵活状态时，投入净水蛭，翻炒至微鼓起、呈棕黄色至黑褐色时，取出，筛去滑石粉，晾凉。

【成品性状】

规格	形状	颜色	气味	质地
水蛭	不规则的段状、扁块状或扁圆柱状	背部表面黑褐色，腹面棕褐色，切面灰白色至棕黄色	气微腥	质脆
烫水蛭	同水蛭，略鼓起	背部黑褐色，腹面棕黄色至棕褐色，附有少量白色滑石粉	气微腥	质松泡，易碎

【炮制作用】

1. 水蛭　味咸、苦，性平；有小毒。归肝经。具有破血通经，逐瘀消癥的作用。生品有小毒，质地坚韧，多入煎剂，以破血逐瘀为主。用于血瘀经闭，癥瘕痞块，中风偏瘫，跌扑损伤。

2. 烫水蛭　水蛭经滑石粉炒后能降低毒性，质地酥脆，利于粉碎，多入丸散剂。用于内损瘀血，跌扑损伤，心腹疼痛。并矫正不良气味和杀死虫卵，便于服用和贮藏。

【贮藏】 置干燥处，防蛀。

鱼鳔胶

鱼鳔胶始载于《圣济总录》，其炮制首见于宋代的《圣济总录》。《中国药典》（2020 年版）未收载该品种。

【处方用名】 鱼鳔、鱼胶、炒鱼鳔胶、鱼鳔珠。

【来源】 本品为石首鱼科动物大黄鱼 *Pseudosciaena crocea*（Richardson）、小黄鱼 *Pseudosciaena polyactis* Bleeker 或鲟科动物中华鲟 *Acipenser sinensis* Gray、鳇鱼 *Huso dauricus* Georgi 等的鱼鳔。取得鱼鳔后，剖开，压扁或制成一定形状，干燥。

【炮制方法】

1. **鱼鳔胶**　取鱼鳔胶，除去杂质，微火烘软，切成小方块或丝。

2. **烫鱼鳔胶（滑石粉炒鱼鳔胶）**　取滑石粉适量，置炒制器具内，用中火加热，炒至灵活状态时，投入净鱼鳔胶，翻炒至发泡鼓起、颜色加深时，取出，筛去滑石粉，晾凉。

【成品性状】

规格	形状	颜色	气味	质地
鱼鳔胶	小方块状或不规则条状	黄白色或淡黄色	气微腥，味淡	质坚韧
烫鱼鳔胶	鼓胀发泡	黄色	气微香	质酥脆

【炮制作用】

1. **鱼鳔胶**　味甘、咸，性平，归肾经。具有补肾益精，滋养筋脉，止血，散瘀消肿的作用。因其质坚韧，有腥臭味，很少生用。

2. **烫鱼鳔胶**　鱼漂胶经滑石粉炒后，降低其滋腻之性，矫正其不良气味，并有利于粉碎。用于肾虚滑精，吐血，血崩，产后痉风，破伤风，创伤出血，痔疮等。

【贮藏】 密闭，防潮，防蛀。

刺猬皮

刺猬皮始载于《神农本草经》，其炮制首见于汉代《神农本草经》。《中国药典》（2020 年版）四部收载该品种。

【处方用名】 刺猬皮、猬皮、炒刺猬皮。

【来源】 本品为刺猬科动物刺猬 *Erinaceus europaeus* L. 或短刺猬 *Hemiechianus dauricus* Sundevoll 的干燥外皮。捕捉后，将皮剥下，除去肉脂，撒上一层石灰，于通风处阴干。

【炮制方法】

1. **刺猬皮**　取原药材，用碱水浸泡，将污垢洗刷干净，再用饮用水洗净，润透，剁成小方块，干燥。

2. **滑石粉炒刺猬皮**　取滑石粉适量，置炒制器具中，用中火加热，炒至灵活状态时，投入净刺猬皮块，翻炒至黄色、鼓起、刺尖秃时，取出，筛去滑石粉，晾凉。

3. **砂炒刺猬皮**　取砂适量，置炒制器具内，用武火加热，炒至滑利、灵活状态时，投入净刺猬皮块，不断翻炒至刺尖卷曲焦黄，质地发泡时，取出，筛去砂，晾凉。或用砂炒法炒至上述规格时，趁热投入醋液中稍浸，捞出，干燥。

每 100kg 净刺猬皮，用醋 10kg。

【成品性状】

规格	形状	颜色	气味	质地
刺猬皮	密生硬刺的不规则小块	外表面灰白色、黄色或灰褐色，皮内面灰白色	有特殊腥臭气	质韧

续表

规格	形状	颜色	气味	质地
滑石粉炒刺猬皮	质地发泡鼓起，刺体膨大，刺尖秃	黄色，附有少量滑石粉，边缘皮毛脱落，呈焦黄色	微有腥臭气	质地酥脆，易折断
砂炒刺猬皮	质地发泡鼓起，刺体膨大，刺尖秃	黄色，边缘皮毛脱落，呈焦黄色	微有腥臭气，醋淬品有醋气	质地酥脆，易折断

【炮制作用】

1. 刺猬皮　味苦，性平。归胃、大肠经。具有止血行瘀，固精缩尿，止痛的作用。因生品质坚韧，有较浓的腥臭味，很少生用。

2. 滑石粉炒刺猬皮　刺猬皮经滑石粉炒后质地酥脆，便于煎煮和粉碎，并可矫正不良气味。用于胃痛吐食，痔瘘下血，遗精，遗尿等。

3. 砂炒刺猬皮　刺猬皮经砂炒后质地酥脆松泡，便于煎煮和粉碎，并可矫正不良气味；醋制后增强行瘀止痛作用。用于胃痛吐食，痔瘘下血，遗精，遗尿等。

【贮藏】置干燥处，防蛀。

玳　瑁

玳瑁始载于《开宝本草》，其炮制首见于宋代的《太平圣惠方》。《中国药典》（2020 年版）四部收载该品种。

【处方用名】玳瑁、制玳瑁。

【来源】本品为海龟科动物玳瑁 *Eretmochelys imbricata*（Linnaeus）的背甲。多于春末夏初捕捉，用沸水烫后，剥下甲片；或将玳瑁倒悬，用沸醋浇泼，使甲片脱落；洗净，干燥。

【炮制方法】

1. 玳瑁　取原药材，洗净，温水浸软或蒸软，切细丝，干燥或研成细粉。

2. 滑石粉炒玳瑁（制玳瑁）　取滑石粉适量，置炒制器具中，用中火加热，炒至灵活状态时，投入净玳瑁丝，不断翻炒至表面呈微黄色、膨胀鼓起，取出，筛去滑石粉，晾凉。

【成品性状】

规格	形状	颜色	气味	质地
玳瑁	细丝状	黄棕色，光滑	气微腥	质坚韧
制玳瑁	细丝状	深黄色，表面附有少量滑石粉	气微	质酥脆

【炮制作用】

1. 玳瑁　味甘，性寒。归心、肝经。具有镇心平肝，清热解毒的作用。临床多生用，用于热病神昏，谵语惊狂，惊风抽搐，痈肿疮毒等。

2. 滑石粉炒玳瑁　玳瑁经滑石粉炒后质地酥脆，利于粉碎，同时矫正其不良气味，利于服用。

【贮藏】置干燥处，防蛀。

实例分析

实例　乌鸡白凤丸具有补气养血，调经止带的功效。用于气血两虚，身体瘦弱，腰膝酸软，月经不调，崩漏带下。《中国药典》（2020 年版）收载该药处方的乌鸡白凤丸、乌鸡白凤片、乌鸡白凤颗粒三种制剂，该方含醋鳖甲、鹿角胶、人参、黄芪等药共二十味。

答案解析

问题　1. 处方中的醋鳖甲是采用何种炒制技术进行加工的？炮制的目的是什么？

　　　　2. 醋鳖甲的具体加工方法是什么？

实践实训

实训四　加固体辅料炒制技术

【实训目的】

1. 学会麸炒、米炒、土炒、砂炒、滑石粉炒、蛤粉炒的炮制操作及注意事项。

2. 明确上述加固体辅料炒制方法的辅料用量以及炮制后成品性状、规格及质量标准。

3. 能说出上述加固体辅料炒的炮制目的。

【实训用品】

1. **实训器材**　煤气灶、炒锅、药铲、刷子、瓷盆、簸箕、药筛，天平等。

2. **材料**

（1）药物　山药、苍术、枳壳、僵蚕、党参、斑蝥、白术、骨碎补、金毛狗脊、鳖甲、鸡内金、阿胶、水蛭。

（2）辅料　麦麸、大米、灶心土、河砂、滑石粉、蛤粉。

【实训方法】

（一）准备

用具的清洗及药材的分档　检查实验用器具是否洁净，必要时进行清洗。将待炮制品出去杂质，筛去灰屑，将药材分档，备用。

（二）操作

1. **麸炒**

（1）山药　打开煤气灶开关，用中火对锅进行预热，投入少量麦麸试锅温，达到"麸下烟起"程度后将麸皮撒入热锅内，待冒烟时加入山药片，炒至山药表面微黄色，取出，筛去麸皮。每100kg 山药用麦麸 10～15kg。成品性状：本品呈均匀的淡黄色，偶有焦斑。微有焦香气。

（2）苍术　打开煤气灶开关，用中火对锅进行预热，投入少量麦麸试锅温，达到"麸下烟起"程度后将麸皮撒入热锅内，待冒烟时加入苍术片，炒至苍术颜色加深，取出，筛去麸皮。每100kg 苍术用麦麸 10～15kg。成品性状：成品切面颜色较生品加深，偶有焦斑。微有焦香气。

（3）枳壳　打开煤气灶开关，用中火对锅进行预热，投入少量麦麸试锅温，达到"麸下烟起"程度后将麸皮撒入热锅内，待冒烟时加入枳壳片，炒至枳壳色变深时，取出，筛去麸皮。每100kg 枳壳用麦麸 10～15kg。成品性状：成品切面颜色较生品加深，偶有焦斑。微有焦香气。

（4）僵蚕　打开煤气灶开关，用中火对锅进行预热，投入少量麦麸试锅温，达到"麸下烟起"程度后将麸皮撒入热锅内，待冒烟时加入僵蚕，炒至僵蚕表面微黄色，取出，筛去麸皮。每100kg僵蚕用麦麸10~15kg。成品性状：本品呈均匀的淡黄色，偶有焦斑。微有焦香气。

2. 米炒

（1）党参　打开煤气灶开关，用中火进行预热，投入大米翻炒至冒烟后投入分档的党参，快速翻炒至米呈黄色或焦黄色、党参呈深黄色时，取出，筛去米后放凉。每100kg党参，用米20kg。成品性状：本品表面深黄色，偶有焦斑，有香气。

（2）斑蝥　打开煤气灶开关，用中火进行预热，将渍湿的大米平贴于锅底，当米开始冒烟时投入斑蝥，在米上轻微翻炒斑蝥，炒至米呈黄棕色，斑蝥微挂火色时，取出斑蝥放凉。每100kg斑蝥，用米20kg。成品性状：本品颜色较生品微微加深，有焦香气。

3. 土炒

白术　打开煤气灶开关，用中火进行预热，投入土粉后炒至灵活滑利状态后再投入分档后的适量白术，快速翻炒至白术色泽加深，并附有均匀的土粉时，迅速出锅。筛去土粉后放凉。每100kg白术用土粉25~30kg。成品性状：本品呈均匀的土黄色，偶有焦斑。微有土香气。

4. 砂炒

（1）烫骨碎补　打开煤气灶开关，用武火加热对锅内河砂进行预热，当感觉河砂滑利或达到预定温度后投入大小分档的骨碎补，翻埋至骨碎补鼓起，绒毛易脱落，断面呈淡红棕色至红棕色。筛取药材放凉，然后采用合适的方法除去表面鳞毛。河砂用量以能够掩埋药材为度。成品性状：本品呈棕褐色柱状，偶有焦斑，质地酥松。

（2）金毛狗脊　打开煤气灶开关，用武火加热对锅内河砂进行预热，当感觉河砂滑利或达到预定温度后投入大小分档的金毛狗脊，翻埋至鼓起，绒毛呈焦褐色时，筛取药材放凉，然后采用合适的方法除去残存绒毛。河砂用量以能够掩埋药材为度。成品性状：本品呈淡棕褐色长条，偶有焦斑，质地酥松。

（3）鳖甲　打开煤气灶开关，用武火加热对锅内河砂进行预热，将适量的净鳖甲投入已预热好的砂子中，用武火翻埋至鳖甲淡黄色迅速出锅，筛取鳖甲趁热置盛有醋液的容器中浸淬片刻，捞出，干燥即可。河砂用量以能够掩埋药材为度。每100kg鳖甲用米醋20kg。成品性状：本品呈均匀的深黄色。微有醋气。

（4）鸡内金　打开煤气灶开关，用中火加热对锅内河砂进行预热，将适量的鸡内金投入已预热好的砂子中，翻唛至发泡鼓起迅速出锅，筛取鸡内金放凉。河砂用量以能够掩埋药材为度。成品性状：本品呈黄白色或黄褐色。微有腥香气。

5. 蛤粉炒

阿胶　将蛤粉用中火炒至灵活状态，投入阿胶丁，埋没片刻后翻炒，至阿胶鼓成圆球状不再鼓大、表面呈灰棕或棕褐色、内部无溏心时，迅速取出，筛取阿胶放凉。每100kg阿胶，用蛤粉30kg。成品性状：本品灰白色或灰褐色类圆球形，外无焦斑内无溏心，质地松泡。气微，味微甜。

6. 滑石粉炒

水蛭　将滑石粉用中火炒至灵活状态，投入水蛭，快速翻炒至鼓起，表面呈棕黄色至黑褐色时，出锅，筛去滑石粉后晾凉。每100kg水蛭，用滑石粉40kg。成品性状：本品呈棕黄色至黑褐色扁圆柱形，质地酥脆。气微腥。 图片6

【注意事项】

1. 药物炒制前要净制，分档。

2. 投入药物的时机要准确。

3. 注意火力的大小和温度的控制，砂炒一般用武火，其他加固体辅料炒一般用中火。

4. 注意观察药材的程度变化，出锅后要及时除去辅料。

5. 需要浸淬的药物需要及时趁热投入液体辅料中，否则达不到浸淬效果。

【思考题】

1. 麸炒法为什么需要预热到一定程度后投入麦麸？可以麦麸和药材同时投入锅内么？

2. 米炒斑蝥为什么以米的颜色变化作为炮制程度考察指标？

3. 砂炒时为何用武火加热？

【技能测试】

测试任务：麸炒山药（山药用量 100g）。

炮制方法：打开煤气灶开关，用中火对锅进行预热，投入少量麦麸试锅温，达到"麸下烟起"程度后将麸皮撒入热锅内，待冒烟时加入山药片，炒至山药表面微黄色，取出，筛去麸皮。

配分及评分标准

序号	考核内容	考核要点	配分	评分标准	扣分	得分
1	准备	器具洁净齐全、摆放合理	5	①器具要洁净，炒前未清洁炒药锅者，扣1分；②器具要一次准备齐全，操作过程中，每再准备一种器具，扣0.5分；③器具摆放不合理或摆放杂乱者扣1分		
2	称量	正确使用天平，准确称量大黄 100g	3	①称量前不归零者，扣1分；②操作完毕后不关机者，扣0.5分；③称量的质量不准确，扣1分		
		称取 10g 麦麸	2	称取错误扣2分		
3	炮制	锅预热	5	①不预热，或违反操作规程造成事故者，不得分；②中途因操作不当熄火者，扣1分；③投药前，未用合适的判断方法预测锅温者，扣1分		
		试锅温	2	①试锅温未将麦麸对角放入锅底者，扣1分；②未把握好"麸下烟起"的程度者，扣1分		
		撒麦麸	3	①未将麦麸均匀撒入锅底者，扣2分；②撒入麦麸动作不熟练者，扣1分		
		投药	3	①投药时机把握不准确者，不得分；②投药操作不熟练者，扣1分		
		中火加热	4	未用文火扣4分		
		翻炒动作娴熟，操作规范	5	①操作严重失误者，不得分；②中途熄火者，扣1分；③翻炒明显不熟练、不均匀者，扣1分；④翻炒时，饮片散落到台面上未拣回者，扣1分；⑤翻炒时，饮片散落到地面上者，扣1~2分		

续表

序号	考核内容	考核要点	配分	评分标准	扣分	得分
4	出锅	出锅及时；出锅后续处理得当。	3	①操作严重失误者，不得分；②未先熄火就出锅者，扣1分；③出锅后未及时筛去麦麸者，扣1分；④出锅后，炊帚等易燃物品放在铁锅内者，扣1分		
5	清场	按规程清洁器具，清理现场；饮片和器具归类放置	5	①器具未清洁者扣1分，清洁不彻底者扣0.5分；②器具未放回原始位置或摆放杂乱者，扣1分；③操作台面不整洁者，扣1分；④未关闭煤气罐阀门者，扣1分；⑤药屑未倒入垃圾桶者，扣1分		
6	炮制程度	均匀的淡黄色，偶有焦斑。	60	适中率95%以上，60分；适中率80%～95%，50分；适中率70%～80%，40分；适中率60%～70%，30分；适中率50%以下，不超过20分		
	合计		100			

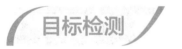 目标检测

答案解析

一、A 型题（请从 ABCDE 五个备选答案中选出一个最佳答案）

1. 山药用于治疗脾虚久泻，宜选用的炮制方法是（   ）

    A. 炒黄   B. 砂炒   C. 土炒   D. 炒炭   E. 炒焦

2. 为降低斑蝥毒性，采用的炮制方法为（   ）

    A. 土炒   B. 砂炒   C. 蛤粉炒

    D. 米炒   E. 滑石粉炒

3. 根据临床治疗需要，既可麸炒又可土炒的饮片是（   ）

    A. 芡实   B. 僵蚕   C. 枳壳   D. 白术   E. 薏苡仁

4. 土炒山药的炮制作用是（   ）

    A. 增强健脾和胃作用   B. 增强补脾止泻作用   C. 增强健脾消胀作用

    D. 增强补肾作用   E. 增强益肺润燥作用

5. 炮制阿胶珠宜选用的方法是（   ）

    A. 米炒   B. 砂炒   C. 土炒

    D. 蛤粉炒   E. 麸炒

二、B 型题（请从 ABCDE 五个备选答案中选出一个最佳答案）

    A. 河砂   B. 滑石粉   C. 稻米

    D. 灶心土   E. 蛤粉

1. 具有补中益气作用的炮制辅料是（   ）

2. 具有温中止泻作用的炮制辅料是 （　　　）

3. 具有化痰软坚作用的炮制辅料是 （　　　）

书网融合……

知识回顾　　微课1　　微课2　　微课3　　微课4　　微课5

微课6　　微课7　　微课8　　图片　　习题

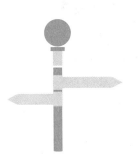

学习引导

明代陈嘉谟在《本草蒙筌》中指出："酒制升提，姜制发散，入盐走肾脏，仍仗软坚，用醋注肝经且资住痛……"。由此可见，生活中常见的酒、姜、醋等不仅可以用于烹饪美食，在中药材的炮制方面也起到了重要作用。那么为什么有的药需要用酒来炮制，有的药需要用醋或其他液体辅料来炮制？炮制的方法有哪些？炮制后药物会发生哪些改变？

本章主要介绍炙制技术（酒炙、醋炙、姜炙、盐炙、蜜炙、油炙）的操作方法、适用药物、注意事项和代表药物的炮制方法、成品性状及炮制作用。

📖 学习目标

1. **掌握**　炙制技术的概念；不同炙制技术的适用范围、操作方法、注意事项和炮制目的。
2. **熟悉**　大黄、白芍、当归、延胡索、芫花、柴胡、乳香、杜仲、黄柏、补骨脂、车前子、厚朴、甘草、麻黄、百部、百合、淫羊藿等药物的炮制方法、成品性状和炮制作用。
3. **了解**　延胡索、麻黄等药物的炮制原理。

将净制或切制后的药物，加入一定量的液体辅料拌炒，使液体辅料逐渐渗入药物组织内部的操作方法称为炙制技术，亦称为加液体辅料炒制技术。根据所用辅料不同，可分为酒炙、醋炙、盐炙、蜜炙、姜炙、油炙等。

药物吸入辅料经加热炒制后在性味、功效、作用趋向、归经和理化性质方面均可能发生某些变化，起到降低毒性、抑制偏性、增强疗效、矫臭矫味等作用，从而达到最大限度地发挥疗效。

炙制技术的操作流程有两种。

第一种：先加辅料后炒药。

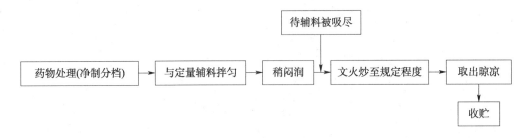

第二种：先炒药后加辅料。

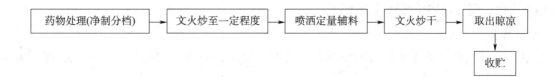

药物处理(净制分档) → 文火炒至一定程度 → 喷洒定量辅料 → 文火炒干 → 取出晾凉 → 收贮

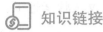

知识链接

炙制技术与加固体辅料炒制技术

炙制技术与加固体辅料炒制技术在操作方法上基本相似，但二者又有区别。加固体辅料炒制技术是用固体辅料，掩埋翻炒使药物受热均匀，或黏附表面共同入药；而炙制技术则用液体辅料，辅料渗入药物组织内，对药物产生辅助作用。加固体辅料炒的温度较高，一般用中火或武火，翻炒时间较短，药物炒至表面颜色变黄或加深，炒后辅料全部筛去；而炙制技术温度较低，一般用文火，翻炒时间较长，药物炒干为宜。

第一节　酒炙技术

PPT

将净选或切制后的药物加入一定量的酒拌炒至规定程度的操作方法，称为酒炙技术。

酒炙的主要目的：①改变药性，引药上行。如大黄、黄连等酒炙后，不仅能缓和寒性，并可借酒升提之力引药上行，清上焦邪热。②增强活血通络作用。如川芎、当归等酒炙后，酒与药物协同作用，并能增加有效成分的溶出率，增强疗效。③矫臭去腥。如乌梢蛇、紫河车等具有腥气的动物类药，经酒炙后可除去或减弱腥臭气味，便于服用。

一、操作方法

1. 先拌酒后炒药　此法适用于大多数需酒炙的药物，特别是质地坚实的根及根茎类中药，如大黄、白芍、牛膝等。

2. 先炒药后加酒　此法适用于少数质地疏松的中药，如五灵脂。

酒炙法所用的酒以黄酒为主。酒的用量：一般为每100kg药物用黄酒10～20kg。

二、注意事项

（1）加入一定量酒拌匀闷润过程中，容器上面应加盖，以免酒挥发。

（2）若酒的用量较少，不易与药物拌匀时，可先将酒加适量水稀释后，再与药物拌润。

（3）药物一般选用文火加热，勤加翻动，炒至近干、颜色加深时，即可出锅，晾凉。

大　黄

大黄始载于《神农本草经》，其炮制首见于汉代《金匮玉函经》。《中国药典》（2020 年版）载有大黄、酒大黄、熟大黄、大黄炭四种炮制品。

【处方用名】 大黄、生大黄、川军、酒军、酒大黄、醋大黄、熟军、熟大黄、大黄炭。

【来源】 本品为蓼科植物掌叶大黄 *Rheum palmatum* L. 唐古特大黄 *Rheum tanguticum* Maxim. ex Balf. 或药用大黄 *Rheum officinale* Baill. 的干燥根和根茎。秋末茎叶枯萎或次春发芽前采挖，除去细根，刮去外皮，切瓣或段，绳穿成串干燥或直接干燥。

【炮制方法】

1. **大黄** 取原药材，除去杂质，大小分开，洗净，捞出，润透，切厚片或小方块，晾干或低温干燥，筛去碎屑。

2. **酒大黄** 取大黄片，用黄酒喷淋拌匀，闷润，待酒被吸尽后，置炒制容器内，文火炒至近干、色泽加深，取出晾凉，筛去碎屑。

每100kg大黄片，用黄酒10kg。

3. **熟大黄** 取大黄块，用黄酒拌匀，闷润至酒被吸尽，装入炖药罐或适宜的蒸制容器内，隔水加热至大黄内外均呈黑色时，取出干燥。

每100kg大黄块，用黄酒30kg。

4. **大黄炭** 取大黄片，置炒制容器内，武火加热，炒至外表呈焦黑色、内部焦褐色，取出晾凉，筛去碎屑。

5. **醋大黄** 取净大黄片，用醋拌匀闷润，待醋被吸尽后，置炒制容器内，文火加热，炒干，取出晾凉，筛去碎屑。

每100kg大黄片，用醋15kg。

6. **清宁片** 取大黄片或块，置煮制容器内，加水超过药面，用武火加热，煮烂时，加入规定量的黄酒（100∶30）搅拌，再煮成泥状，取出晒干，粉碎后过100目筛。取其细粉，再与黄酒、炼蜜混合拌匀成团块状，置笼屉内蒸透，取出揉匀，搓成直径约14mm的圆条，于50～55℃下进行低温干燥，烘至七成干时，装入容器内，闷10天左右至内外湿度一致，手摸有挺劲，取出，切厚片，晾干，筛去碎屑。

每100kg大黄片或块，用黄酒75kg，炼蜜40kg。

【成品性状】

规格	形状	颜色	气味	质地
大黄	不规则类圆形厚片或块	黄棕色或棕褐色，切面黄棕色或淡红棕色	气清香，味苦微涩	质坚实
酒大黄	不规则类圆形厚片或块	表面深黄棕色，略有焦斑，断面呈浅棕色	略有酒气，味微苦	质坚实
熟大黄	不规则类圆形厚片或块	表面黑色	有特异的芳香气，味微苦	质坚实
大黄炭	不规则类圆形厚片或块	表面焦黑色，断面焦褐色	有焦香气，味苦涩	质轻而脆
醋大黄	不规则类圆形厚片或块	表面深棕色或棕褐色，断面浅棕色	略有醋香气	质坚实
清宁片	圆形厚片	表面乌黑色	有香气，味微苦甘	质坚实

【炮制作用】

1. **大黄** 味苦，性寒。归脾、胃、大肠、肝、心包经。具有泻下攻积，清热泻火，凉血解毒，逐瘀通经，利湿退黄的作用。用于实热积滞便秘，血热吐衄，目赤咽肿，痈肿疔疮，肠痈腹痛，瘀血经闭，产后瘀阻，跌打损伤，湿热痢疾，黄疸尿赤，淋证，水肿；外治烧烫伤。

2. **酒大黄** 酒炒后苦寒泻下作用稍缓，并借酒的升提之性，引药上行，善清上焦血分热毒。用于目赤咽肿，齿龈肿痛。

3. **熟大黄** 酒蒸后泻下缓和，有泻火解毒的作用，并能减轻腹痛的副作用，增强活血祛瘀之功。用于火毒疮疡，瘀血内停。

4. **大黄炭** 炒炭后泻下作用极微，并有凉血化瘀止血作用。用于血热有瘀出血证。

5. **醋大黄** 泻下作用减弱，以消积化瘀为主，多用于食积痞满，产后瘀滞，癥瘕癖积。

6. **清宁片** 泻下作用缓和，具缓泻而不伤气，逐瘀而不败正之功。用于饮食停滞，口干舌燥，大便秘结的年老、体弱、久病患者，可单用。

【贮藏】置干燥处。

黄 连

黄连始载于《神农本草经》，其炮制首见于唐代《千金翼》。《中国药典》（2020 年版）载有黄连、酒黄连、姜黄连和萸黄连四种炮制品。

【处方用名】黄连、川连、酒黄连、姜黄连、萸黄连。

【来源】本品为毛茛科植物黄连 *Coptis chinensis* Franch. 三角叶黄连 *Coptis deltoidea* C. Y. Cheng et Hsiao 或云连 *Coptis teeta* Wall. 的干燥根茎。以上三种分别习称"味连""雅连""云连"。秋季采挖，除去须根和泥沙，干燥，撞去残留须根。

【炮制方法】

1. **黄连** 取原药材，除去杂质，抢水洗净，大小条分开，洗净，润透，切薄片，干燥，筛去碎屑；或用时捣碎。

2. **酒黄连** 取黄连片，加入定量黄酒拌匀，闷润至酒被吸尽，置炒制容器内，用文火加热，炒干，取出放凉。

每 100kg 黄连片，用黄酒 12.5kg。

3. **姜黄连** 取黄连片，用姜汁拌匀，闷润至姜汁被吸尽，置炒制容器内，用文火加热，炒干，取出放凉。

每 100kg 黄连片，用生姜 12.5kg。

4. **萸黄连** 取吴茱萸，加水适量，煎煮半小时，去渣取汁拌入黄连片中，闷润至吴茱萸汁被吸尽，置炒制容器内，用文火加热，炒干，取出放凉。

每 100kg 黄连片，用吴茱萸 10kg。

【成品性状】

规格	形状	颜色	气味	质地
黄连	薄片或碎块	表面皮部棕色至暗棕色，木部金黄色或橙黄色，可见放射状纹理，髓部红棕色，有时中空；周边暗黄色	气微，味极苦	质坚硬
酒黄连	薄片或碎块	色泽加深	略有酒香气，味苦	质坚硬
姜黄连	薄片或碎块	表面棕黄色	略带姜的辛辣味，味苦	质坚硬
萸黄连	薄片或碎块	表面棕黄色	略带吴茱萸的辛辣味，味苦	质坚硬

【炮制作用】

1. **黄连** 味苦，性寒。归心、肝、胃、大肠经。具清热燥湿，泻火解毒的功能。用于湿热痞满，呕吐吞酸，泻痢，黄疸，高热神昏，心火亢盛，心烦不寐，心悸不宁，血热吐衄，目赤，牙痛，消渴，痈肿疔疮；外治湿疹，湿疮，耳道流脓。

2. 酒黄连 能借酒力引药上行，缓其寒性，善清上焦火热。用于目赤，口疮。

3. 姜黄连 能缓和其苦寒之性，善清胃和胃止呕。用于寒热互结，湿热中阻，痞满呕吐。

4. 萸黄连 抑制其苦寒之性，使黄连寒而不滞，具有舒肝和胃止呕的功能。用于肝胃不和，呕吐吞酸。

【贮藏】 置干燥处。

白 芍

白芍始载于《神农本草经》，其炮制首见于汉代《伤寒论》。《中国药典》（2020年版）载有白芍、炒白芍和酒白芍三种炮制品。

【处方用名】白芍、炒白芍、酒白芍、醋白芍、土炒白芍。

【来源】 本品为毛茛科植物芍药 *Paeonia lactiflora* Pall. 的干燥根。夏、秋二季采挖，洗净，除去头尾及细根，置沸水中煮后除去外皮或去皮后再煮，晒干。

【炮制方法】

1. 白芍 取原药材，除去杂质，大小条分开，洗净，润透，切薄片，干燥，筛去碎屑。

2. 炒白芍 取净白芍片，置炒制器具内，用文火加热，炒至表面微黄色，取出晾凉，筛去碎屑。

3. 酒白芍 取净白芍片，加入定量黄酒拌匀，在密闭的容器中闷润，待酒被吸尽后，置炒制器具内，文火加热，炒至微黄色，取出晾凉，筛去碎屑。

每100kg净白芍片，用黄酒10kg。

4. 醋白芍 取净白芍片，加入定量米醋拌匀闷润，待醋被吸尽后，置炒制器具内，文火加热，炒干，取出晾凉，筛去碎屑。

每100kg净白芍片，用醋15kg。

5. 土炒白芍 取定量土粉，置炒制器具内，用中火加热，炒至土呈灵活状态时，投入白芍片，炒至表面挂土色、微显焦黄色时，取出，筛去土粉，摊开晾凉。

每100kg净白芍片，用灶心土粉20kg。

【成品性状】

规格	形状	颜色	气味	质地
白芍	类圆形的薄片	表面淡棕红色或类白色	气微，味微苦、酸	质坚实
炒白芍	类圆形的薄片	表面微黄色或淡棕黄色，有的可见焦斑	气微香	质坚实
酒白芍	类圆形的薄片	表面微黄色或淡棕黄色，有的可见焦斑	微有酒香气	质坚实
醋白芍	类圆形的薄片	表面微黄色	微有醋气	质坚实
土炒白芍	类圆形的薄片	表面土黄色	微有土香气	质坚实

【炮制作用】

1. 白芍 味苦、酸，性微寒。归肝、脾经。具有养血调经，敛阴止汗，柔肝止痛，平抑肝阳的作用。生品长于养血敛阴、平抑肝阳；用于血虚萎黄，月经不调，自汗、盗汗，胁痛、腹痛、四肢挛痛，头痛眩晕等。

2. 炒白芍 白芍炒后药性缓和，以养血敛阴为主。用于肝旺脾虚的肠鸣腹痛、泄泻或泻痢日久。

3. 酒白芍 白芍酒炙后能降低酸寒之性，善于和中缓急。多用于胁肋疼痛，腹痛，尤其是产后腹痛。

4. 醋白芍 白芍醋炙后入肝经。有敛血，止血，疏肝解郁的作用。用于肝郁乳汁不通，尿血等。

5. 土白芍 借土气入脾，增强柔肝和脾，止泻的作用。适用于肝旺脾虚泄泻，腹痛腹泻。

【贮藏】 置干燥处，防蛀。

 知识链接

白芍的切制方法

白芍切片时，水洗后闷润至软切片，芍药苷含量最高，与生品无明显差异，水浸泡软化或水蒸气软化及水煮处理后的白芍，芍药苷含量最低。故白芍加工以水洗闷润切片或直接刮去外皮，而不用煮烫刮皮为佳。

当 归

当归始载于《神农本草经》，其炮制首见于南齐《刘涓子鬼遗方》。《中国药典》（2020年版）载有当归和酒当归两种炮制品。

【处方用名】 当归、秦归、全当归、酒当归、土炒当归、当归炭。

【来源】 本品为伞形科植物当归 *Angelica sinensis*（Oliv.）Diels 的干燥根。秋末采挖，除去须根及泥沙，待水分稍蒸发后，捆成小把，上棚，用烟火慢慢熏干。

【炮制方法】 微课 7.1

1. 当归（全当归） 取原药材，除去杂质，洗净，稍润，切薄片，晒干或低温干燥，筛去碎屑。

2. 酒当归 取净当归片，加入定量黄酒拌匀，在密闭的容器中闷润，待酒被吸尽后，置炒制器具内，文火加热，炒至深黄色或浅黄棕色，取出晾凉，筛去碎屑。

每100kg净当归片，用黄酒10kg。

3. 土炒当归 将土粉置炒制器具内，炒至灵活状态，投入净当归片，炒至当归片表面均匀挂上土粉时，取出，筛去土粉，摊开晾凉。

每100kg净当归片，用灶心土粉30kg。

4. 当归炭 取净当归片，置炒制器具内，用中火加热，炒至微黑色，取出，晾凉，筛去碎屑。

【成品性状】

规格	形状	颜色	气味	质地
当归	类圆形、椭圆形或不规则薄片	外表皮黄棕色至棕褐色。切面黄白色或淡棕黄色	香气浓郁，味甘、辛、微苦	质柔韧
酒当归	类圆形、椭圆形或不规则薄片	切面深黄色或浅棕黄色，略有焦斑	香气浓郁，并略有酒香气	质脆
土炒当归	类圆形、椭圆形或不规则薄片	表面土黄色，挂有土粉	具土香气	质脆
当归炭	类圆形、椭圆形或不规则薄片	表面黑褐色，断面灰棕色	气味减弱，并带涩味	质枯脆

【炮制作用】

1. **当归**　味甘、辛，性温。归肝、心、脾经。具有补血活血，调经止痛，润肠通便的作用。用于血虚萎黄，眩晕心悸，月经不调，经闭痛经，虚寒腹痛，风湿痹痛，跌扑损伤，痈疽疮疡，肠燥便秘等。

2. **酒当归**　当归酒炙后，能增强活血通经的作用。用于经闭痛经，风湿痹痛，跌扑损伤等。

3. **土炒当归**　当归土炒后，既能补血，又不滑肠。多用于血虚便溏，腹中时痛。

4. **当归炭**　当归炒炭后，以止血和血为主。用于崩漏，月经过多，血虚出血等。

【贮藏】　置通风干燥处，防霉，防蛀。

蕲　蛇

蕲蛇始载于《雷公炮炙论》，其炮制首先于《雷公炮炙论》。《中国药典》（2020 年版）载有蕲蛇、蕲蛇肉和酒蕲蛇三种炮制品。

【处方用名】　蕲蛇、大白花蛇、蕲蛇肉、酒蕲蛇。

【来源】　本品为蝰科动物五步蛇 *Agkistrodon acutus* （Guenther）的干燥体。多于夏、秋二季捕捉，剖开蛇腹，除去内脏，洗净，用竹片撑开腹部。盘成圆盘状，干燥后拆除竹片。

【炮制方法】

1. **蕲蛇**　取原药材，除去头、鳞片及灰屑，切成寸段，筛去碎屑。

2. **蕲蛇肉**　取蕲蛇，去头，用定量黄酒浸润，闷透，除去鳞、骨，干燥，筛去碎屑。

每 100kg 蕲蛇，用黄酒 20kg。

3. **酒蕲蛇**　取蕲蛇段，加入定量黄酒拌匀，在密闭的容器中闷润，待酒被吸尽后，置炒容器内，用文火加热，炒至黄色，取出晾凉。筛去碎屑。

每 100kg 蕲蛇段，用黄酒 20kg。

【成品性状】

规格	形状	颜色	气味	质地
蕲蛇	小段状	表面黑褐色或浅棕色，有鳞片痕；近腹部呈灰白色，内面腹壁黄白色	气腥，味微咸	质坚硬
蕲蛇肉	小段片状	黄白色	有酒香气，味微咸	肉条质地较硬，皮块质地较脆
酒蕲蛇	小段状	表面色泽加深	略有酒气，味微咸	质韧

【炮制作用】

1. **蕲蛇**　味甘、咸，性温；有毒，归肝经。生品气腥，不利于服用和粉碎，临床较少应用。具有祛风，通络，止痉的作用。用于风湿顽痹，麻木拘挛，中风口眼歪斜，半身不遂，抽搐痉挛，破伤风，麻风，疥癣。

2. **蕲蛇肉和酒蕲蛇**　经酒制后能增强祛风除湿，通络止痛的作用，并减少腥气，便于粉碎和制剂。用于风湿顽痹，肢体麻木，筋脉拘挛，中风口眼歪斜，半身不遂，破伤风，小儿急慢性惊风，抽搐痉挛，惊厥，麻风等。

【贮藏】　贮存于石灰缸内，或与花椒共贮，或喷少许酒精，密闭，置通风干燥处，防霉，防蛀。

丹　参

丹参始载于《神农本草经》，其炮制首见于唐代《备急千金要方》。《中国药典》（2020 年版）载有丹参和酒丹参两种炮制品。

【处方用名】 丹参、酒丹参。

【来源】 本品为唇形科植物丹参 *Salvia miltiorrhiza* Bge. 的干燥根及根茎。春、秋二季采挖，除去泥沙，干燥。

【炮制方法】

1. 丹参　取原药材，除去杂质及残茎，洗净，润透，切厚片，干燥，筛去碎屑。

2. 酒丹参　取丹参片，加入定量黄酒拌匀，稍闷润，待酒被吸尽后，置炒制容器内，用文火加热，炒干，取出晾凉。筛去碎屑。

每 100kg 丹参片，用黄酒 10kg。

【成品性状】

规格	形状	颜色	气味	质地
丹参	类圆形的厚片	片面红黄色或黄棕色，中心略黄，周边外表黯红棕色	气微，味微苦涩	质坚硬
酒丹参	类圆形的厚片	表面红褐色	略具酒香气	质坚硬

【炮制作用】

1. 丹参　味苦，性微寒。归心、肝经。具有活血祛瘀，通经止痛，清心除烦，凉血消痈的功能。用于胸痹心痛，脘腹胁痛，癥瘕积聚，热痹疼痛，心烦不眠，月经不调，痛经经闭，疮疡肿痛。

2. 酒丹参　酒制后，缓和寒凉之性，增强活血祛瘀、调经之功，并能通行血脉，善调妇女经脉不匀。多用于月经不调，血滞经闭，恶露不下，心胸疼痛，癥瘕积聚等。

【贮藏】 置通风干燥处，防霉，防蛀。

川　芎

川芎始载于《神农本草经》，其炮制首见于唐代《千金翼方》。《中国药典》（2020 年版）载有川芎一种炮制品。

【处方用名】 川芎、芎藭、酒川芎。

【来源】 本品为伞形科植物川芎 *Ligusticum chuanxiong* Hort. 的干燥根茎。夏季当茎上的节盘显著突出，并略带紫色时采挖，除去泥沙，晒后烘干，再去须根。

【炮制方法】

1. 川芎　取原药材，除去杂质，大小分开，洗净。用水泡至指甲能掐入外皮为度，取出，润透，切厚片，干燥，筛去碎屑。

2. 酒川芎　取川芎片，加入定量黄酒拌匀，稍闷润，待酒被吸尽后，置炒制容器内，用文火加热，炒至棕黄色时，取出晾凉，筛去碎屑。

每 100kg 川芎片，用黄酒 10kg。

【成品性状】

规格	形状	颜色	气味	质地
川芎	不规则的厚片	表面黄白色或灰黄色，散有黄棕色的小油点（油室）	气浓香，味苦辛，微甜	质坚实
酒川芎	不规则的厚片	色泽加深，偶见焦斑	略有酒气	质坚脆

【炮制作用】

1. 川芎　味辛，性温。归肝、胆、心包经。具有活血行气，祛风止痛的功能。用于胸痹心痛，胸胁刺痛，跌扑肿痛，月经不调，经闭痛经，癥瘕腹痛，头痛，风湿痹痛。

2. 酒川芎　经酒制后，能引药上行，增加活血、行气、止痛作用。多用于血瘀头痛，胸胁疼痛，月经不调，风寒湿痹等。

【贮藏】 置通风干燥处，防霉，防蛀。

乌梢蛇

乌梢蛇始载于《开宝本草》，其炮制首见于唐代《外台秘要》。《中国药典》（2020 年版）载有乌梢蛇、乌梢蛇肉和酒乌梢蛇三种炮制品。

【处方用名】 乌梢蛇、乌蛇、乌梢蛇肉、制乌梢蛇。

【来源】 本品为游蛇科动物乌梢蛇 *Zaocys dhumnades*（Cantor）的干燥体。多于夏、秋二季捕捉，剖开腹部或先剥皮留头尾，除去内脏，盘成圆盘状，干燥。

【炮制方法】

1. 乌梢蛇　取原药材，除去头、鳞片及灰屑，切寸段，筛去碎屑。

2. 乌梢蛇肉　取净乌梢蛇，用定量黄酒浸润，闷透，趁湿除去皮骨，切段，干燥，筛去碎屑。

每 100kg 净乌梢蛇，用黄酒 20kg。

3. 酒乌梢蛇　取净乌梢蛇段，加入定量黄酒拌匀，在密闭的容器中闷润，待酒被吸尽后，置炒制器具内，文火加热，炒至微黄色，取出晾凉。筛去碎屑。

每 100kg 净乌梢蛇段，用黄酒 20kg。

【成品性状】

规格	形状	颜色	气味	质地
乌梢蛇	段状	表面黑褐色或绿黑色，无光泽，切面黄白色或淡棕色	气腥，味淡	质坚硬
乌梢蛇肉	段状	淡黄色至黄褐色	气微腥，略有酒气	质脆
酒乌梢蛇	段状	棕褐色至黑色	略有酒气	质坚硬

【炮制作用】

1. 乌梢蛇　味甘，性平。归肝经。具有祛风，通络，止痉的作用。生品以祛风止痒，解痉为主；用于瘾疹瘙痒，小儿惊痫，破伤风等。

2. 酒乌梢蛇　酒制后增强祛风通络作用，并能矫臭、防腐，利于服用和贮存。用于风湿顽痹，麻木拘挛，中风口眼歪斜，半身不遂，抽搐痉挛，破伤风，麻风等。

【贮藏】 置干燥处，防潮，防蛀。

续　断

续断始载于《神农本草经》，其炮制首见于南北朝《雷公炮炙论》。《中国药典》（2020 年版）载有续断片、酒续断、盐续断三种炮制品。

【处方用名】 续断、川断、酒续断、盐续断。

【来源】 本品为川续断科植物川续断 *Dipsacus asper* Wall. ex Henry 的干燥根。秋季采挖，除去根头及须根，用微火烘至半干，堆置"发汗"至内部变绿色时，再烘干。

【炮制方法】

1. **续断片** 取原药材，除去杂质、洗净，润透，切厚片，干燥，筛去碎屑。

2. **酒续断** 取净续断片，加入定量黄酒拌匀，在密闭的容器中闷润，待酒被吸尽后，置炒制器具内，文火加热，炒至微带黑色时，取出晾凉，筛去碎屑。

每100kg净续断片，用黄酒10kg。

3. **盐续断** 取净续断片，加入定量食盐水拌匀，闷润，待盐水被吸尽后，置炒制器具内，用文火加热，炒干，取出晾凉。筛去碎屑。

每100kg净续断片，用食盐2kg。

【成品性状】

规格	形状	颜色	气味	质地
续断片	类圆形或椭圆形厚片	外表皮灰褐色至黄褐色，切面皮部墨绿色或棕褐色，木部灰黄色或黄褐色，形成层部位多有深色环	气微，味苦、微甜而涩	质坚韧
酒续断	类圆形或椭圆形厚片	表面浅黑色或灰褐色	略有酒香气	质坚脆
盐续断	类圆形或椭圆形厚片	表面黑褐色	味微咸	质坚脆

【炮制作用】

1. **续断片** 味苦、辛，性微温。归肝、肾经。具有补肝肾，强筋骨，续折伤，止崩漏的作用。用于肝肾不足，腰膝酸软，风湿痹痛，跌扑损伤，筋伤骨折，崩漏，胎漏等。

2. **酒续断** 酒炙后能增强通血脉，续筋骨，止崩漏的作用。多用于风湿痹痛，跌扑损伤，筋伤骨折等。

3. **盐续断** 盐炙后能引药下行，增强补肝肾，强腰膝作用。多用于肝肾不足，腰膝酸软等。

【贮藏】 置干燥处，防蛀。

地 龙

地龙始载于《神农本草经》，其炮制首先于宋代《重修政和经史证类备用本草》。《中国药典》（2020年版）载有地龙一种炮制品。

【处方用名】 地龙、酒地龙。

【来源】 本品为钜蚓科动物参环毛蚓 *Pheretima aspergillum*（E. Perrier）、通俗环毛蚓 *Pheretima vulgaris* Chen、威廉环毛蚓 *Pheretima guillelmi*（Michaelsen）或栉盲环毛蚓 *Pheretima pectinifera* Michaelsen 的干燥体。前一种习称"广地龙"，后三种习称"沪地龙"。广地龙春季至秋季捕捉，沪地龙夏季捕捉，及时剖开腹部，除去内脏及泥沙，洗净，晒干或低温干燥。

【炮制方法】

1. **地龙** 取原药材，除去杂质、洗净，切段，干燥，筛去碎屑。

2. **酒地龙** 取净地龙段，加入定量黄酒拌匀，稍闷润，待酒被吸尽后，置炒制器具内，文火加热，炒至表面呈棕色时，取出，晾凉。

每100kg地龙段，用黄酒12.5kg。

3. **滑石粉炒地龙** 取滑石粉适量，置炒制器具内，用中火加热，炒至灵活状态时，投入净地龙段，翻炒至发泡鼓起，取出，筛去滑石粉，晾凉。

【成品性状】

规格	形状	颜色	气味	质地
广地龙	薄片状小段，边缘略卷	背部棕褐色至紫灰色，腹部浅黄棕色	气腥，味微咸	体轻，略呈革质，质韧不易折断
沪地龙	不规则碎块	表面灰褐色或灰棕色	气腥，味微咸	体轻，质脆易折断，肉薄
酒地龙	形如广地龙或沪地龙	表面色泽加深，偶有焦斑	略具酒气	质地酥脆
滑石粉炒地龙	鼓胀发泡	黄白色	气微腥	质酥脆

【炮制作用】

1. 地龙 味咸，性寒。归肝、脾、膀胱经。具有清热定惊，通络，平喘，利尿的功能。用于高热神昏，惊痫抽搐，关节痹痛，肢体麻木，半身不遂，肺热咳喘，水肿尿少。

2. 酒地龙 酒炙后由于粉碎和解腥矫味，便于内服外用，又可增强通经活络作用，用于偏正头痛，寒湿痹痛，骨折肿痛。

3. 滑石粉炒地龙 滑石粉炒后质地松泡酥脆，矫正臭味，便于煎制服用。

【贮藏】 置通风干燥处，防霉，防蛀。

仙 茅

仙茅始载于《雷公炮炙论》，其炮制首先于《雷公炮炙论》。《中国药典》（2020年版）载有仙茅一种炮制品。

【处方用名】 仙茅、酒仙茅

【来源】 本品为石蒜科植物仙茅 *Curculigo orchioides* Gaertn. 的干燥根茎。秋、冬二季采挖，除去根头和须根，洗净，干燥。

【炮制方法】

1. 仙茅 取原药材，除去杂质，洗净，稍润，切段，干燥，筛去碎屑。

2. 酒仙茅 取净仙茅段，加入定量黄酒拌匀，稍闷润，待酒被吸尽后，置炒制器具内，文火加热，炒干，取出晾凉，筛去碎屑。

每100kg仙茅段，用黄酒10kg。

【成品性状】

规格	形状	颜色	气味	质地
仙茅	类圆形或不规则形的厚片或段	表面棕色，或褐色，切面灰白色或棕褐色，有多数棕色小点，中间有深色环纹	气微香，味微苦、辛	质硬而脆，易折断
酒仙茅	类圆形或不规则形的厚片或段	表面色泽加深	微有酒香气	质硬而脆，易折断

【炮制作用】

1. 仙茅 味辛，性热；有毒。归肾、肝、脾经。具有补肾阳，强筋骨，祛寒湿作用。用于阳痿精冷，筋骨痿软，腰膝冷痛，阳虚冷泻。

2. 酒仙茅 酒炙后，可降低毒性，增强补肾阳、强筋骨、祛寒湿作用。

【贮藏】 置干燥处，防霉，防蛀。

蟾 酥

《药性本草》载有蟾酥眉脂，蟾酥之名见于《本草衍义》，其炮制首见于宋代《太平圣惠方》。《中国药典》（2020年版）载有蟾酥粉一种炮制品。

【处方用名】 蟾酥、酒蟾酥

【来源】 本品为蟾蜍科动物中华大蟾蜍 *Bufo bufo gargarizans* Cantor 或黑眶蟾蜍 *Bufo melanostictus* Schneider 的干燥分泌物。多于夏、秋二季捕捉蟾蜍，洗净，挤取耳后腺及皮肤腺的白色浆液，加工，干燥。

【炮制方法】

1. 蟾酥粉 取蟾酥块捣碎，加入定量白酒浸渍，时常搅动至呈稠膏状，干燥，粉碎。或取蟾酥块，蒸软，切薄片，烤脆后，研为细粉。

每10kg净蟾酥，用白酒20kg。

2. 乳蟾酥 取蟾酥块捣碎，加入定量鲜牛奶浸渍，时常搅动至呈稠膏状，干燥，粉碎。

每10kg净蟾酥，用鲜牛奶20kg。

【成品性状】

规格	形状	颜色	气味	质地
蟾酥粉	粉末	棕黄色至棕褐色	气微腥，具强烈刺激性，嗅之作嚏，味初甜而后有持久的麻辣感	质松散
乳蟾酥	粉末	灰棕色	气味及刺激性较蟾酥粉弱	质酥易碎

【炮制作用】

1. 蟾酥粉 味辛，性温；有毒。归心经。具有解毒，止痛，开窍醒神的作用。蟾酥有毒，作用峻烈，多制成丸散剂内服或外用。酒制后能降低毒性，便于粉碎，减少粉尘刺激，增强辛散开窍、消肿止痛作用。用于痈疽疔疮，咽喉肿痛，中暑神昏，痧胀腹痛吐泻。

2. 乳蟾酥 用鲜牛奶制后，能降低毒性，便于粉碎，减少粉尘刺激。

【贮藏】 置干燥处，防潮。按医疗用毒性药品管理。

牛 膝

牛膝始载于《神农本草经》，其炮制首见于汉代《华氏中藏经》。《中国药典》（2020年版）载有牛膝和酒牛膝两种炮制品。

【处方用名】 牛膝、怀牛膝、酒牛膝、盐牛膝。

【来源】 本品为苋科植物牛膝 *Achyranthes bidentata* Bl. 的干燥根。冬季茎叶枯萎时采挖，除去须根及泥沙，捆成小把，晒至干皱后，将顶端切齐，晒干。

【炮制方法】

1. 牛膝 取原药材，除去杂质，洗净，润透，除去残留的芦头，切段，晒干或低温干燥，筛去碎屑。

2. 酒牛膝 取净牛膝段，加入定量黄酒拌匀，在密闭的容器中闷润，待酒被吸尽后，置炒制器具内，文火加热，炒干，取出晾凉，筛去碎屑。

每100kg净牛膝段，用黄酒10kg。

3. 盐牛膝 取净牛膝段，加入定量食盐水拌匀，闷润，待盐水被吸尽后，置炒制器具内，用文火加热，炒干，取出晾凉。筛去碎屑。

每100kg净牛膝段，用食盐2kg。

【成品性状】

规格	形状	颜色	气味	质地
牛膝	圆柱形小段	外表皮灰黄色或淡棕色，切面平坦，淡棕色或棕色	气微，味微甜而稍苦涩	质硬脆，易折断，受潮变软
酒牛膝	圆柱形小段	表面色略深，偶见焦斑	微有酒香气	质硬脆
盐牛膝	圆柱形小段	表面色略深，偶见焦斑	微有咸味	质硬脆

【炮制作用】

1. **牛膝**　味苦、甘、酸，性平。归肝、肾经。具有逐瘀通经，补肝肾，强筋骨，利尿通淋，引血下行的作用。生品长于活血祛瘀，引血下行；用于闭经，痛经，腰膝酸痛，筋骨无力，淋证，水肿，头痛，眩晕，牙痛，口疮，吐血，衄血等。

2. **酒牛膝**　酒炙后，增强活血祛瘀，通经止痛作用。多用于风湿痹痛，肢体活动不利。

3. **盐牛膝**　盐炙后，能引药入肾，增强补肝肾，强筋骨，利尿通淋的作用。用于肾虚腰痛，月水不利，湿热痹痛等。

【贮藏】　置阴凉干燥处，防潮。

 知识链接

樟帮独特的炙制技术

江西樟帮、建昌帮、北京天津地区的京帮是全国三大药帮主流流派，各帮中药材炮制技术和饮片具有鲜明的地方特色，其中樟帮与其他地区使用黄酒和白酒不同。樟帮酒炒以糯米甜酒为主，酒洗以白酒为主，酒蒸用封缸酒。此外，樟帮独创鳖血炙柴胡，既有升浮之性，又兼清热、截疟之功，适用于骨蒸劳热及疟疾引起的肝脾肿大患者。

PPT

第二节　醋炙技术

将净选或切制后的药物加入一定量的米醋拌炒至规定程度的操作方法，称为醋炙技术。

醋炙的主要目的：①引药入肝，增强活血止痛的作用。如乳香、没药、莪术等药物醋炙后可增强活血散瘀的作用；柴胡、香附、延胡索等醋炙后可增强疏肝止痛的作用。②降低毒性，缓和药性。如芫花、甘遂等峻下逐水药，醋炙后能降低毒性，缓和峻下作用。③矫臭矫味。如乳香、没药、五灵脂等具有特殊气味的药物，经醋炙后不但可增强活血散瘀作用，而且能矫正不良气味，便于服用。

一、操作方法

1. **先拌醋后炒药**　适用于大多数需醋炙的药物，如甘遂、芫花、柴胡、三棱等。

2. **先炒药后加醋**　适用于树脂类和动物粪便类中药，如乳香、没药、五灵脂等。

醋炙法所用米醋的用量：一般为每100kg药物，用米醋20~30kg。

二、注意事项

（1）醋炙前药材应大小分档。

（2）若醋的用量较少，不易与药物拌匀时，可加适量水稀释后，再与药物拌匀。

（3）药物醋炙时，火力不宜过大，一般用文火，勤加翻动，取出后要摊开晾干。

（4）树脂类和动物粪便类药物，宜采用先炒药后加醋的方法，且出锅要快，否则易粘结成块，或呈松散碎块，致使炒制时受热不均匀，炒不透或出现炒焦现象。

甘　遂

甘遂始载于《神农本草经》，其炮制首见于南北朝《雷公炮炙论》。《中国药典》（2020年版）载有生甘遂和醋甘遂两种炮制品。

【处方用名】 甘遂、炙甘遂、醋甘遂。

【来源】 本品为大戟科植物甘遂 *Euphorbia kansui* T. N. Liou ex T. P. Wang 的干燥块根。春季开花前或秋末茎叶枯萎后采挖，撞去外皮，晒干。

【炮制方法】

1. 生甘遂 取原药材，除去杂质、洗净，晒干。

2. 醋甘遂 取净甘遂，加入定量醋拌匀，闷润至醋被吸尽后，置炒制器具内，文火加热，炒至微干，取出晾凉。用时捣碎。

每100kg净甘遂，用米醋30kg。

【成品性状】

规格	形状	颜色	气味	质地
甘遂	椭圆形、长圆柱形或连珠形	表面类白色或黄白色，凹陷处有棕色外皮残留，断面白色	气微，味微甘而辣	质脆，易折断
醋甘遂	椭圆形、长圆柱形或连珠形	表面黄色至棕黄色，有的可见焦斑	微有醋香气	质脆，易折断

【炮制作用】

1. 生甘遂 味苦，性寒；有毒。归肺、肾、大肠经。具有泄水逐饮的作用。生甘遂药力峻烈，临床多入丸、散剂用；主要用于水肿胀满，胸腹积水，痰饮积聚，气逆咳喘，二便不利，风痰癫痫，痈肿疮毒。

2. 醋甘遂 醋炙后降低毒性，缓和泻下作用。用于腹水胀满，痰饮积聚，气逆喘咳，风痰癫痫等。

【贮藏】 置通风干燥处，防蛀。生品按医疗用毒性药品管理。

延胡索

延胡索始载于《雷公炮炙论》，其炮制首见于南北朝《雷公炮炙论》。《中国药典》（2020年版）载有延胡索和醋延胡索两种炮制品。

【处方用名】 延胡索、醋延胡索、酒延胡索。

【来源】 本品为罂粟科植物延胡索 *Corydalis yanhusuo* W. T. Wang 的干燥块茎。夏初茎叶枯萎时采挖，除去须根，洗净，置沸水中煮至恰无白心时，取出，晒干。

【炮制方法】

1. 延胡索 取原药材，除去杂质，大小分开，洗净，稍浸，润透，切厚片，干燥，筛去碎屑；或洗净，干燥，用时捣碎。

2. 醋延胡索

（1）取净延胡索或延胡索片，加入定量醋拌匀，闷润至醋被吸尽后，置炒制器具内，文火加热，炒干，取出晾凉，筛去碎屑。

（2）取净延胡索，加入定量醋和适量饮用水（以与药面平为宜），置煮制器具内，用文火加热，煮至透心、醋液被吸尽时，取出，晾至六成干，切厚片，晒干后筛去碎屑；或干燥后捣碎。

每100kg净延胡索，用米醋20kg。

3. 酒延胡索 取延胡索片，加入定量的黄酒拌匀，密闭闷润至酒被吸尽后，置炒制器具内，用文火加热，炒干，取出晾凉，筛去碎屑。

每100kg净延胡索片，用黄酒15kg。

【成品性状】

规格	形状	颜色	气味	质地
延胡索	不规则圆形厚片	外表皮黄色或黄褐色，切面黄色，角质样，具蜡样光泽	气微，味苦	质硬而脆
醋延胡索	不规则圆形厚片	表面和切面黄褐色	微具醋香气	质较硬
酒延胡索	不规则圆形厚片	表面和切面黄褐色	微具酒香气	质较硬

【炮制作用】

1. 延胡索 味辛、苦，性温。归肝、脾经。具有活血，行气，止痛的作用。生品中所含的止痛成分难于煎出，效果欠佳，故临床多用醋制品。

2. 醋延胡索 醋炙后能提高有效成分的煎出率，增强行气止痛作用。广泛用于身体各部位的多种疼痛证候，如胸胁、脘腹疼痛，经闭痛经，产后瘀阻腹痛，跌扑肿痛等。

3. 酒延胡索 以活血、祛瘀、止痛为主。用于心血瘀滞所致的胸痛、胸闷、心悸，跌扑肿痛，瘀血疼痛。

【贮藏】 置干燥处，防蛀。

 知识链接

延胡索的现代研究

延胡索含多种生物碱，其中延胡索甲素、延胡索乙素和延胡索丑素具有明显的止痛作用，尤以延胡索乙素的作用最强。实验证明，延胡索经醋炙后，其水煎液中总生物碱含量显著增加。药理实验表明，延胡索生物碱含量的高低与止痛效力成正比。

延胡索中季胺碱（如去氢延胡索甲素等）是治疗冠心病的有效成分，可增强小鼠耐低氧能力，增加心肌营养性血流量，对缺血性心肌有保护作用。加热醋炒使季胺碱含量下降，以上作用减弱，所以在治疗冠心病时，以用延胡索生品为佳。

乳　香

乳香始载于《名医别录》，其炮制首见于唐代《经效产宝》。《中国药典》（2020年版）载有醋乳香一种炮制品。

【处方用名】乳香、炒乳香、炙乳香、醋乳香。

【来源】本品为橄榄科植物乳香树 *Boswellia carterii* Birdw. 及同属植物 *Boswellia bhaw - dajiana* Birdw. 树皮渗出的树脂。分为索马里乳香和埃塞俄比亚乳香，每种乳香又分为乳香珠和原乳香。

【炮制方法】 📱 微课 7.2

1. 乳香　取原药材，除去杂质，将大块者砸碎。

2. 醋乳香　取大小一致的净乳香，置炒制器具内，文火加热，炒至冒烟，表面微熔，喷淋定量的醋，边喷边炒至表面呈油亮光泽时，取出，摊开晾凉。

每100kg净乳香，用米醋5kg。

3. 炒乳香　取大小一致的净乳香，置炒制器具内，用文火加热，炒至冒烟，表面熔化显油亮光泽时，取出，摊开晾凉。

【成品性状】

规格	形状	颜色	气味	质地
乳香	长卵形滴乳状、类圆形颗粒或黏合成大小不等的不规则块状	表面黄白色，半透明，被有黄白色粉末	气香，味微苦	质坚脆，有黏性
醋乳香	长卵形滴乳状、类圆形颗粒或黏合成大小不等的不规则块状	表面深黄色，显油亮光泽	略有醋气	质坚脆
炒乳香	长卵形滴乳状、类圆形颗粒或黏合成大小不等的不规则块状	表面油黄色，微透明	具特异香气	质坚脆

【炮制作用】

1. 乳香　生品味辛、苦，性温。归心、肝、脾经。具有活血定痛，消肿生肌的作用。用于胸痹心痛，胃脘疼痛，痛经经闭，产后瘀阻，癥瘕腹痛，风湿痹痛，筋脉拘挛，跌打损伤，痈肿疮疡。生品气味辛烈，对胃有较强的刺激性，容易引起呕吐。

2. 醋乳香　醋炙后能增强其活血止痛、收敛生肌的作用，且除去部分挥发油，缓和刺激性，矫正其不良气味，利于服用，便于粉碎。用于心腹疼痛，痈疽肿痛。

3. 炒乳香　作用与醋乳香基本相同，但偏于活血。用于治疗产后瘀滞不净，攻刺心腹作痛等。

【贮藏】置阴凉干燥通风处。防潮。

香　附

香附始载于《名医别录》，其炮制首见于唐代《仙授理伤续断秘方》。《中国药典》（2020年版）载有香附和醋香附两种炮制品。

【处方用名】香附、炙香附、醋香附、四制香附、酒香附、香附炭。

【来源】本品为莎草科植物莎草 *Cyperus rotundus* L. 的干燥根茎。秋季采挖，燎去毛须，置沸水中略煮或蒸透后晒干，或燎后直接晒干。

【炮制方法】

1. 香附　取原药材，除去毛须及杂质，碾成绿豆大颗粒；或润透后切厚片，干燥，筛去碎屑。

2. 醋香附

（1）取净香附颗粒或片，加入定量醋拌匀，闷润至醋被吸尽后，置炒制器具内，文火加热，炒干，取出晾凉，筛去碎屑。

（2）取净香附，加入定量的醋，再加与醋等量的水，共煮至醋液被基本吸尽，再蒸5小时，闷润片刻，取出微晾，切厚片，干燥后筛去碎屑；或取出干燥后，碾成绿豆大颗粒。

每100kg净香附，用米醋20kg。

3. 四制香附　取净香附颗粒或片，加入定量的生姜汁、醋、黄酒、食盐水拌匀，闷润，待汁液被吸尽后，用文火炒干，取出晾凉。筛去碎屑。

每100kg净香附颗粒或片，用生姜5kg（取汁），米醋、黄酒各10kg，食盐2kg（饮用水溶化）。

4. 酒香附　取净香附颗粒或片，加入定量的黄酒拌匀，密闭闷润，待酒被吸尽后，置炒制器具内，用文火炒干，取出晾凉，筛去碎屑。

每100kg净香附颗粒或片，用黄酒20kg。

5. 香附炭　取净香附，大小分档，置炒制器具内，用中火加热，炒至表面焦黑色、内部焦褐色。有火星时及时喷淋适量饮用水，熄灭火星，取出晾凉。筛去碎屑。

【成品性状】

规格	形状	颜色	气味	质地
香附	不规则厚片或颗粒状	外表皮棕褐色或黑褐色，切面色白或黄棕色	气香，味微苦	质硬
醋香附	不规则厚片或颗粒状	表面黑褐色	微有醋香气，味微苦	质硬
四制香附	不规则厚片或颗粒状	表面深棕褐色，内部黄褐色	清香气	质硬
酒香附	不规则厚片或颗粒状	表面黑褐色	略具酒气	质硬
香附炭	不规则厚片或颗粒状	表面焦黑色，内部焦褐色	气焦香，味苦涩	质脆，易碎

【炮制作用】

1. 香附　味辛、微苦、微甘，性平。归肝、脾、三焦经。具有疏肝解郁，理气宽中，调经止痛的作用。生品以理气解郁为主；用于肝郁气滞，胸胁胀痛，疝气疼痛，乳房胀痛，脾胃气滞，脘腹痞闷，胀满疼痛，月经不调，经闭痛经等。

2. 醋香附　醋炙后专入肝经，增强疏肝止痛作用，并能消积化滞。用于寒凝气滞之胃脘疼痛，伤食腹痛等。

3. 酒香附　酒炙后能通经脉，散结滞。多用于寒疝腹痛等。

4. 四制香附　以行气解郁，调经散结为主。多用于治疗胁痛，痛经，月经不调等。

5. 香附炭　味苦、涩，性温。多用于治妇女崩漏不止等。

【贮藏】 置阴凉干燥处，防蛀。

柴　胡

柴胡始载于《神农本草经》，其炮制首见于南北朝《雷公炮炙论》。《中国药典》（2020年版）载有北（南）柴胡和醋北（南）柴胡两种炮制品。

【处方用名】 柴胡、炙柴胡、醋柴胡。

【来源】 本品为伞形科植物柴胡 *Bupleurum chinense* DC. 或狭叶柴胡 *Bupleurum scorzonerifolium* Willd.

的干燥根。按性状不同，分别习称"北柴胡"及"南柴胡"。春、秋二季采挖，除去茎叶和泥沙，干燥。

【炮制方法】

1. 北柴胡　除去杂质及残茎，洗净，润透，切厚片，干燥。筛去碎屑。

2. 南柴胡　除去杂质，洗净，润透，切厚片，干燥。筛去碎屑。

3. 醋北（南）柴胡　取北柴胡片，加入定量醋拌匀，闷润至醋被吸尽后，置炒制器具内，文火加热，炒干，取出晾凉。筛去碎屑。

每100kg净北（南）柴胡片，用米醋20kg。

【成品性状】

规格	形状	颜色	气味	质地
北柴胡	不规则厚片	外表皮黑褐色或浅棕色，切面淡黄白色，纤维性	气微香味微苦	质硬
南柴胡	类圆形或不规则片	周边红棕色或黑棕色，切面黄白色	具败油气	质稍软，易折断
醋北柴胡	不规则厚片	表面淡棕黄色	微有醋香气，味微苦	质硬
醋南柴胡	类圆形或不规则片	较南柴胡色泽加深	微有醋香气	质稍软，易折断

【炮制作用】

1. 柴胡　味辛、苦，性微寒。归肝、胆、肺经。具有疏散退热，疏肝解郁，升举阳气的作用。用于感冒发热，寒热往来，胸胁胀痛，月经不调，子宫脱垂，脱肛。生品升散作用较强；多用于解表退热。

2. 醋柴胡　醋炙后能缓和其升散之性，增强疏肝止痛的作用。多用于肝郁气滞的胸胁胀痛、腹痛和月经不调等。

【贮藏】　置通风干燥处，防蛀。

 知识链接

柴胡的现代研究

实验表明，柴胡生品挥发油含量高，解表退热作用强；醋制后挥发油含量下降，不具解热作用，但柴胡皂苷含量高，疏肝止痛的作用强。所以临床上解表退热多用生柴胡，疏肝止痛多用醋柴胡。

芫　花

芫花始载于《神农本草经》，其炮制首见于汉代《金匮玉函经》。《中国药典》（2020年版）载有芫花和醋芫花两种炮制品。

【处方用名】　芫花、炙芫花、醋芫花。

【来源】　本品为瑞香科植物芫花 *Daphne genkwa* Sieb. et Zucc. 的干燥花蕾。春季花未开放时采收，除去杂质，干燥。

【炮制方法】

1. 芫花　取原药材，除去杂质及梗、叶，筛去灰屑。

2. 醋芫花　取净芫花，加入定量醋拌匀，闷润至醋被吸尽后，置炒制器具内，文火加热，炒至微干，取出干燥，筛去碎屑。

每 100kg 净芫花，用米醋 30kg。

【成品性状】

规格	形状	颜色	气味	质地
芫花	呈棒槌状，多弯曲	花被筒表面淡紫色或灰绿色	味甘、微辛	质软
醋芫花	呈棒槌状，多弯曲	表面微黄色	微有醋香气	质软

【炮制作用】

1. 芫花 味苦、辛，性温；有毒。归肺、脾、肾经。具有泻水逐饮的作用。生芫花有毒，峻泻逐水力较猛，较少内服；外用杀虫疗疮。用于水肿胀满，胸腹积水，痰饮聚积，气逆咳喘，二便不利；外治疥癣秃疮，痈肿，冻疮。

2. 醋芫花 醋炙后降低毒性，缓和泻下作用和腹痛症状。多用于水肿胀满，胸腹积水，痰饮积聚，气逆喘咳，二便不利等。

【贮藏】 置通风干燥处，防霉，防蛀。

没 药

没药始载于《开宝本草》，其炮制首见于唐代《经效产宝》。《中国药典》（2020 年版）载有醋没药一种炮制品。

【处方用名】 没药、炒没药、炙没药、醋没药。

【来源】 本品为橄榄科植物地丁树 *Commiphora myrrha* Engl. 或哈地丁树 *Commiphora molmol* Engl. 的干燥树脂。分为天然没药和胶质没药。

【炮制方法】

1. 没药 取原药材，除去杂质，捣碎或剁碎。

2. 醋没药 取净没药，大小分档，置炒制器具内，文火加热，炒至冒烟、表面微熔，喷淋定量的醋，再炒至表面呈油亮光泽时，取出，摊开晾凉。

每 100kg 净没药，用米醋 5kg。

3. 炒没药 取净没药，大小分档，置炒制器具内，文火加热，炒至冒烟，表面呈油亮光泽时，取出，摊开晾凉。

【成品性状】

规格	形状	颜色	气味	质地
没药	颗粒状或不规则碎块状	红棕色或黄棕色	具特异香气，味苦而微辛	质坚脆
醋没药	颗粒状或不规则碎块状	表面棕褐色或黑褐色，有光泽	具特异香气，略具醋香气	质坚脆
炒没药	颗粒状或不规则碎块状	表面黑褐色或棕黑色，有光泽	气微香	质坚脆

【炮制作用】

1. 没药 味辛、苦，性平。归心、肝、脾经。具有散瘀定痛，消肿生肌的作用。用于胸痹心痛，胃脘疼痛，痛经经闭，产后瘀阻，癥瘕腹痛，风湿痹痛，跌打损伤，痈肿疮疡。生品气味浓烈，对胃有一定的刺激性，容易引起恶心、呕吐。

2. 醋没药　醋制后能矫正不良气味，缓和刺激性，便于服用，易于粉碎。增强活血止痛、收敛生肌的作用。用于经闭，痛经，脘腹疼痛，跌打伤痛，痈疽肿痛。

3. 炒没药　炒后缓和其刺激性，便于粉碎，矫正不良气味。

【贮藏】置阴凉干燥通风处，防潮。

商　陆

商陆始载于《神农本草经》，其炮制首见于南北朝《雷公炮炙论》。《中国药典》（2020年版）载有生商陆和醋商陆两种炮制品。

【处方用名】生商陆、醋商陆。

【来源】本品为商陆科植物商陆 *Phytolacca acinosa* Roxb. 或垂序商陆 *Phytolacca americana* L. 的干燥根。秋季至次春采挖，除去须根和泥沙，切成块或片，晒干或阴干。

【炮制方法】

1. 生商陆　取原药材，除去杂质、洗净，润透，切厚片或块，干燥，筛去碎屑。

2. 醋商陆　取净商陆片，加入定量醋拌匀，闷润至醋被吸尽，置炒制器具内，文火加热，炒干，取出晾凉。筛去碎屑。

每100kg净商陆片，用米醋30kg。

【成品性状】

规格	形状	颜色	气味	质地
生商陆	不规则块片	切面浅黄棕色或黄白色，周边灰黄色或灰棕色	味稍甜，久嚼麻舌	质硬
醋商陆	不规则块片	表面黄棕色	微有醋香气，味稍甜，久嚼麻舌	质硬

【炮制作用】

1. 生商陆　味苦，性寒；有毒。归肺、脾、肾、大肠经。具有逐水消肿，通利二便的作用；外用解毒散结。用于水肿胀满，二便不通；外治痈肿疮毒。

2. 醋商陆　醋制后降低毒性，缓和峻泻作用，以逐水消肿为主。多用于水肿胀满。

【贮藏】置干燥处，防霉，防蛀。

三　棱

三棱始载于《本草拾遗》，其炮制首见于唐代《经效产宝》。《中国药典》（2020年版）载有三棱和醋三棱两种炮制品。

【处方用名】三棱、炙三棱、醋三棱。

【来源】本品为黑三棱科植物黑三棱 *Sparganium stoloniferum* Buch. - Ham. 的干燥块茎。冬季至次年春采挖，洗净，削去外皮，晒干。

【炮制方法】

1. 三棱　取原药材，除去杂质，大小分档，浸泡，润透，切薄片，干燥。

2. 醋三棱　取净三棱片，加入定量醋拌匀，闷润至醋被吸尽，置炒制器具内，文火加热，炒干，取出晾凉。筛去碎屑。

每100kg净三棱片，用米醋15kg。

【成品性状】

规格	形状	颜色	气味	质地
三棱	呈类圆形的薄片	外表皮灰棕色，切面灰白色或黄白色	气微，味淡，嚼之微有麻辣感	质坚实
醋三棱	呈类圆形的薄片	切面黄色至黄棕色，偶见焦黄斑	微有醋香气	质坚实

【炮制作用】

1. 三棱 味辛、苦，性平。归肝、脾经。具有破血行气，消积止痛的作用。生品为血中气药，破血、行气、消积作用较强；用于癥瘕痞块，痛经，瘀血经闭，胸痹心痛，食积胀痛等。

2. 醋三棱 醋炙后主入血分，增强其破瘀散结、止痛的作用。用于瘀滞经闭腹痛，癥瘕结聚，心腹疼痛，胁下胀痛等。

【贮藏】 置通风干燥处，防蛀。

五灵脂

五灵脂始载于《开宝本草》，其炮制首见于宋代《太平圣惠方》。《中国药典》（2020年版）四部收载该品种。

【处方用名】 五灵脂、醋五灵脂、酒五灵脂。

【来源】 本品为鼯鼠科动物复齿鼯鼠 *Trogopterus xanthipes* Milne-Edwards 的干燥粪便。全年均可采收，除去杂质，干燥。

【炮制方法】

1. 五灵脂 取原药材，除去杂质及灰屑；灵脂块，捣碎。

2. 醋五灵脂 将大小一致的净五灵脂置炒制器具内，文火加热，炒至有腥臭气逸出、表面颜色加深时，趁热均匀喷淋定量醋，炒至微干、有光泽时，取出，晾凉。

每100kg净五灵脂，用米醋10kg。

3. 酒五灵脂 按醋五灵脂炮制方法炒至有腥臭气逸出、色泽加深时，趁热均匀喷淋定量黄酒，炒至近干。或趁热均匀喷淋定量黄酒，取出，晾凉。

每100kg净五灵脂，用黄酒15kg。

【成品性状】

规格	形状	颜色	气味	质地
五灵脂	长椭圆形颗粒或不规则块状，大小不一，凹凸不平	表面黑棕色、红棕色或灰棕色，微有油润性光泽	气腥臭	质疏松或有黏性
醋五灵脂	长椭圆形颗粒或不规则块状，大小不一，凹凸不平	外表黑褐色，略有焦斑	微具醋气	质干硬
酒五灵脂	长椭圆形颗粒或不规则块状，大小不一，凹凸不平	外表黄黑色	微具酒气	质干硬

【炮制作用】

1. 五灵脂 味咸、甘，性温。归肝经。具活血止痛，化瘀止血的作用。生品因具有腥臭味，不利于内服。多外用于虫蛇咬伤。

2. 醋五灵脂 醋炙后能引药入肝，增强散瘀止痛的作用，并可矫臭矫味，便于内服。用于胃脘疼痛，产后恶露不快，吐血，妇女月经过多。

3. 酒五灵脂 酒炙后能增强活血止痛的作用，并可矫臭矫味。用于经闭腹痛和产后瘀阻腹痛。

【贮藏】置阴凉干燥处。防潮。

<h1 style="text-align:center">莪 术</h1>

莪术始载于南北朝《雷公炮炙论》，该书载有炮制方法，而没有指出其功用，至唐《药性本草》始载其功用。《中国药典》（2020年版）载有莪术和醋莪术两种炮制品。

【处方用名】莪术、醋莪术。

【来源】本品为姜科植物蓬莪术 *Curcuma phaeocaulis* Val. 广西莪术 *Curcuma kwangsiensis* S. G. Lee et C. F. Liang 或温郁金 *Curcuma wenyujin* Y. H. Chen et C. Ling 的干燥根茎。后者习称"温莪术"。冬季茎叶枯萎后采挖，洗净，蒸或煮至透心，晒干或低温干燥后除去须根及杂质。

【炮制方法】

1. 莪术 取原药材，除去杂质，大小分档，略泡，洗净，蒸软，切厚片，干燥，筛去碎屑。

2. 醋莪术

（1）取净莪术，置适宜的器具内，加醋及适量水浸没药面，文火煮至醋汁被吸尽，内无白心时，取出，稍晾，切厚片，干燥，筛去碎屑。

（2）取净莪术片，加入定量醋拌匀，闷润至醋被吸尽后，置炒制器具内，文火炒干，取出，晾凉，筛去碎屑。

每100kg净莪术，用米醋20kg。

【成品性状】

规格	形状	颜色	气味	质地
莪术	类圆形或椭圆形的厚片	外表皮灰黄色或灰棕色，切面黄绿色、黄棕色或棕褐色	气微香，味微苦而辛	角质样
醋莪术	类圆形或椭圆形的厚片	色泽加深	微有醋香气	角质样

【炮制作用】

1. 莪术 味辛、苦，性温。归肝、脾经。具行气破血，消积止痛的作用。生品行气消积、破血祛瘀力强，为气中血药；用于癥瘕痞块，瘀血经闭，胸痹心痛，食积胀痛。

2. 醋莪术 入肝经血分，增强破血消癥作用。多用于瘀滞经闭，胁下癥块等。

【贮藏】置干燥处，防蛀。

<h1 style="text-align:center">青 皮</h1>

青皮之名始载于《洁古珍珠囊》，到宋代医家才开始使用该药，其炮制首见于宋代《太平惠民和剂局方》。《中国药典》（2020年版）载有青皮和醋青皮两种炮制品。

【处方用名】青皮、醋青皮。

【来源】本品为芸香科植物橘 *Citrus reticulata* Blanco 及其栽培变种的干燥幼果或未成熟果实的果皮。5~6月收集自落的幼果，晒干，习称"个青皮"；7~8月采收未成熟的果实，在果皮上纵剖成四瓣至基部除尽瓤瓣，晒干，习称"四花青皮"。

【炮制方法】

1. 青皮　取原药材，除去杂质，洗净，闷润，切厚片或丝，晒干，筛去碎屑。

2. 醋青皮　取青皮片或丝，加入定量米醋拌匀，闷润至醋被吸尽后，置炒制器具内，文火炒干，取出晾凉，筛去碎屑。

每100kg青皮片或丝，用米醋15kg。

【成品性状】

规格	形状	颜色	气味	质地
青皮	类圆形厚片或不规则丝状	外表皮灰绿色或黑绿色，切面果皮黄白色或淡黄棕色	气清香，味酸、苦、辛	质硬
醋青皮	类圆形厚片或不规则丝状	色泽加深	微有醋气	质硬

【炮制作用】

1. 青皮　味苦、辛，性温。归肝、胆、胃经。具疏肝破气，消积化滞的作用。用于胸胁胀痛，疝气疼痛，乳癖，乳痛，食积气滞，脘腹胀痛。

2. 醋青皮　引药入肝，缓和辛烈之性，消除发汗作用，以免伤伐正气，且增强了疏肝止痛、消积化滞的作用。

【贮藏】　置阴凉干燥处。

　实例分析

> **实例**　十香止痛丸具有疏气解郁、散寒止痛的功效，临床用于气滞胃寒、两胁胀满、胃脘刺痛、腹部隐痛。该药处方中所含成分如下：香附（醋炙）、乌药、檀香、延胡索（醋炙）、香橼、蒲黄、沉香、厚朴（姜汁炙）、零陵香、降香、丁香、五灵脂（醋炙）、木香、香排草、砂仁、乳香（醋炙）、高良姜、熟大黄，共十八味。
>
> **问题**　1. 处方中香附、延胡索、五灵脂、乳香、厚朴五味药均采用炙制技术进行了炮制，炮制品与生品在作用上有何不同？
>
> 　　　　2. 五灵脂、乳香、香附、延胡索均采用醋炙技术进行炮制，在操作方法上有何不同？为什么？

答案解析

PPT

第三节　盐炙技术

将净选或切制后的药物加入一定量食盐水溶液拌炒的操作方法，称为盐炙技术。

盐炙的主要目的：①引药下行，增强疗效。如杜仲、巴戟天等补肾药，盐炙后能增强补肝肾的作用；小茴香、荔枝核等盐炙后可增强泄热利尿的作用；益智仁等盐炙后则可增强缩小便和固精作用。②增强滋阴降火作用。如知母、黄柏等药物，盐炙后可起协同作用，增强滋阴降火、清热凉血的功效。③缓和药物辛燥之性。如补骨脂、益智仁等药物辛温而燥，容易伤阴，盐炙后可缓和辛燥之性，并能增强补肾固精的功效。

一、操作方法

1. 先拌盐水后炒药 适用于大多数需要盐炙的药物，如杜仲、黄柏、泽泻等。

2. 先炒药后加盐水 适用于少数含较多黏液质的药物，如车前子、知母等。

盐炙法所用盐的量：一般为每 100kg 药物，用食盐 2kg。

二、注意事项

（1）加水溶化食盐时，一定要控制水量。水的用量应视药物的吸水情况而定，一般以食盐的 4～5 倍量为宜。若加水过多，则盐水不能被药吸尽，或者过湿不易炒干；水量过少，又不易与药物拌匀。

（2）含黏液质多的车前子、知母等药物，宜采用先炒药后加盐水的方法操作。因该类药物遇水容易发黏，盐水不易渗入，炒时又容易黏锅。需先将药物加热炒去部分水分，并使药物质地变疏松，再喷洒盐水，以利于盐水渗入。

（3）盐炙法火力宜小，采用先炒药后加盐水法炮制药物时更应控制火力。若火力过大，加入盐水后，水分迅速蒸发，食盐黏附在锅上，达不到盐炙的目的。

即学即练 7－1

盐炙法的目的是什么？

答案解析

杜 仲

杜仲始载于《神农本草经》，其炮制首见于梁代《本草经集注》。《中国药典》（2020 年版）载有杜仲和盐杜仲两种炮制品。

【处方用名】 杜仲、川杜仲、炒杜仲、盐杜仲。

【来源】 本品为杜仲科植物杜仲 *Eucommia ulmoides* Oliv. 的干燥树皮。4～6 月剥取，刮去粗皮，堆置 "发汗" 至内皮呈紫褐色，晒干。

【炮制方法】

1. 杜仲 取原药材，刮去残留粗皮，洗净，切丝或块，干燥，筛去碎屑。

2. 盐杜仲 取杜仲丝或块，用盐水拌匀，闷润至盐水被吸尽，置炒制器具内，中火炒至断丝、表面焦黑色时，取出晾凉，筛去碎屑。

每 100kg 净杜仲块或丝，用食盐 2kg。

【成品性状】

规格	形状	颜色	气味	质地
杜仲	小方块或丝状	外表面淡棕色或灰褐色，有明显的皱纹。内表面暗紫色，光滑。断面有细密、银白色	气微，味稍苦	富弹性的橡胶丝相连
盐杜仲	小方块或丝状	表面黑褐色，内表面褐色	味微咸	折断时胶丝弹性较差

【炮制作用】

1. **杜仲** 味甘，性温。归肝、肾经。具有补肝肾，强筋骨，安胎的作用。用于肝肾不足，腰膝酸痛，筋骨无力，头晕目眩，妊娠漏血，胎动不安。临床多用制品。

2. **盐杜仲** 盐炙后直达下焦，专入肾经，温而不燥，增强其补肝肾的作用。用于肾虚腰痛，阳痿滑精，胎元不固等。

【贮藏】 置通风干燥处。

 知识链接 ··

杜仲的现代研究

杜仲所含的杜仲胶（硬性橡胶）能阻碍有效成分的溶出，盐炙杜仲能破坏其所含的胶丝，使丝易断而不炭化。传统的炒法很难控制好炮制的温度和时间，而烘法工艺客观，易于控制。

黄 柏

黄柏始载于《神农本草经》，其炮制首见于南北朝《雷公炮炙论》。《中国药典》（2020 年版）载有黄柏、盐黄柏和黄柏炭三种炮制品。

【处方用名】 黄柏、川黄柏、盐黄柏、酒黄柏、黄柏炭。

【来源】 本品为芸香科植物黄皮树 *Phellodendron chinense* Schneid. 的干燥树皮。习称"川黄柏"。剥取树皮后，除去粗皮，晒干。

【炮制方法】

1. **黄柏** 取原药材，除去杂质，刮去残留的粗皮，洗净，润透，切丝，干燥，筛去碎屑。

2. **盐黄柏** 取净黄柏丝，用盐水拌匀，闷润至盐水被吸尽后，置炒制器具内，文火炒干，取出晾凉，筛去碎屑。

每 100kg 净黄柏丝，用食盐 2kg。

3. **黄柏炭** 取净黄柏丝，置炒制器具内，武火加热，炒至表面焦黑色、内部深褐色。有火星时及时喷淋适量饮用水，熄灭火星，略炒，取出晾凉，筛去碎屑。

4. **酒黄柏** 取净黄柏丝，加入定量的黄酒拌匀，密闭闷润，待酒被吸尽后，置炒制器具内，文火炒干，取出晾凉，筛去碎屑。

每 100kg 净黄柏丝，用黄酒 10kg。

【成品性状】

规格	形状	颜色	气味	质地
黄柏	丝条状	外表面黄褐色或黄棕色。内表面暗黄色或淡棕色，具纵棱纹，深黄色	味极苦	体轻，质硬
盐黄柏	丝条状	表面深黄色，偶有焦斑	味极苦，微咸	体轻，质硬
黄柏炭	丝条状	表面焦黑色，内部深褐色或棕黑色	味苦涩	体轻，质脆，易折断
酒黄柏	丝条状	表面深黄色，偶有焦斑	略具酒气，味苦	体轻，质硬

【炮制作用】

1. **黄柏** 味苦，性寒。归肾、膀胱经。具有清热燥湿，泻火除蒸，解毒疗疮的作用。生品性寒苦燥而沉，长于清热，燥湿，解毒。用于湿热泻痢，黄疸尿赤，带下阴痒，热淋涩痛，脚气痿躄，骨蒸劳热，盗汗，遗精，疮疡肿毒，湿疹湿疮。

2. **盐黄柏** 盐炙后可引药入肾，缓和苦燥之性，有滋阴降火的作用。用于阴虚火旺，骨蒸劳热，盗汗等。

3. **黄柏炭** 清湿热之中兼具涩性，长于止血。多用于便血，崩漏下血，尿血。

4. **酒黄柏** 酒炙后可缓和苦寒之性，免伤脾阳，增强清湿热利关节作用，并能借酒升腾之力，引药上行，清上焦之热。用于热壅上焦诸证及足痿。

【贮藏】 置通风干燥处，防潮。

泽　泻

泽泻始载于《神农本草经》，其炮制首见于南北朝《雷公炮炙论》。《中国药典》（2020 年版）载有泽泻和盐泽泻两种炮制品。

【处方用名】 泽泻、淡泽泻、炒泽泻、麸炒泽泻、盐泽泻。

【来源】 本品为泽泻科植物东方泽泻 Alisma orientate（Sam.）J uzep. 或泽泻 Alisma planta go – aquatica Linn. 的干燥块茎。冬季茎叶开始枯萎时采挖，洗净，干燥，除去须根和粗皮。

【炮制方法】 微课 7.3

1. **泽泻** 取原药材，除去杂质，大小分档，洗净，润透，切厚片，干燥，筛去碎屑。

2. **盐泽泻** 取净泽泻片，用盐水拌匀，闷润至盐水被吸尽，置炒制器具内，文火炒至微黄色，取出，晾凉，筛去碎屑。

每 100kg 净泽泻片，用食盐 2kg。

3. **麸炒泽泻** 将麸皮撒入热锅中，用中火加热，待冒浓烟时投入泽泻片，翻炒至药物呈黄色时取出，筛去麸皮，晾凉。

每 100kg 净泽泻片，用麸皮 10kg。

【成品性状】

规格	形状	颜色	气味	质地
泽泻	呈圆形或椭圆形厚片	外表皮黄白色或淡黄棕色，可见细小突起的须根痕。切面黄白色	气微，味微苦	质坚，粉性
盐泽泻	呈圆形或椭圆形厚片	表面淡黄棕色或黄褐色，偶见焦斑	味微咸	质坚
麸炒泽泻	呈圆形或椭圆形厚片	表面黄色，略见焦斑	微有焦香气	质坚

【炮制作用】

1. **泽泻** 味甘，性寒。归肾、膀胱经。具有利水渗湿，泄热，化浊降脂的作用。用于小便不利，水肿胀满，泄泻尿少，痰饮眩晕，热淋涩痛，高脂血症。

2. **盐泽泻** 盐炙后引药下行，并能增强滋阴，泄热，利尿作用，利尿而不伤阴。用于小便淋漓，腰部重痛等。

3. **麸炒泽泻** 麸炒后缓和寒性，以渗湿和脾，降浊升清为主。用于脾虚泄泻，痰湿眩晕等。

【贮藏】 置通风处，防蛀。

车前子

车前子始载于《神农本草经》，其炮制首见于宋代《圣济总录》。《中国药典》（2020 年版）载有车前子和盐车前子两种炮制品。

【处方用名】 车前子、车前仁、盐车前子、炒车前子。

【来源】 本品为车前科植物车前 *Plantago Asiatica* L. 或平车前 *Plantago depressa* Willd. 的干燥成熟种子。夏、秋二季种子成熟时采收果穗，晒干，搓出种子，除去杂质。

【炮制方法】

1. 车前子　取原药材，除去杂质，筛去灰屑。

2. 盐车前子　取净车前子，置炒制器具内，文火加热，炒至略有爆裂声时，均匀喷淋盐水，炒干，取出，晾凉，筛去碎屑。

每 100kg 净车前子，用食盐 2kg。

3. 炒车前子　取净车前子，置炒制器具内，用文火加热，炒至略有爆裂声，并有香气逸出时，取出，晾凉，筛去碎屑。

【成品性状】

规格	形状	颜色	气味	质地
车前子	呈椭圆形、不规则长圆形或三角状长圆形，略扁	表面黄棕色至黑褐色	气微，味淡	质硬
盐车前子	呈椭圆形、不规则长圆形或三角状长圆形，略扁	表面黑褐色	气微香，味微咸	质硬
炒车前子	呈椭圆形、不规则长圆形或三角状长圆形，略扁	表面黑褐色或黄棕色	具香气	质硬

【炮制作用】

1. 车前子　味甘，性寒。归肝、肾、肺、小肠经。具有清热利尿通淋，渗湿止泻，明目，祛痰的作用。生品长于利水通淋，清肺化痰，清肝明目；用于热淋涩痛，水肿胀满，暑湿泄泻，目赤肿痛，痰热咳嗽。

2. 盐车前子　盐制后泻热作用较强，利尿而不伤阴，能益肝明目。常用于目暗昏花，视力减退等。

3. 炒车前子　炒后寒性稍减，并能提高煎出效果，作用与生品相似。长于渗湿止泻。多用于湿浊泄泻，小便短少。

【贮藏】 置通风干燥处，防潮。

巴戟天

巴戟天始载于《神农本草经》，其炮制首见于晋代《肘后备急方》。《中国药典》（2020 年版）载有巴戟天、巴戟肉、盐巴戟天和制巴戟天四种炮制品。

【处方用名】 巴戟天、巴戟肉、巴戟、盐巴戟天、制巴戟天。

【来源】 本品为茜草科植物巴戟天 *Morinda officinalis* How 的干燥根。全年均可采挖，洗净，除去须根，晒至六七成干，轻轻捶扁，晒干。

【炮制方法】

1. 巴戟天　取原药材，除去杂质，洗净，干燥。

2. 巴戟肉　取净巴戟天置蒸制容器内蒸透，趁热除去木心，切段，干燥后筛去碎屑。

3. 盐巴戟天　取净巴戟天段，用盐水拌匀，闷润，待盐水被吸尽后，置炒制器具内，文火炒干。或取净巴戟天，用盐水拌匀，蒸透，趁热除去木心，切段，干燥后筛去碎屑。

每 100kg 净巴戟天段，用食盐 2kg。

4. 制巴戟天　取净甘草捣碎，加水（水量为甘草量的 5 倍）煎汤两次，去渣，合并两次煎液。将净巴戟天与甘草煎液拌匀，置锅内，用文火加热煮透，并使甘草液基本吸尽，取出，趁热抽去木心，切段，干燥后筛去碎屑。

每 100kg 净巴戟天，用甘草 6kg，煎汤约 50kg。

【成品性状】

规格	形状	颜色	气味	质地
巴戟天	扁圆柱形，略弯曲，长短不等	表面灰黄色或暗灰色，断面紫色或淡紫色；木部黄棕色或黄白色	气微，味甘而微涩	皮部质韧，木部坚硬
巴戟肉	扁圆柱形短段或不规则块	表面灰黄色或暗灰色，切面紫色或淡紫色	气微，味甘而微涩	质较软润
盐巴戟天	扁圆柱形短段或不规则块	表面灰黄色或暗灰色，切面皮部紫色或淡紫色	气微，味甘、咸而微涩	质较软润
制巴戟天	扁圆柱形短段或不规则块	表面灰黄色或暗灰色，切面皮部紫色或淡紫色	气微，味甘而微涩	质较软润

【炮制作用】

1. 巴戟天、巴戟肉　味甘、辛，性微温。归肾、肝经。具有补肾阳，强筋骨，祛风湿的作用。生品以补肝肾，祛风湿为主，适用于肾虚而兼风湿之证。用于阳痿遗精，宫冷不孕，月经不调，少腹冷痛，风湿痹痛，筋骨痿软。

2. 盐巴戟天　盐制后专入肾经，温而不燥，增强补肾助阳作用。多服久服无伤阴之弊。常用于肾中元阳不足，阳痿早泄，腰膝酸软无力，宫冷不孕，月经不调等。

3. 制巴戟天　甘草制后增强补益作用，偏于补肾助阳，益气养血。用于脾肾亏损，胸中短气，身重无力，腰脚疼痛等。

【贮藏】　置通风干燥处，防霉、防蛀。

知　母

知母始载于《神农本草经》，其炮制首见于宋代《太平圣惠方》。《中国药典》（2020 年版）载有知母和盐知母两种炮制品。

【处方用名】　知母、肥知母、知母肉、炒知肉、盐知母。

【来源】　本品为百合科植物知母 *Anemarrhena asphodeloides* Bge. 的干燥根茎。春、秋二季采挖，除去须根及泥沙，晒干，习称"毛知母"；或除去外皮，晒干。

【炮制方法】

1. 知母　取原药材，除去毛状物及杂质，洗净，润透，切厚片，干燥，筛去毛屑。

2. 盐知母　取净知母片，置炒制器具内，文火加热，炒至变色，边炒边喷淋盐水，炒至近干，取出晾凉，筛去碎屑。

每100kg净知母片，用食盐2kg。

【成品性状】

规格	形状	颜色	气味	质地
知母	不规则类圆形厚片	外表皮黄棕色或棕色，切面黄白色至黄色	气微，味微甜、略苦，嚼之带黏性	质硬，易折断
盐知母	不规则类圆形厚片	色黄或微带焦斑	味微咸	质硬，易折断

【炮制作用】

1. 知母　味苦、甘，性寒。归肺、胃、肾经。具有清热泻火，生津润燥的作用。生品苦寒滑利，善于清热泻火，生津润燥。用于外感热病，高热烦渴，肺热燥咳，内热消渴，肠燥便秘等。

2. 盐知母　盐炙后可引药下行，专入肾经，增强滋阴降火的作用，善清虚热。常用于肝肾阴亏，虚火上炎，骨蒸潮热，盗汗遗精等。

【贮藏】置通风干燥处，防潮。

补骨脂

补骨脂始载于南北朝《雷公炮炙论》，其炮制首见于南北朝《雷公炮炙论》。《中国药典》（2020年版）载有补骨脂和盐补骨脂两种炮制品。

【处方用名】补骨脂、破故纸、盐补骨脂、盐骨脂。

【来源】本品为豆科植物补骨脂 *Psoralea corylifolia* L. 的干燥成熟果实。秋季果实成熟时采收果序，晒干，搓出果实，除去杂质。

【炮制方法】

1. 补骨脂　取原药材，除去杂质。

2. 盐补骨脂　取净补骨脂，用盐水拌匀，闷润至盐水被吸尽，置炒制器具内，文火炒至微鼓起、迸裂并有香气逸出时，取出，晾凉，筛去碎屑。

每100kg净补骨脂，用食盐2kg。

【成品性状】

规格	形状	颜色	气味	质地
补骨脂	呈肾形，略扁	表面黑色、黑褐色或灰褐色	气香，味辛、微苦	质坚硬，种仁呈油性
盐补骨脂	呈肾形，微鼓起	表面黑色或黑褐色	气微香，味微咸	质坚硬

【炮制作用】

1. 补骨脂　味辛、苦，性温。归肾、脾经。具有温肾助阳，纳气平喘，温脾止泻的作用；外用消风祛斑。用于肾阳不足，阳痿遗精，遗尿尿频，腰膝冷痛，肾虚作喘，五更泄泻；外用治白癜风，斑秃。

2. 盐补骨脂　盐炙后能缓和辛窜温燥之性，避免伤阴，并专入肾经，增强补肾纳气作用。多用于阳痿，肾虚腰痛，滑精，遗尿等。

【贮藏】置通风干燥处。防霉。

砂仁

砂仁始载于《药性本草》，其炮制首见于宋代《太平圣惠方》。《中国药典》（2020年版）载有砂仁一种炮制品。

【处方用名】 砂仁、缩砂仁、阳春砂、盐砂仁。

【来源】 本品为姜科植物阳春砂 *Amomum villosum* Lour. 绿壳砂 *Amomum villosum* Lour. var. *xanthioides* T. L. Wu et Senjen 或海南砂 *Amomum longiliguare* T. L. Wu 的干燥成熟果实。夏、秋间果实成熟时采收，晒干或低温干燥。

【炮制方法】

1. 砂仁 取原药材，除去杂质，用时捣碎。

2. 盐砂仁 取净砂仁，用盐水拌匀，闷润，待盐水被吸尽后，置炒制器具内，用文火炒干，取出，晾凉，筛去碎屑。

每 100kg 净砂仁，用食盐 2kg。

【成品性状】

规格	形状	颜色	气味	质地
砂仁	阳春砂、绿壳砂为椭圆形或卵圆形，有不明显的三棱；海南砂为长椭圆形或卵圆形，有明显的三棱	表面棕褐色	气芳香浓烈，味辛凉、微苦	质硬
盐砂仁	阳春砂、绿壳砂为椭圆形或卵圆形，有不明显的三棱；海南砂为长椭圆形或卵圆形，有明显的三棱	颜色加深	辛香气略减，味微咸	质硬

【炮制作用】

1. 砂仁 味辛，性温。归脾、胃、肾经。具有化湿开胃，温脾止泻，理气安胎的作用。生品辛香，长于化湿行气，醒脾和胃；用于湿浊中阻，脘痞不饥，脾胃虚寒，呕吐泄泻，妊娠恶阻，胎动不安。

2. 盐砂仁 盐炙后辛燥之性略减，温而不燥，并能引药下行，温肾缩尿。可用于胎动不安，妊娠恶阻，小便频数，遗尿等。

【贮藏】 贮干燥器内，密闭，置阴凉干燥处。

小茴香

小茴香始载于《唐本草》，其炮制首见于宋代的《博济方》。《中国药典》（2020 年版）载有小茴香、盐小茴香两种炮制品。

【处方用名】 小茴香、小茴、茴香、盐茴香。

【来源】 本品为伞形科植物茴香 *Foeniculum vuLgare* Mill. 的干燥成熟果实。秋季果实初熟时采摘，除去杂质，干燥。

【炮制方法】

1. 小茴香 取原药材，除去杂质及残梗，筛去灰屑。

2. 盐小茴香 取净小茴香，用盐水拌匀，略闷，待盐水被吸尽后，置炒制器具内，用文火炒至微黄色，有香气逸出时，取出，晾凉。

每 100kg 净小茴香，用食盐 2kg。

【成品性状】

规格	形状	颜色	气味	质地
小茴香	背部隆起并有 5 条纵棱的小果实	表面黄绿色或淡黄色	有特殊香气，味辛微甜	质脆
盐小茴香	背部隆起并有 5 条纵棱的小果实	颜色加深，偶有焦斑	香气浓，略具咸味	质脆

【炮制作用】

1. 小茴香　味辛，性温。归肝、肾、脾、胃经。具有散寒止痛，理气和胃的功能。用于寒疝腹痛，睾丸偏坠，痛经，少腹冷痛，脘腹胀痛，食少吐泻。

2. 盐小茴香　盐炙后辛燥作用稍缓，专行下焦，长于暖肾散寒止痛。用于寒疝腹痛，睾丸坠痛，经寒腹痛。

【贮藏】 置阴凉干燥处。

<h2 style="text-align:center">益　智</h2>

益智始载于晋代《南方草木状》，其炮制首见于唐代的《仙授理伤续断秘方》。《中国药典》（2020年版）载有益智仁、盐益智仁两种炮制品。

【处方用名】 益智、益智仁、炒益智仁、盐益智仁。

【来源】 本品为姜科植物益智 *Alpinia oxyphylla* Miq. 的干燥成熟果实。夏、秋间果实由绿变红时采收，晒干或低温干燥。

【炮制方法】

1. 益智仁　除去杂质及外壳，用时捣碎。

2. 盐益智仁　取净益智仁，用盐水拌匀，略闷，待盐水被吸尽后，置炒制器具内，用文火加热，炒干至颜色加深为度，取出晾凉。

每100kg 益智仁，用食盐 2kg。

【成品性状】

规格	形状	颜色	气味	质地
益智仁	集结成团，呈椭圆形，去壳碾压后多散成不规则的碎块或单粒种子，种子呈不规则的扁圆形	表面灰褐色或灰黄色	特异香气，味辛微苦	质硬
盐益智仁	集结成团，呈椭圆形，去壳碾压后多散成不规则的碎块或单粒种子，种子呈不规则的扁圆形	表面棕褐色至黑褐色	略有咸味	质硬

【炮制作用】

1. 益智仁　味辛，性温。归脾、肾经。具有暖肾固精缩尿，温脾止泻摄唾的功能。用于肾虚遗尿，小便频数，遗精白浊，脾胃泄泻，腹中冷痛，口多唾涎。

2. 盐益智仁　盐炙后辛燥之性减弱，专行下焦，长于温肾，固精，缩尿。常用于肾气虚寒的遗精，遗尿，尿频，白浊，寒疝疼痛。

【贮藏】 置阴凉干燥处。

橘 核

橘核始载于晋代《日华子本草》，其炮制首见于宋代的《证类本草》。《中国药典》（2020 年版）载有橘核、盐橘核两种炮制品。

【处方用名】橘子仁、橘子核、橘米。

【来源】本品为芸香科植物橘 *Citrus reticulata* Blanco 及其栽培变种的干燥成熟种子。果实成熟后收集，洗净，晒干。

【炮制方法】

1. 橘核　除去杂质，洗净，干燥。用时捣碎。

2. 盐橘核　取净橘核，用盐水拌匀，略闷，待盐水被吸尽后，置炒制器具内，用文火加热，炒干，取出，晾凉。用时捣碎。

每 100kg 橘核，用食盐 2kg。

【成品性状】

规格	形状	颜色	气味	质地
橘核	呈卵形，一端钝圆，另端渐尖成小柄状	表面淡黄白色或淡灰白色，内种皮淡棕色，子叶黄绿色	气微，味苦	外种皮薄而韧，内种皮薄
盐橘核	呈卵形，一端钝圆，另端渐尖成小柄状	表面微黄，多有裂纹，子叶淡棕色或黄绿色，少淡绿色	气微，味微咸、苦	外种皮质脆易剥落

【炮制作用】

1. 橘核　苦，平。归肝、肾经。理气，散结，止痛。用于疝气疼痛，睾丸肿痛，乳痈乳癖。

2. 盐橘核　盐炙能引药入肾，增强疗疝止痛作用。用于疝气疼痛，睾丸肿痛。

【贮藏】置阴凉干燥处。

即学即练 7 - 2

下列药物中需要先炒药后加盐水的药物有（　　　）

A. 车前子　　　B. 知母　　　C. 黄柏　　　D. 益智仁

答案解析

第四节　蜜炙技术

PPT

将净选或切制后的药物加入一定量炼蜜拌炒的操作方法，称为蜜炙技术。

蜜炙的目的：①增强润肺止咳作用。如枇杷叶、款冬花、紫菀和百部等药物，蜜炙后能增强润肺止咳作用。②增强补脾益气作用。如黄芪、甘草、党参等药物，经蜜炙后能起协同作用，增强补中益气的作用。③缓和药性。如麻黄蜜炙后能缓和发汗之力，并增强其止咳平喘的作用。④矫味和消除副作用。如马兜铃、白前、百部等对胃有刺激性，甚至能引起恶心、呕吐，蜜炙后不仅能增强润肺止咳作用，还能矫味，消除副作用。

一、操作方法

1. 炼蜜的制备 将蜂蜜置锅内，用武火加热至徐徐沸腾后，改用文火保持微沸，并除去泡沫及上浮蜡质。然后用罗筛或纱布滤去死蜂、杂质，再倾出锅内，加热至116～118℃。满锅起鱼眼泡，手捻之有黏性，两指间尚无白丝出现时，迅速出锅。炼蜜的含水量控制在10%～13%为宜。

2. 操作方法

（1）拌蜜后炒药 此法大多数药物均可采用，如甘草、黄芪等。

一般每100kg净药物，用炼蜜25kg。

（2）先炒药后加蜜 此法适用于质地致密，蜜不易被吸收的药物。其目的是先除去一部分水分，使药物质地略变酥脆，蜜较易被吸收。如百合、槐角。

一般每100kg净药物，用炼蜜5kg。

二、注意事项

（1）蜜炙法所用的蜂蜜均需加热炼过，一般不用生蜜。

（2）炼蜜时，应控制火力，以免蜂蜜溢出锅外或焦糊。

（3）炼蜜过于浓稠，可加适量开水稀释，为蜜量的1/3～1/2，以蜜液能与药物拌匀又无剩余为宜。若加水量过多，则药材过湿，不易炒干，成品易发霉。若加水少药材润不均匀。

（4）蜜炙药物所用的炼蜜不宜过多、过老，含水量在10%～13%为宜。否则黏性太强不易与药物拌匀，也不利于蜜被药物吸收。

（5）炼蜜的用量视药物的性质而定。一般质地疏松、纤维多的药物用蜜量宜大；质地坚实、黏性较强、油分较多的药物用蜜量宜小。

（6）蜜炙时，火力宜小，以免焦化。炒的时间可稍长，尽量除去内在水分，避免发霉。

（7）蜜炙品须凉后密闭贮存，以免吸潮发黏或发酵变质；应置阴凉通风干燥处，不宜受日光直射。

即学即练7-3

蜜炙的方法有哪些？蜜炙时炼蜜的用量一般为多少？

答案解析

黄 芪

黄芪始载于《神农本草经》，其炮制首见于汉代《金匮玉函经》。《中国药典》（2020年版）载有黄芪和炙黄芪两种炮制品。

【处方用名】 黄芪、炙黄芪、蜜黄芪。

【来源】 本品为豆科植物蒙古黄芪 *Astragalus membranaceus*（Fisch.）Bge. var. *mongholicus*（Bge.）Hsiao 或膜荚黄芪 *Astragalus membranaceus*（Fisch.）Bge. 的干燥根。春、秋二季采挖，除去须根及根头，晒干。

【炮制方法】

1. 黄芪 取原药材，除去杂质，大小分开，洗净，润透，切厚片，干燥，筛去碎屑。

2. 炙黄芪 取炼蜜加适量开水稀释，淋入净黄芪片中，搅拌均匀，闷润，待蜜汁被吸尽后，置适宜温度的炒制器具内，文火炒至老黄色，不粘手时，取出晾凉，筛去碎屑。

每100kg净黄芪片，用炼蜜25kg。

【成品性状】

规格	形状	颜色	气味	质地
黄芪	类圆形或椭圆形厚片	外表皮黄白色至淡棕褐色，切面皮部黄白色，木部淡黄色	气微，味微甜，嚼之有豆腥味	纤维性强粉性
炙黄芪	类圆形或椭圆形厚片	外表皮淡棕黄色或淡棕褐色，切面皮部黄白色，木部淡黄色略有光泽	味甜，有蜜香气嚼之微有豆腥味	质较脆，略带黏性

【炮制作用】

1. **黄芪** 味甘，性微温。归肺、脾经。具有补气升阳，固表止汗，利水消肿，生津养血，行滞通痹，托毒排脓，敛疮生肌的作用。用于气虚乏力，食少便溏，中气下陷，久泻脱肛，便血崩漏，表虚自汗，气虚水肿，内热消渴，血虚萎黄，半身不遂，痹痛麻木，痈疽难溃，久溃不敛。

2. **炙黄芪** 味甘，性温。归肺、脾经。具有益气补中作用。用于气虚乏力，食少便溏。

【贮藏】 置通风干燥处，防潮，防蛀。

<h2 style="text-align:center">甘 草</h2>

甘草始载于《神农本草经》，其炮制首见于汉代《金匮玉函经》。《中国药典》（2020年版）载有甘草片和炙甘草两种炮制品。

【处方用名】 甘草、炙甘草、蜜甘草。

【来源】 本品为豆科植物甘草 *Glycyrrhiza uralensis* Fisch. 胀果甘草 *Glycyrrhiza inflata* Bat. 或光果甘草 *Glycyrrhiza glabra* L. 的干燥根及根茎。春、秋二季采挖，除去须根，晒干。

【炮制方法】 微课7.4

1. **甘草片** 取原药材，除去杂质，洗净，润透，切厚片，干燥，筛去碎屑。

2. **炙甘草** 取一定量的炼蜜，加适量开水稀释，淋入净甘草片中，拌匀，闷润至蜜汁被吸尽，置炒制器具内，文火加热炒至黄色至深黄色、不粘手时，取出晾凉，筛去碎屑。

每100kg净甘草片，用炼蜜25kg。

【成品性状】

规格	形状	颜色	气味	质地
甘草	类圆形或椭圆形厚片	外表皮红棕色或灰棕色，中心黄白色	气微，味甜而特殊	质坚实，具粉性
炙甘草	类圆形或椭圆形切片	外表皮红棕色或灰棕色，微有光泽，切面黄色至深黄色	具焦香气，味甜	略有黏性

【炮制作用】

1. **甘草** 味甘，性平。归心、肺、脾、胃经。具有补脾益气，清热解毒，祛痰止咳，缓急止痛，调和诸药的作用。生品长于泻火解毒，化痰止咳；用于脾胃虚弱，倦怠乏力，心悸气短，咳嗽痰多，脘腹、四肢挛急疼痛，痈肿疮毒，缓解药物毒性、烈性。

2. **炙甘草** 味甘，性平。归心、肺、脾、胃经。具有补脾和胃，益气复脉的作用。用于脾胃虚弱，倦怠乏力，心动悸，脉结代。

【贮藏】置通风干燥处，防蛀。

麻 黄

麻黄始载于《神农本草经》，其炮制首见于汉代《金匮玉函经》。《中国药典》（2020年版）载有麻黄和蜜麻黄两种炮制品。

【处方用名】麻黄、麻黄绒、炙麻黄、蜜麻黄、炙麻黄绒、蜜麻黄绒。

【来源】本品为麻黄科植物草麻黄 *Ephedra sinica* Stapf、中麻黄 *Ephedra intermedia* Schrenk et C. A. Mey. 或木贼麻黄 *Ephedra equisetina* Bge. 的干燥草质茎。秋季采割绿色的草质茎，晒干。

【炮制方法】

1. 麻黄 取原药材，除去木质茎、残根及杂质，抖净灰屑，切段，干燥；或洗净后稍润，切段，干燥。

2. 蜜麻黄 取净麻黄段，将定量炼蜜加适量开水稀释，淋入麻黄段中，拌匀，闷润至蜜汁被吸尽，置炒制器具内，文火炒至不粘手时，取出晾凉，筛去碎屑，及时收贮。

每100kg净麻黄段，用炼蜜20kg。

3. 麻黄绒 取麻黄段，碾绒，筛去粉末。

4. 蜜麻黄绒 取炼蜜，加适量开水稀释后，淋入麻黄绒内，拌匀，闷润至蜜汁被吸尽，置炒制器具内，用文火加热，炒至深黄色、不粘手时，取出晾凉。筛去碎屑。

每100kg净麻黄绒，用炼蜜25kg。

【成品性状】

规格	形状	颜色	气味	质地
麻黄	呈圆柱形小段	表面淡绿色或黄绿色，断面中心呈红棕色	气微香，味涩、微苦	质脆
蜜麻黄	圆柱形小段	表面深黄色，微有光泽	有蜜香气，味甜	质黏
麻黄绒	松散的绒团状	黄绿色	气微香，味涩，微苦	体轻
蜜麻黄绒	黏结的绒团状	深黄色	味微甜，有蜜香气	略带黏性

【炮制作用】

1. 麻黄 味辛、微苦，性温。归肺、膀胱经。具有发汗散寒，宣肺平喘，利水消肿。生麻黄发散力强，长于发汗解表，利水消肿；用于风寒感冒，胸闷咳喘，风水浮肿。

2. 蜜麻黄 缓和其辛散之性，发散力较弱，并且蜂蜜与麻黄起协同作用，长于润肺止咳。用于表证已解，气喘咳嗽。

3. 麻黄绒 作用和缓，宣肺平喘。适用于老幼体虚患者的风寒感冒或喘咳。

4. 蜜麻黄绒 辛散发汗作用更和缓。适用于表证已解而喘咳未愈的年老体弱患者。

【贮藏】置通风干燥处。防潮。

百 合

百合始载于《神农本草经》，其炮制首见于汉代《金匮要略》。《中国药典》（2020年版）载有百合和蜜百合两种炮制品。

【处方用名】百合、炙百合、蜜百合。

【来源】本品为百合科植物卷丹 *Lilium lancifolium* Thunb. 百合 *Lilium brownii* F. E. Brown var. *viridulum* Baker 或细叶百合 *Lilium pumilum* DC. 的干燥肉质鳞叶。秋季采挖，洗净，剥取鳞叶，置沸水中略烫，

干燥。

【炮制方法】 ⓔ 微课 7.5

1. **百合** 取原药材，除去杂质，筛去灰屑。

2. **蜜百合** 取净百合置炒制容器内，文火加热炒至颜色加深时，加入适量开水稀释过的炼蜜，迅速翻炒，文火继续加热，炒至表面微黄色不粘手，取出，晾凉。

每 100kg 净百合，用炼蜜 5kg。

【成品性状】

规格	形状	颜色	气味	质地
百合	长椭圆形片状	表面类白色、淡棕黄色或微带紫色	味微苦	质硬而脆
蜜百合	长椭圆形片状	表面黄色，有焦斑	味甜	略带黏性

【炮制作用】

1. **百合** 味甘，性寒。归心、肺经。具有养阴润肺，清心安神的作用。用于阴虚燥咳，劳嗽咯血，虚烦惊悸，精神恍惚。

2. **蜜百合** 百合蜜炙后增强其润肺止咳作用。用于肺虚久咳，痰中带血，肺痨咯血，肺阴亏损，虚火上炎等。

【贮藏】 置通风干燥处。

枇杷叶

枇杷叶始载于《名医别录》，其炮制首见于晋朝《肘后备急方》。《中国药典》（2020 年版）载有枇杷叶和蜜枇杷叶两种炮制品。

【处方用名】 枇杷叶、炙枇杷叶、蜜枇杷叶。

【来源】 本品为蔷薇科植物枇杷 *Eriobotrya japonica*（Thunb.）Lindl. 的干燥叶。全年均可采收，晒至七八成干时，扎成小把，再晒干。

【炮制方法】

1. **枇杷叶** 取原药材，除去绒毛，用水喷润，切丝，干燥。

2. **蜜枇杷叶** 取净枇杷叶丝，将定量炼蜜加适量开水稀释，淋入枇杷叶丝内，拌匀，闷润至蜜汁被吸尽，置炒制器具内，文火加热，炒至老黄色、不粘手为度，取出晾凉。筛去碎屑。

每 100kg 净枇杷叶丝，用炼蜜 20kg。

【成品性状】

规格	形状	颜色	气味	质地
枇杷叶	呈丝条状	表面灰绿色、黄棕色或红棕色	气微，味微苦	革质而脆
蜜枇杷叶	呈丝条状	表面黄棕色或红棕色	具蜜香气，味微甜	略带黏性

【炮制作用】

1. **枇杷叶** 味苦，性微寒。归肺、胃经。具有清肺止咳，降逆止呕的功能。生品长于清肺止咳，降逆止呕；用于肺热咳嗽，气逆喘急，胃热呕吐，烦热口渴。

2. **蜜枇杷叶** 蜜炙后药性温润，能增强润肺止咳的作用。多用于肺燥咳嗽，干咳无痰。

【贮藏】置干燥处。

即学即练7-4

枇杷叶蜜炙可增强（　　　）作用

A. 利水消肿　　　　　　　B. 润肺止咳　　　　　　　C. 润肠通便

答案解析　D. 活血化瘀　　　　　　　E. 温肾助阳

百 部

百部始载于《名医别录》，其炮制首见于南北朝《雷公炮炙论》。《中国药典》（2020年版）载有百部和蜜百部两种炮制品。

【处方用名】百部、蜜百部、炙百部。

【来源】本品为百部科植物直立百部 Stemona sessilifolia（Miq.）Miq. 蔓生百部 Stemona japonica（Bl.）Miq. 或对叶百部 Stemona tuberosa Lour. 的干燥块根。春、秋二季采挖，除去须根，洗净，置沸水中略烫或蒸至无白心，取出，晒干。

【炮制方法】

1. 百部　取原药材，除去杂质，洗净，润透，切厚片，干燥。

2. 蜜百部　将一定量炼蜜加适量开水稀释，淋入净百部药材中，拌匀，闷润至蜜汁被吸尽，置炒制器具内，文火加热炒至不粘手时，取出，晾凉。

每100kg净百部片，用炼蜜12.5kg。

【成品性状】

规格	形状	颜色	气味	质地
百部	不规则厚片或不规则条形斜片	表面灰白色、棕黄色	气微，味甘、苦	质韧软
蜜百部	不规则厚片或不规则条形斜片	表面棕黄色或褐棕色，略带焦斑	味甜	稍有黏性

【炮制作用】

1. 百部　味甘、苦，性微温。归肺经。具有润肺下气止咳，杀虫灭虱的作用。用于新久咳嗽，肺痨咳嗽，顿咳；外用于头虱，体虱，蛲虫病，阴痒。生品有小毒，长于止咳化痰、灭虱杀虫。

2. 蜜百部　蜜炙后可增强润肺止咳的作用，并缓和对胃的刺激性。用于阴虚劳嗽。

【贮藏】置通风干燥处，防潮。

紫 菀

紫菀始载于《神农本草经》，其炮制首见于南北朝《雷公炮炙论》。《中国药典》（2020年版）载有紫菀和蜜紫菀两种炮制品。

【处方用名】紫菀、炙紫菀、蜜紫菀。

【来源】本品为菊科植物紫菀 Aster tataricus L f. 的干燥根及根茎。春、秋二季采挖，除去有节的根茎（习称"母根"）和泥沙，编成辫状晒干，或直接晒干。

【炮制方法】

1. 紫菀　取原药材，除去杂质，洗净，稍润，切厚片或段，干燥。

2. 蜜紫菀　取一定量炼蜜加适量开水稀释后，加入净紫菀片或段，拌匀，闷润至蜜被药物吸尽后，置炒制容器内，用文火加热，炒至深黄色、不粘手，取出，晾凉。

每100kg净紫菀，用炼蜜25kg。

【成品性状】

规格	形状	颜色	气味	质地
紫菀	呈不规则的厚片或小段	表面紫红色或灰红色	气微香，味甜、微苦	根质稍硬，根茎质较柔韧
蜜紫菀	呈不规则的厚片或小段	表面棕褐色或紫棕色	有蜜香气，味甜	稍带黏性

【炮制作用】

1. **紫菀** 味辛、苦，性温。归肺经。具润肺下气，消痰止咳作用。用于痰多咳喘，新久咳嗽，劳嗽咯血。生紫菀长于散寒降气祛痰，用于风寒喘咳。

2. **蜜紫菀** 紫菀经蜜炙后润肺祛痰作用增强；多用于肺虚久咳，痰中带血、肺燥干咳等。

【贮藏】 置阴凉干燥处，防潮。

款冬花

款冬花始载于《神农本草经》，其炮制首见于南北朝《雷公炮炙论》。《中国药典》（2020年版）载有款冬花和蜜款冬花两种炮制品。

【处方用名】 款冬花、蜜款冬花。

【来源】 本品为菊科植物款冬 *Tussilago farfara* L. 的干燥花蕾。12月或地冻前当花尚未出土时采挖，除去花梗及泥沙，阴干。

【炮制方法】

1. **款冬花** 取原药材，除去杂质及残梗。

2. **蜜款冬花** 取一定量炼蜜加适量开水稀释后，淋入净款冬花内拌匀，闷润至蜜汁被吸尽，置炒制容器内，文火炒至微黄色；不粘手，取出，晾凉。

每100kg净款冬花，用炼蜜25kg。

【成品性状】

规格	形状	颜色	气味	质地
款冬花	呈长圆棒状	表面紫红色或淡红色	气香，味微苦而辛	体轻
蜜款冬花	呈长圆棒状	表面棕黄色或棕褐色	具蜜香气，味微甜	稍带黏性

【炮制作用】

1. **款冬花** 味辛、微苦，性温。归肺经。具有润肺下气，止咳化痰的作用。用于新久咳嗽，喘咳痰多，劳嗽咯血。生品长于散寒止咳；多用于风寒喘咳，痰饮咳嗽。

2. **蜜款冬花** 蜜炙后药性温润，缓和辛散之性，能增强润肺止咳的作用。多用于肺虚久咳或阴虚燥咳。

【贮藏】 置干燥处，防霉，防蛀。

槐 角

槐角始载于《神农本草经》，其炮制首见于南北朝《雷公炮炙论》。《中国药典》（2020年版）载有槐角和蜜槐角两种炮制品。

【处方用名】 槐角、炙槐角、蜜槐角、槐角炭。

【来源】 本品为豆科植物槐 *Sophora japonica* L. 的干燥成熟果实。冬季采收，除去杂质，干燥。

【炮制方法】

1. **槐角** 取原药材，除去杂质。

2. **蜜槐角** 取净槐角，置炒制容器内，用文火加热，炒至颜色加深，微鼓起，加入适量开水稀释的炼蜜，喷洒均匀，迅速翻炒，炒至外表光亮；不粘手，取出晾凉。

每 100kg 净槐角，用炼蜜 5kg。

【成品性状】

规格	形状	颜色	气味	质地
槐角	呈连珠状	表面黄绿色或黄褐色	气微，味苦	质坚硬
蜜槐角	呈连珠状，稍隆起	表面黄棕色至黑褐色	具蜜香气，味微甜、苦	略带黏性

【炮制作用】

1. **槐角** 味苦，性寒。归肝经、大肠经。具有清热泻火，凉血止血的功能。用于肠热便血和痔肿出血，肝热头痛、眩晕目赤。生品清热凉血力较强。

2. **蜜槐角** 槐角蜜炙后苦寒之性减弱，并有润肠作用；用于便血、痔血。

【贮藏】 置通风干燥处，防蛀。

前 胡

前胡始载于《名医别录》，其炮制首见于南北朝《雷公炮炙论》。《中国药典》（2020 年版）载有前胡和蜜前胡两种炮制品。

【处方用名】 前胡、嫩前胡、炒前胡、炙前胡。

【来源】 为伞形科植物白花前胡 *Peucedanum praeruptorum* Dunn 的干燥根。冬季至次春茎叶枯萎或未抽花茎时采挖，除去须根，洗净，晒干或低温干燥。

【炮制方法】

1. **前胡** 除去杂质，洗净，润透，切薄片，晒干。

2. **蜜前胡** 取一定量炼蜜加适量开水稀释后，加入前胡片，拌匀，闷润至蜜被药物吸尽后，置炒制容器内，用文火加热，炒至不粘手时取出。

每 100kg 净前胡，用炼蜜 25kg。

【成品性状】

规格	形状	颜色	气味	质地
前胡	呈类圆形或不规则片的薄片	外表皮黑褐色或灰黄色，切面黄白色或淡黄色，皮部散有棕黄色油点，可见有一棕色环纹及放射状纹理	气芳香，味微苦、辛	较柔软，干者质硬易折断
蜜前胡	呈类圆形或不规则片的薄片	表面黄褐色，略具光泽	味微甜、辛、微寒	较柔软

【炮制作用】

1. **前胡** 苦、辛，微寒。归肺经。具有降气化痰，散风清热功效。用于痰热喘满，咯痰黄稠，风热咳嗽痰多。

2. **蜜前胡** 以润肺止咳为主；用于肺燥咳嗽，咯痰黄稠，咽喉干燥，胸闷气促，呕吐不食等。

PPT

第五节　姜炙技术

将净选或切制后的药物加入一定量的姜汁拌炒的操作方法，称为姜炙技术。

姜炙法多用于祛痰止咳、降逆止呕及寒凉性药物的炮制。

姜炙的目的：①缓和药物的寒性，增强止咳祛痰、和胃止呕的作用。如黄连姜炙可缓和其苦寒之性，增强止呕作用；竹茹姜炙可增强其降逆止呕的功效。②降低药物的副作用，增强疗效。如厚朴姜炙可缓和其对咽喉的刺激性，增强其温中化湿的作用。

一、操作方法

1. 姜汁的制备

（1）捣汁（榨汁）　生姜洗净切碎置适宜容器内，捣烂，加水适量，压榨取汁，残渣再加水共捣，压榨取汁，如此反复2~3次，合并姜汁，即得，备用。

（2）煮汁（煎汁）　取净生姜片，放置于锅内，加入适量水煎煮，滤过，残渣再加水煎煮，滤过，合并两次滤液，适当浓缩，即得，备用。

2. 操作方法

（1）先加姜汁后炒药。

（2）姜煮法　对于某些个货药材（如厚朴）姜炙采用姜煮法，将待炮制品置煮制容器内，加入一定量的姜汁（也可直接加入生姜片）和适量水，以平药面为宜，文火煎煮两个小时，待姜汁被药物吸尽，取出，进行切片，干燥。

一般每100kg净药物，用生姜10kg。若无生姜，可用干姜煎汁，用量约为生姜的1/3。

二、注意事项

（1）制备姜汁时要控制适宜的水量，一般以所得姜汁与生姜的比例为1:1为宜。

（2）药物与姜汁拌匀后，需要充分闷润，待姜汁被吸尽后再用文火炒干，否则达不到姜炙的目的。

厚　朴

厚朴始载于《神农本草经》，其炮制首见于《伤寒论》。《中国药典》（2020年版）载有厚朴和姜厚朴两种炮制品。

【处方用名】厚朴、川厚朴、姜厚朴。

【来源】本品为木兰科植物厚朴 *Magnolia officinalis* Rehd. et Wils. 或凹叶厚朴 *Magnolia officinalis* Rehd. et Wils. var. *biloba* Rehd. et Wils. 的干燥干皮、根皮及枝皮。4~6月剥取，根皮和枝皮直接阴干；干皮置沸水中微煮后，堆置阴湿处，"发汗"至内表面变紫褐色或棕褐色时，蒸软，取出，卷成筒状，干燥。

【炮制方法】

1. 厚朴　取原药材，刮去粗皮，洗净，润透，切丝，干燥。

2. 姜厚朴

（1）姜炙　取厚朴丝，加适量姜汁拌匀，闷润至姜汁被吸尽，置适宜炒制容器内，用文火炒干，取出晾凉。筛去碎屑。

（2）姜煮　取一定量生姜切片，加水煎汤，另取刮净粗皮的厚朴，扎成捆，置姜汤中反复浇淋，文火加热共煮，煮至姜液被吸尽，取出，切丝，干燥。筛去碎屑。

每100kg净厚朴，用生姜10kg。

【成品性状】

规格	形状	颜色	气味	质地
厚朴	弯曲的丝条状或单、双卷筒状	外表面灰褐色，内表面紫棕色或深紫褐色	气香，味辛辣、微苦	坚硬，不易折断
姜厚朴	弯曲的丝条状	表面灰褐色，偶见焦斑	略有姜辣气	坚硬

【炮制作用】

1. 厚朴　味苦、辛，性温。归脾、胃、肺、大肠经。具有燥湿消痰，下气除满的作用。用于湿滞伤中，脘痞吐泻，食积气滞，腹胀便秘，痰饮喘咳。生品味辛辣，对咽喉有刺激性，故一般内服不用生品。

2. 姜厚朴　姜制后能消除其对咽喉的刺激性，并可增强宽中和胃的作用。用于湿阻气滞，脘腹胀满或呕吐泻痢，积滞便秘，痰饮喘咳，梅核气。

【贮藏】　置通风干燥处。

 知识链接

何为发汗 微课7.6

有些药材在加工过程中用微火烘至半干或微煮、蒸后，堆置起来发热，使其内部水分往外溢，变软、变色，增加香味或减少刺激性，有利于干燥。这种方法习称"发汗"。如厚朴、杜仲、玄参、续断等。

竹　茹

竹茹始载于《金匮要略》，其炮制首见于宋代《太平圣惠方》。《中国药典》（2020年版）载有竹茹和姜竹茹两种炮制品。

【处方用名】　竹茹、淡竹茹、姜竹茹。

【来源】　本品为禾本科植物青秆竹 *Bambusa tuldoides* Munro、大头典竹 *Sinocalamus beecheyanus*（Munro）McClure var. *pubescens* P. F. Li 或淡竹 *Phyllostachys nigra*（Lodd.）Munro var. *henonis*（Mitf.）Stapf ex Rendle 的茎秆的干燥中间层。全年均可采制，取新鲜茎，除去外皮，将稍带绿色的中间层刮成的丝条，或削成薄片，捆扎成束，阴干。前者称"散竹茹"，后者称"齐竹茹"。

【炮制方法】

1. 竹茹　取原药材，除去杂质，切段或揉成小团，除净药屑。

2. 姜竹茹　取净竹茹，加适量姜汁拌匀，稍润，待姜汁被吸尽后，压平，置炒制容器内，文火加热，如烙饼法将两面烙至微黄色、有焦斑时，取出晾凉，筛去碎屑。

每100kg净竹茹，用生姜10kg。

【成品性状】

规格	形状	颜色	气味	质地
竹茹	卷曲成团的不规则丝条或长条形薄片状	浅绿色、黄绿色或黄白色	气微，味淡	质柔韧，有弹性
姜竹茹	形如竹茹	表面黄色	微有姜香气	质柔韧

【炮制作用】

1. 竹茹　味甘，性微寒。归肺、胃、心、胆经。具有清热化痰，除烦，止呕的作用。生品长于清热化痰，除烦。用于痰热咳嗽，胆火挟痰，惊悸不宁，心烦失眠、中风痰迷，舌强不语，胃热呕吐，妊娠恶阻，胎动不安。

2. 姜竹茹　姜制后能缓其寒性，免伤脾胃，增强降逆止呕的作用；多用于恶心呕吐。

【贮藏】　置干燥处，防霉，防蛀。

【备注】　竹茹姜炙后易变色，不易储存，故以临用前时制备为宜。

第六节　油炙技术

PPT

将净制或切制的药物与一定量食用油脂共同加热处理的技术，称为油炙技术。

油炙的目的：①增强药物的临床疗效。如淫羊藿经油炙后温肾助阳作用增强。②降低毒性。如马钱子有毒，经油炙后毒性下降。③利于粉碎，便于调剂和服用。如三七、豹骨、蛤蚧等药物，经过油炙后能使其酥脆，便于粉碎，并可用于矫正不良气味。

一、操作流程

1. 油炒法

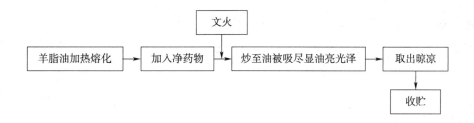

2. 油炸法

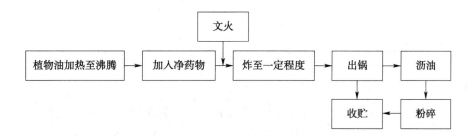

3. 油脂涂酥烘烤

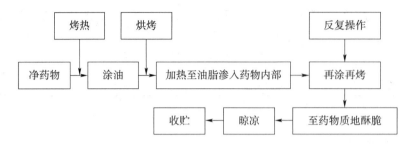

二、注意事项

（1）油炙应控制好火力、温度和时间，以免炒焦烤煳，降低疗效。

（2）油脂涂酥药物时，需反复操作，直至药物酥脆为止。

即学即练 7-5

简述油炙的目的及代表的药物。

答案解析

淫羊藿

淫羊藿始载于《神农本草经》，其炮制首见于《雷公炮炙论》。《中国药典》（2020 年版）载有淫羊藿和炙淫羊藿两种炮制品。

【处方用名】淫羊藿、羊藿、仙灵脾、炙淫羊藿、炙羊藿。

【来源】本品为小檗科植物淫羊藿 *Epimedium brevicornu* Maxim. 箭叶淫羊藿 *Epimedium sagittatum* (Sieb. et Zucc.) Maxim. 柔毛淫羊藿 *Epimedium pubescens* Maxim. 或朝鲜淫羊藿 *Epimedium koreanum* Nakai 的干燥叶。夏、秋季茎叶茂盛时采收，晒干或阴干。

【炮制方法】

1. 淫羊藿 取原药材，除去杂质，喷淋清水，稍润，切丝，干燥。

2. 炙淫羊藿 取一定量羊脂油置锅内加热熔化，加入淫羊藿丝，用文火炒至表面微黄色，油脂被吸尽，微显光泽时，取出晾凉，筛去碎屑。

每 100kg 净淫羊藿丝，用羊脂油（炼油）20kg。

【成品性状】

规格	形状	颜色	气味	质地
淫羊藿	呈丝片状	上表面绿色、黄绿色或浅黄色，下表面灰绿色	气微，味微苦	近革质
炙淫羊藿	呈丝片状	表面浅黄色	微有羊脂油气	较脆

【炮制作用】

1. 淫羊藿 味辛、甘，性温。归肝、肾经。具有补肾阳，强筋骨，祛风湿的作用。生品长于祛风湿，强筋骨；用于肾阳虚衰，阳痿遗精，筋骨痿软，风湿痹痛，麻木拘挛。

2. 炙淫羊藿 羊脂油炙后能增强其温肾助阳作用。多用于阳痿、不孕、早泄等。

【贮藏】置通风干燥处。

蛤　蚧

蛤蚧始载于《雷公炮炙论》，其炮制首见于《雷公炮炙论》。《中国药典》（2020 年版）载有蛤蚧和酒蛤蚧两种炮制品。

【处方用名】蛤蚧、酒蛤蚧、酥蛤蚧。

【来源】本品为壁虎科动物蛤蚧 *Gekko gecko* Linnaeus 的干燥体。全年均可捕捉，除去内脏，拭净，用竹片撑开，使全体扁平顺直，低温干燥。

【炮制方法】

1. 蛤蚧　取原药材，除去鳞片及头足，切成小块，干燥。

2. 酒蛤蚧　取蛤蚧块，用黄酒拌匀，闷润至酒被吸尽，置炒制器具内，用文火炒干或烘干。

每 100kg 净蛤蚧，用黄酒 10kg。

3. 酥蛤蚧　取净蛤蚧，涂以麻油，于无烟火上烤至稍黄质脆，除去头足及鳞片，切成小块。

【成品性状】

规格	形状	颜色	气味	质地
蛤蚧	不规则片状小块	灰黑色或银灰色，有棕黄色的斑点	气腥，味微咸	质坚韧
酒蛤蚧	不规则片状小块	色稍黄	微有酒香气味微咸	质较脆
酥蛤蚧	不规则片状小块	色稍黄	具酥气	质酥易脆

【炮制作用】

1. 蛤蚧、酥蛤蚧　味咸，性平。归肺、肾经。具有补肺益肾，纳气定喘，助阳益精的作用。生品和酥炙品功用相同，酥制后易粉碎，腥气减弱。长于补肺益肾，纳气定喘。常用于肾虚作喘，劳嗽咯血等。

2. 酒蛤蚧　酒炙后质酥易碎，矫味，腥气减弱，便于服用，长于补肾壮阳。用于肾阳不足，精血亏损的阳痿，遗精。

【贮藏】用木箱严密封装，常与花椒伴存，置阴凉干燥处，防蛀。

 知识链接

蛤蚧是否要去头足

古人有"毒在眼，效在尾"之说，故历代都要去头足。现代研究表明，蛤蚧各部分具有增强免疫、性激素样、抗衰老、解痉平喘、降血糖作用，同时证实蛤蚧尾的性激素样作用和抗衰老作用强于体部。动物毒性试验表明，蛤蚧眼和头未见不良反应。如能将蛤蚧头、足用于药，可提高蛤蚧的利用率。

三　七

三七始载于《本草纲目》，其炮制首见于明代《万氏女科》。《中国药典》（2020 年版）载有三七粉一种炮制品。

【处方用名】三七、田七、三七粉、熟三七。

【来源】本品为五加科植物三七 *Panax notoginseng* （Burk.） F. H. Chen 的干燥根及根茎。秋季花开前采挖，洗净，分开主根、支根及根茎，干燥。支根习称"筋条"，根茎习称"剪口"。

【炮制方法】

1. 三七 取原药材，洗净，干燥，用时捣碎。

2. 三七粉 取三七，洗净，干燥，研细粉。

3. 熟三七

（1）油炸 取净三七，打碎，分开大小块，食油置锅内加热至沸腾，倾入大小分档的三七块，文火炸至表面棕黄色，取出，沥去油，晾凉，粉碎。

（2）清蒸 取净三七，洗净，蒸透，取出，及时切片，干燥。

【成品性状】

规格	形状	颜色	气味	质地
三七	呈类圆锥形或圆柱形	表面灰褐色或灰黄色	气微，味苦回甜	质硬，难破碎
三七粉	粉末	灰黄色	气微，味微苦回甜	—
熟三七	粉末	棕黄色	略有油气，味微苦	—

【炮制作用】

1. 三七 味甘、微苦，性温。归肝、胃经。具有散瘀止血，消肿定痛的作用。生品长于散瘀止血，消肿定痛之力偏胜。具有止血而不留瘀，化瘀而不出血的特点。用于咯血，吐血，衄血，便血，崩漏，外伤出血，胸腹刺痛，跌扑肿痛等。

2. 三七粉 与三七功效相同，多吞服或外敷用于创伤出血。

3. 熟三七 止血化瘀作用较弱，偏于滋补见长。可用于身体虚弱，气血不足，面色苍白，头昏眼花，食欲不振的患者。

【贮藏】 置阴凉干燥处，防蛀。

实践实训

实训五　液体辅料炒制技术

【实训目的】

1. 学会酒炙、醋炙、盐炙、姜炙、蜜炙和油炙的炮制操作及注意事项。

2. 明确上述炙法的辅料用量以及炮制后成品性状、规格及质量标准。

3. 能说出上述炙法的炮制目的。

【实训用品】

1. 实训器材 煤气灶、炒锅、药铲、刷子、瓷盆、簸箕、药筛、天平、喷壶、量筒等。

2. 材料

（1）药物 当归、白芍、柴胡、乳香、杜仲、厚朴、竹茹、甘草、黄芪、淫羊藿。

（2）辅料 黄酒、米醋、食盐水、生姜、蜂蜜、羊脂。

【实训方法】

（一）准备

1. 用具的清洗及药材的分档 检查实验用器具是否洁净，必要时进行清洗。将待炮制品出去杂质，筛去灰屑，将药材分档，备用。

2. 姜汁的制备

（1）捣汁（榨汁）　生姜洗净切碎置适宜的容器内，捣烂，加水适量，压榨取汁，残渣再加水共捣，压榨取汁，如此反复2~3次，合并姜汁，即得，备用。

（2）煮汁（煎汁）　取净生姜片，放置于锅内，加入适量水煎煮，滤过，残渣再加水煎煮，滤过，合并两次滤液，适当浓缩，即得，备用。

3. 炼蜜的制备　将蜂蜜置锅内，用武火加热至徐徐沸腾后，改用文火保持微沸，并除去泡沫及上浮蜡质。然后用罗筛或纱布滤去死蜂、杂质，再倾出锅内，加热至116~118℃。满锅起鱼眼泡，手捻之有黏性，两指间尚无白丝出现时，迅速出锅。炼蜜的含水量控制在10%~13%为宜。

（二）操作

1. 酒炙

（1）当归　取净当归片，用黄酒拌匀，闷润至酒被吸尽后，置热锅内，用文火加热，炒至深黄色，取出放凉，筛去碎屑。每100kg当归，黄酒10kg。成品性状：本品呈老黄色，略有焦斑。微有酒香气。

（2）白芍　取白芍片，用黄酒拌匀，闷润至酒被吸尽后，置热锅内，用文火加热，炒干，取出放凉，筛去碎屑。每100kg白芍片，用黄酒10kg。成品性状：本品呈微黄色，微有酒香气。

2. 醋炙

（1）柴胡　取净柴胡片，加米醋拌匀，闷润至透，用文火加热，炒至干，色泽加深，取出放凉。每100kg柴胡，用米醋20kg。成品性状：本品色泽加深，具醋气。

（2）乳香　取净乳香置热锅内，用文火加热，炒至冒烟，表面微熔，喷淋米醋，继续拌炒至表面显油亮光泽，取出放凉。每100kg乳香，用米醋5kg。成品性状：本品表面呈深棕色至黑褐色，粗糙。质松脆，微有醋香气。

3. 盐炙

杜仲　取净杜仲丝或块，加盐水拌匀，润透，置热锅内，用中火加热，炒至焦黑色、丝易断时，取出放凉。筛去碎屑。每100kg杜仲，用食盐2kg。成品性状：本品呈焦黑色，银白色橡胶丝减少，弹性减弱，折断后丝易断，并略具咸味。

4. 姜炙

（1）厚朴　取厚朴丝，加适量姜汁拌匀，闷润至姜汁被吸尽，置温度适宜锅内的热锅内，用文火炒干，取出晾凉，筛去碎屑。每100kg净厚朴，用生姜10kg。成品性状：表面灰褐色，偶见焦斑，具姜的辛辣气味。

（2）竹茹　取竹茹段或团，加姜汁拌匀，稍润，待姜汁被吸尽后，压平，置炒制器具内，文火加热，如烙饼法将两面烙至微黄色、有焦斑时，取出晾凉，筛去碎屑。每100kg净竹茹，用生姜10kg。成品性状：表面黄色，微有姜香气。

5. 蜜炙

（1）甘草　取一定量的炼蜜，加适量开水稀释，淋入净甘草片中，拌匀，闷润至蜜汁被吸尽，置炒制器具内，文火加热炒至黄色至深黄色、不粘手时，取出晾凉，筛去碎屑。每100kg净甘草片，用炼蜜25kg。成品性状：外表皮红棕色或灰棕色，微有光泽，切面黄色至深黄色，具焦香气。

（2）黄芪　取炼蜜，加适量开水稀释，淋入净黄芪片中，拌匀，闷润至蜜汁被吸尽，置适宜温度的炒制器具内，文火炒至老黄色、不粘手时，取出晾凉。筛去碎屑。每100kg净黄芪片，用炼蜜25kg。成品性状：外表皮淡棕黄色或淡棕褐色，有蜜香气。

6. 油炙

淫羊藿 取一定量羊脂油置锅内加热熔化，加入淫羊藿丝，用文火炒至表面微黄色、油脂被吸尽、微显光泽时，取出晾凉，筛去碎屑。每100kg净淫羊藿丝，用羊脂油（炼油）20kg。成品性状：表面微黄色，具油香气。 ⓔ 微课7

【注意事项】

1. 药物拌制前要净制，分档。
2. 药物闷润时，容器要加盖密闭。
3. 若液体辅料用量较少不能与药物拌匀时，可先加适量水稀释后，再与药物拌润。
4. 先炒药后加液体辅料时，要注意喷洒辅料的时机和用量。
5. 炒制时火力不可过大，翻炒宜勤，出锅要摊晾。

【思考题】

1. 先炒药后加醋炒的代表药物有哪些？
2. 杜仲盐炙时为什么要求用中火加热？
3. 蜜炙时，药物在拌蜜前所用的炼蜜为什么要用适量开水稀释？

【技能测试】

测试任务：酒炙大黄（大黄用量100g）。

炮制方法：取大黄片，用黄酒喷淋拌匀，闷润，待酒被吸尽后，置炒制容器内，文火炒至近干、色泽加深，取出晾凉，筛去碎屑。

配分及评分标准

序号	考核内容	考核要点	配分	评分标准	扣分	得分
1	准备	器具洁净齐全、摆放合理	5	①器具要洁净，炒前未清洁炒药锅者，扣1分；②器具要一次准备齐全，操作过程中，每再准备一种器具，扣0.5分；③器具摆放不合理或摆放杂乱者，扣1分		
2	称量	正确使用天平，准确称量大黄100g	3	①称量前不归零者，扣1分；②操作完毕后不关机者，扣0.5分；③称量的质量不准确，扣1分		
		量取10g黄酒	2	量取错误扣2分		
3	闷润	将黄酒喷淋到大黄中拌匀，闷润	5	未拌匀扣5分，未闷润扣5分，扣满为止		
4	炒制	锅预热	2	①不预热，或违反操作规程造成事故者，不得分；②中途因操作不当熄火者，扣1分；③投药前，未用合适的判断方法预测锅温者，扣1分		

续表

序号	考核内容	考核要点	配分	评分标准	扣分	得分
4	炒制	黄酒被吸尽后，将大黄倒入锅中	3	未吸尽黄酒，扣3分		
		文火加热	5	未用文火，扣5分		
		翻炒动作娴熟，操作规范	5	①操作严重失误者，不得分；②中途熄火者，扣1分；③翻炒明显不熟练、不均匀者，扣1分；④翻炒时，饮片散落到台面上未拣回者，扣1分；⑤翻炒时，饮片散落到地面上者，扣1~2分		
5	出锅	出锅及时；炮制品存放得当	5	①操作严重失误者，不得分；②未先熄火就出锅者，扣1分；③出锅明显不迅速者，扣1分；④出锅后，炊帚等易燃物品放在铁锅内者，扣1分		
6	清场	按规程清洁器具，清理现场；饮片和器具归类放置	5	①器具未清洁者扣1分，清洁不彻底者扣0.5分；②器具未放回原始位置或摆放杂乱者，扣1分；③操作台面不整洁者，扣1分；④未关闭煤气罐阀门者，扣1分；⑤药屑未倒入垃圾桶者，扣1分		
7	炮制程度	近干、色泽加深	60	适中率95%以上，60分；适中率80%~95%，50分；适中率70%~80%，40分；适中率60%~70%，30分；适中率50%以下，不超过20分		
	合计		100			

答案解析

目标检测

一、A 型题（请从 ABCDE 五个备选答案中选出一个最佳答案）

1. 经炮制可降低苦寒之性，免伤脾阳，引药上行的饮片是（   ）

   A. 炒黄柏   B. 酒黄柏   C. 盐黄柏   D. 黄柏炭   E. 蜜黄柏

2. 炮制后酸寒之性降低，善于调经止血、柔肝止痛，主治肝郁血虚、胁痛腹痛、月经不调、四肢挛痛的饮片是（   ）

   A. 酒白芍   B. 米炒白芍   C. 炒白芍   D. 土炒白芍   E. 醋白芍

3. 醋炙柴胡的目的是（   ）

   A. 助其发散，增强解表作用   B. 助其升浮，增强升阳作用

   C. 缓其升散，增强疏肝作用   D. 抑制浮阳，增强清肝作用

   E. 引药入肝，增强滋阴作用

4. 善清头目之火，治目赤肿痛、口舌生疮，宜选用的饮片是（   ）

   A. 黄连   B. 酒黄连   C. 姜黄连   D. 萸黄连   E. 黄连炭

153

二、B 型题（请从 ABCDE 五个备选答案中选出一个最佳答案）

［1～2］

A. 引药入肝，散瘀止痛　　　B. 祛瘀散寒，行水消肿　　　C. 活血通络，祛风散寒

D. 强筋健骨，软坚散结　　　E. 润肠通便，解毒生肌

1. 酒作为炮制辅料，其作用是（　　　）

2. 醋作为炮制辅料，其作用是（　　　）

［3～4］

A. 增强活血调经作用　　　B. 增强润滑作用　　　C. 增强补血止血作用

D. 增强破血作用　　　E. 降低酸寒之性，善于和中缓急

3. 酒当归的炮制作用是（　　　）

4. 酒白芍的炮制作用是（　　　）

［5～7］

A. 引药上行，增强活血通络作用　　　B. 引药入肝，增强活血止痛作用

C. 制其寒性，增强和胃止呕作用　　　D. 引药下行，增强滋阴降火作用

E. 缓和药性，增强润肺止咳作用

5. 蜜炙法炮制中药的目的是（　　　）

6. 盐炙法炮制中药的目的是（　　　）

7. 酒炙法炮制中药的目的是（　　　）

三、C 型题（请根据下列案例所提供的信息，从 ABCDE 五个备选答案中选出一个最佳答案）

1. 某外科医师善治疮肿瘰疬、乳腺增生等，常用中成药小金丸（糊丸），用后每能收效。该药处方有人工麝香、木鳖子（去壳去油）、制草乌、枫香脂、醋乳香、醋没药、五灵脂（醋炒）、酒当归、地龙、香墨等，功能散结消肿、化瘀止痛，主治痰气凝滞所致的瘰疬、瘿瘤、乳岩、乳癖，症见肌肤或肌肤下肿块一处或数处、推之能动，或骨及骨关节肿大，皮色不变，肿硬作痛。关于处方中醋乳香炮制方法或炮制作用的说法，错误的是（　　　）

A. 醋乳香炮制宜采用文火加热

B. 醋乳香炮制宜先炒乳香至表面微熔再喷入米醋

C. 每 100kg 乳香用米醋 10kg

D. 乳香醋炙后刺激性缓和，利于服用

E. 乳香醋炙后增强活血止痛、消肿生肌的功效

2. 补脾益肠丸为两层水丸。药物组成，外层：黄芪、党参（米）、肉桂；内层：醋延胡索、荔枝核、炮姜、炙甘草、防风、木香、盐补骨脂、煅赤石脂。功能主治：益气养血、温阳行气，涩肠止泻。用于脾虚气滞所致的泄泻，症见腹胀疼痛、肠鸣泄泻、黏液血便；慢性结肠炎、溃疡性结肠炎、过敏性结肠炎见上述证候者。处方中用醋延胡索，其醋制的目的是（　　　）

A. 增强益气养血的作用　　　B. 增强涩肠止泻的作用

C. 增强疏肝止痛的作用　　　D. 增强行气止痛的作用

E. 增强活血祛瘀的作用

四、X 型题（请从 ABCDE 五个备选答案中选出两个或两个以上正确答案）

1. 中药饮片的炮制方法不同，其作用也有所不同，关于黄柏的炮制作用说法正确的是（　　　）

A. 酒炙可引药上行清血分湿热   B. 生用偏于泻火解毒、清热燥湿

C. 盐炙引药入肾增强滋阴泻火作用   D. 土炒可增强补脾止泻的作用

E. 炒炭清湿热之中兼具涩性，用于治疗便血

2. 宜用醋炙法炮制的药物有（   ）

A. 甘遂   B. 乳香   C. 柴胡   D. 五灵脂   E. 白术

书网融合……

知识回顾   微课1   微课2   微课3   微课4

微课5   微课6   图片   习题

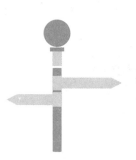

第八章 煅制技术

学习引导

1973年湖南长沙马王堆三号汉墓出土的西汉文物帛书《五十二病方》是目前中国最古老的汉族传统医学方书，书中记载"止血出者，燔发，以安其痏"，"燔"就是高温灼烧之法。汉代《金匮玉函经》中"有须烧炼炮炙，生熟有定"，其中"烧"和"炼"也指的是对药物用不同火力进行煅烧。可见，煅制药物的方法由来已久。那么，中药为什么要经过高温煅烧呢？煅烧后药物会发生哪些改变呢？

本章主要介绍煅制技术（明煅技术、煅淬技术、煅炭技术）的操作方法、适用药物、注意事项和代表药物的炮制方法、成品性状及炮制作用。

学习目标

1. **掌握** 不同煅制方法的概念、炮制品质量、注意事项及炮制目的。
2. **熟悉** 白矾、石膏、牡蛎、石决明、阳起石、炉甘石、自然铜、赭石、磁石、石决明、灯心草、棕榈、血余炭、干漆等药物的炮制方法、成品性状和炮制作用。
3. **了解** 白矾、石膏等药物的现代研究。

煅制技术是将净制或切制后的药物直接放于适当耐火容器内或置于无烟炉火中高温煅烧的炮制加工技术。有些药物煅红后还要趁炽热时投入一定的液体辅料中浸"淬"，故而又称为"煅淬"技术。若将净制或切制后的药物置于密封的加热容器中，在高温缺氧的条件下煅烧成炭，称为煅炭技术，又称密闭煅制技术、闷煅技术、暗煅技术。一般明煅技术适用于普通矿物类、贝壳类药物、化石类药物；煅淬技术适用于质地坚硬的金属矿物类药物（磁石）或临床上特殊需要的药物（炉甘石）；煅炭技术适用于需制炭但质地疏松、炒炭易燃烧灰化的药物，如某些植物类（荷叶）和动物类药（血余炭）。

PPT

第一节 明煅技术

将待炮制品直接放于无烟炉火中或装入适宜的耐火容器内，不隔绝空气进行煅烧的方法，称为明煅技术。其中，将待炮制品直接放于无烟炉火中煅烧的方法称为直接煅法（又称直火煅法）；将待炮制品装入耐火容器煅烧的方法称为间接煅法（又称锅煅法）。

明煅的主要目的：①使药物质地酥脆，易于粉碎，便于煎出有效成分。如白矾、石膏等。②改变药性，产生新的炮制作用。如石膏，生品甘、辛，大寒，具有清热泻火，除烦止渴的功能，明煅后增加了涩味，寒性减弱，具有收湿敛疮、生肌止血的作用。③增强收敛作用。如白矾等。

一、操作流程

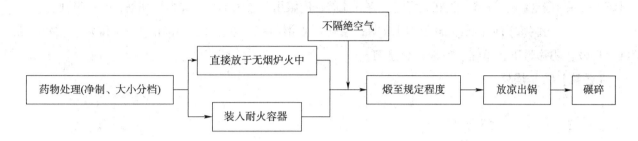

二、注意事项

（1）将药物大小分档，以免煅制时生熟不均。

（2）明煅法在操作时，药物应一次煅透，中途不得停火，以免夹生。

（3）含结晶水的矿物药，一般采用敞锅煅法，在炉口上煅至水汽散尽。动物的贝壳、化石类药物，一般置于加盖的耐火容器，如坩埚中，在炉口上煅至变色。质地坚硬，不含或少含结晶水的矿物药，一般直接置于炉火中武火煅至红透。

（4）有些药物在煅烧时产生爆溅，可在容器上加盖防护网罩（但不密闭）以防爆溅。

（5）根据药物的性质选择合适的煅制温度和时间，如含有结晶水的盐类药材，不要求煅红，但需使结晶水蒸发至尽，或全部形成蜂窝状的块状固体。如主含云母类、石棉类、石英类矿物药较耐热，短时间煅烧即使达到"红透"，其理化性质也很难改变，因此煅制时温度应高，时间应长。而对主含硫化物类和硫酸盐类药物，煅时温度不一定太高，后者需时间稍长，以便结晶水彻底挥发并达到理化性质应有的变化。

白　矾

白矾始载于《神农本草经》，其炮制首见于《五十二病方》。《中国药典》（2020年版）载有白矾和枯矾两种炮制品。

【处方用名】白矾、明矾、枯矾。

【来源】本品为硫酸盐类矿物明矾石经加工提炼制成，主含含水硫酸铝钾（$KAl(SO_4)_2 \cdot 12H_2O$）。

【炮制方法】 微课8

1. 白矾　取原药材，除去杂质，捣碎或研细。

2. 枯矾　取净白矾，敲成小块，置煅锅内，用武火加热至熔化，继续煅至明矾膨胀松泡呈白色蜂窝状或海绵状固体，完全干燥，停火，放凉后取出，研成细粉。

煅制白矾注意事项：应一次性煅透，中途不得停火，不可搅拌，如搅拌易堵塞水分挥发的通路形成"僵块"；不宜用铁锅煅制，否则接触铁锅处有红褐色物质，产品铁盐含量会超出限度；煅制器具必须洁净。煅制温度应控制在180～260℃之间为宜。

【成品性状】

规格	形状	颜色	气味	质地
白矾	不规则块状或粒状	无色，或淡黄白色，有玻璃样光泽	气微，味酸，微甘而极涩	质硬而脆
枯矾	蜂窝状或凹凸不平状固体块状物或细粉	不透明、白色或淡黄白色，无玻璃样光泽	味酸、涩	质酥松而脆，手捻易碎，有颗粒感

【炮制作用】

1. 白矾 味酸、涩，性寒。归肺、脾、肝、大肠经。外用解毒杀虫，燥湿止痒；内服止血止泻，祛除风痰。外治用于湿疹，疥癣，脱肛，痔疮，聤耳流脓；内服用于久泻不止，便血，崩漏，癫痫发狂。

2. 枯矾 酸寒之性降低，涌吐作用减弱，增强了收涩敛疮、止血化腐作用。用于湿疹、湿疮，脱肛，痔疮，阴痒带下，鼻衄、齿衄，鼻息肉。

【贮藏】 置干燥处。

即学即练 8 - 1

白矾煅制过程中的注意事项是什么？

答案解析

石 膏

石膏始载于《神农本草经》，其炮制首见于汉代《金匮玉函经》，《中国药典》（2020 年版）载有生石膏和煅石膏两种炮制品。

【处方用名】 生石膏、煅石膏。

【来源】 本品为硫酸盐类矿物石膏族石膏，主含含水硫酸钙（$CaSO_4 \cdot 2H_2O$），采挖后，除去杂石及泥沙。

【炮制方法】

1. 石膏 取石膏打碎，除去杂石，粉碎成粗粉。

2. 煅石膏 取净石膏块，置无烟炉火或耐火容器内，用武火加热，煅至酥松，取出，放凉后碾碎。

【成品性状】

规格	形状	颜色	气味	质地
生石膏	纤维状的集合体，呈长块状、板块状或不规则块状	白色、灰白色或淡黄色，纵断面具绢丝样光泽	气微，味淡	体重质软
煅石膏	白色的粉末或酥松块状物	表面透出微红色的光泽，不透明	气微，味淡	体轻质软，易碎，捏之成粉

【炮制作用】

1. 生石膏 味甘、辛，性大寒。归肺、胃经。具有清热泻火，除烦止渴的作用。用于外感热病，高热烦渴，肺热喘咳，胃火亢盛，头痛，牙痛。

2. 煅石膏 煅后味甘、辛、涩，性寒。归肺、胃经。具有收湿，生肌，敛疮，止血的作用。外治溃疡不敛，湿疹瘙痒，水火烫伤，外伤出血。

【贮藏】 置干燥处。

牡 蛎

牡蛎始载于《神农本草经》，其炮制首见于汉代《金匮玉函经》。《中国药典》（2020 年版）载有牡蛎和煅牡蛎两种炮制品。

【处方用名】 牡蛎、煅牡蛎。

【来源】本品为牡蛎科动物长牡蛎 *Ostrea gigas* Thunberg、大连湾牡蛎 *Ostrea talieniwhanensis* Crosse 或近江牡蛎 *Ostrea rivularis* Gould 的壳。全年均可捕捞，去肉，洗净，晒干。

【炮制方法】

1. 牡蛎　取牡蛎，洗净，干燥，碾碎。

2. 煅牡蛎　取净牡蛎，置耐火容器内或无烟炉火上，用武火加热，煅至酥脆时取出，放凉，碾碎。

【成品性状】

规格	形状	颜色	气味	质地
牡蛎	不规则的碎块（断面层状）	白色	气微，味微咸	质硬
煅牡蛎	不规则的碎块（断面层状）或粗粉	灰白色	气微，味微咸	质酥脆

【炮制作用】

1. 牡蛎　味咸，性微寒。归肝、胆、肾经。具有重镇安神，潜阳补阴，软坚散结的作用。用于惊悸失眠，眩晕耳鸣，瘰疬痰核，癥瘕痞块。

2. 煅牡蛎　煅后能增强收敛固涩，制酸止痛的作用，同时质地酥脆，便于粉碎和煎出有效成分。用于自汗盗汗，遗精滑精，崩漏带下，胃痛吞酸。

【贮藏】置干燥处。

石决明

石决明始载于《名医别录》，其炮制首见于南北朝《雷公炮制炙论》。《中国药典》（2020 年版）载有石决明和煅石决明两种炮制品。

【处方用名】石决明、煅石决明。

【来源】本品为鲍科动物杂色鲍 *Haliotis diversicolor* Reeve、皱纹盘鲍 *Haliotis discus hannai* Ino、羊鲍 *Haliotis ovina* GmeLin、澳洲鲍 *Haliotis ruber*（Leach）、耳鲍 *Haliotis asinina* Linnaeus 或白鲍 *Haliotis laevigata*（Donovan）的壳。夏、秋两季捕捞，去肉，洗净，干燥。

【炮制方法】

1. 石决明　取石决明，去杂质，洗净，干燥，碾碎。

2. 煅石决明　取净石决明，置耐火容器内或置于无烟炉火上，用武火加热，煅至酥脆，易碎时，取出放凉，碾碎。

【成品性状】

规格	形状	颜色	气味	质地
石决明	不规则的碎块	灰白色，珍珠样彩色光泽	气微，味微咸	质坚硬
煅石决明	不规则的碎块（断面呈层状）或粗粉	灰白色无光泽	气微，味微咸	质酥脆

【炮制作用】

1. 石决明　味咸，性寒。归肝经。具有平肝潜阳，清肝明目的功效。用于头痛眩晕，目赤翳障，视物昏花，青盲雀目。

2. 煅石决明　煅后咸寒之性降低，平肝潜阳的功效缓和，增强了固涩收敛、明目作用。且煅后质地疏松，便于粉碎，有利于外用涂敷撒布，并利于煎出有效成分。

【贮藏】置干燥处。

阳起石

阳起石始载于《神农本草经》，其炮制首见于汉代的《千金翼方》。《中国药典》（2020 年版）四部收载该品。

【处方用名】阳起石、煅阳起石、酒阳起石。

【来源】本品为硅酸盐类矿石透闪石 *Tremolite* 或阳起石 *Actinolite* 的矿石。主要成分为碱式硅酸镁钙 $[Ca_2Mg_5(Si_4O_{11})_2 \cdot (OH)_2]$，并含少量锰、铝、钛等杂质。采得后，净泥土、杂石。

【炮制方法】

1. 阳起石 取阳起石，除去杂质，洗净，干燥，砸成小块。

2. 煅阳起石 取净阳起石小块，置耐火容器内，用武火加热，煅至红透，取出，放冷，研碎。

3. 酒阳起石 取净阳起石小块，置耐火容器内，用武火加热，煅至红透后，放入黄酒中淬，如此反复煅淬至药物酥脆、酒尽为度，取出晾干，研碎。

每 100kg 阳起石，用黄酒 20kg。

【成品性状】

规格	形状	颜色	气味	质地
阳起石	不规则碎块状，具纤维状构造	乳白色，有丝样光泽	味淡	体重
煅阳起石	粉末	青褐色，无光泽	味淡	质较酥脆
酒阳起石	粉末	青褐色，无光泽	具酒气	质较酥脆

【炮制作用】

1. 阳起石 味咸，性温，归肾经。具有温肾壮阳的功能。

2. 煅阳起石 煅后质地酥脆，易于粉碎，便于煎出有效成分。

3. 酒阳起石 酒淬可进一步使其质地酥脆，利于加工成细粉，并可增强壮阳作用。

【贮藏】置干燥处。

 知识链接 --

企业大量生产时采用的煅制方法

敞锅煅：将药物直接放入煅锅，用武火加热的煅制方法。此法适用于含结晶水的易熔矿物类药。如白矾等。

炉膛煅：将药物直接放于炉火上煅至红透，取出放凉。煅后易碎或煅时爆裂的药物需装入耐火容器或适宜容器内煅透，放凉。本法适用于质地坚硬的矿物药。

平炉锻：将药物置煅药池内，武火加热并用鼓风机吹风促使温度迅速均匀升高。此法煅制效率较高，适用于大量生产。

反射炉煅：将燃料投入炉内点燃，并用鼓风机吹旺，然后将燃料口密闭。从投料口投入药材，再将投料口密闭，鼓风燃至指定时间，煅红后停止鼓风。此法煅制效率较高，适用于大量生产。

PPT

第二节 煅淬技术

将待炮制品按照明煅法煅烧至红透后，立即投入规定的液体辅料中骤然冷却的操作称为煅淬技术，煅后的操作程称为淬，所用的液体辅料称为淬液。常用的淬液有醋、酒、药汁等，按临床需要而选用，如磁石、自然铜用醋淬制，阳起石用黄酒淬制等。

煅淬的主要目的有：①药物质地酥脆，易于粉碎，利于有效成分煎出。如赭石、磁石。②清除药物中的杂质，洁净药物。矿物药如炉甘石，煅淬后可使药物洁净，从而提高药物质量。③改变药物理化性质，疗效增强，副作用减少。如：含铁矿物药煅后醋淬有醋酸铁生成，自然铜黄铁矿中的二硫化铁转化为硫化铁。

一、操作流程

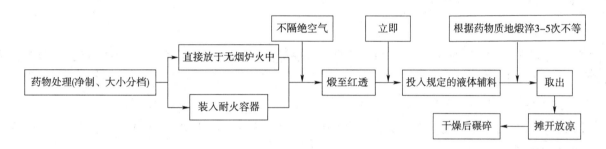

二、注意事项

（1）煅淬操作应反复进行多次，以使淬液吸尽、药物全部酥脆为度。

（2）所用的淬液种类和用量由需煅淬药物的性质和煅淬目的要求而定。

炉甘石

炉甘石始载于《外丹本草》，其炮制首见于宋代《博济方》。《中国药典》（2020 年版）载有炉甘石和煅炉甘石两种炮制品。

【处方用名】 炉甘石、煅炉甘石。

【来源】 本品为碳酸盐类矿物方解石族菱锌矿，主含碳酸锌（$ZnCO_3$）。采挖后，洗净，晒干，除去杂石。

【炮制方法】

1. 炉甘石 除去杂质，打碎。

2. 煅炉甘石 取净炉甘石，置耐火容器内，用武火加热，煅至红透，取出，立即倒入水中浸淬，搅拌，倾取上层水中混悬液，残渣继续煅淬3~4次，至不能混悬为度，合并混悬液，静置，待澄清后倾去上层清水，干燥。

【成品性状】

规格	形状	颜色	气味	质地
炉甘石	不规则的块状。表面粉性，凹凸不平，多孔似蜂窝状	灰白色或淡红色，无光泽	气微，味微涩	体轻，易碎
煅炉甘石	粉末	白色、淡黄色或粉红色	气微，味微涩	体轻，质松软而细腻光滑

【炮制作用】

1. 炉甘石 味甘，性平。归肝、脾经。具有解毒明目退翳，收湿止痒敛疮的作用。用于目赤肿痛，睑弦赤烂，翳膜遮睛，胬肉攀睛，溃疡不敛，脓水淋漓，湿疮瘙痒。

2. 煅炉甘石 煅后可增强清热明目、敛疮收湿的作用，并且质地酥脆，易于粉碎及煎出有效成分。

【贮藏】 置干燥处。

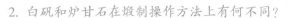 **实例分析**

实例 红棉散具有除湿止痒，消肿定痛的功效。临床多用于耳内生疮，破流脓水，红肿痒痛。该药处方中所含成分如下：白矾（煅）、炉甘石（煅）、苏木、红花、冰片、麝香，共六味。

问题 1. 处方中白矾、炉甘石均采用煅制技术进行炮制，两药在煅制前后作用上有何不同？
　　　 2. 白矾和炉甘石在煅制操作方法上有何不同？

答案解析

自然铜

自然铜始载于《雷公炮炙论》，其炮制首见于《雷公炮炙论》。《中国药典》（2020 年版）载有自然铜和煅自然铜两种炮制品。

【处方用名】 自然铜、煅自然铜。

【来源】 本品为硫化物类矿物黄铁矿族黄铁矿的矿石，主含二硫化铁（FeS_2）。采挖后，除去杂石。

【炮制方法】

1. 自然铜 除去杂质，洗净，干燥。用时砸碎。

2. 煅自然铜 取净自然铜，置耐火容器内，用武火加热煅至暗红色，立即取出投入醋液中淬制，待冷后取出，如此反复煅淬数次，醋淬至药物表面呈黑褐色，外表脆裂，光泽消失，质地酥松，取出，摊开放凉，干燥后碾碎。

每 100kg 自然铜，用醋 30kg。

【成品性状】

规格	形状	颜色	气味	质地
自然铜	块状，大小不一	表面亮淡黄色，有金属光泽；有的黄棕色或棕褐色，无金属光泽	气微，味淡	体重，质坚硬或稍脆，易砸碎
煅自然铜	不规则的碎粒或无定形粉末	黑褐色，无金属光泽	有醋气	质地酥松

答案解析

即学即练 8-2

煅自然铜的炮制方法是什么？煅淬后自然铜的颜色、形状和质地发生什么样的变化？

【炮制作用】

1. 自然铜 味辛，性平。具有散瘀止痛，续筋接骨的功能。用于跌打损伤，筋骨折伤，瘀肿疼痛。

2. 煅自然铜 经煅淬后，可增强散瘀止痛作用。多用于跌打肿痛，筋骨折伤。并使质地酥脆，便于粉碎加工，利于煎出有效成分。

【贮藏】 置干燥处。

赭 石

赭石始载于《神农本草经》，其炮制首先于汉代《金匮玉函经》。《中国药典》（2020 年版）记载有赭石和煅赭石两种炮制品。

【处方用名】代赭石、赭石、生赭石、煅赭石。

【来源】本品为氧化物类矿物刚玉族赤铁矿，主含三氧化二铁（Fe_2O_3）。采挖后，除去杂石。

【炮制方法】

1. 赭石 除去杂质，砸碎。

2. 煅赭石 净赭石，砸成碎块，置耐火容器内用武火加热，煅至红透，立即倒入醋液淬制，如此反复煅淬至质地酥脆，淬液用尽为度，碾成粗粉。

每 100kg 赭石，用醋 30kg。

【成品性状】

规格	形状	颜色	气味	质地
赭石	呈不规则的扁平块状。一面多有圆形的突起，习称"钉头"；另一面与突起相对应处有同样大小的凹窝。砸碎后断面显层叠状	暗棕红色或灰黑色，条痕樱红色或红棕色，有的有金属光泽	气微，味淡	体重质硬
煅赭石	无定形粉末或粗粉	暗褐色或紫褐色，光泽消失	略带醋气	质地酥脆

【炮制作用】

1. 赭石 味苦，性寒。归肝、心、肺、胃经。具有平肝潜阳，重镇降逆，凉血止血的作用。用于眩晕耳鸣，呕吐，噫气，呃逆，喘息，吐血，衄血，崩漏下血。

2. 煅赭石 降低了苦寒之性，增强了平肝止血作用。用于吐血，衄血及崩漏等。煅后使质地酥脆，易于粉碎和煎出有效成分。

【贮藏】 置干燥处。

磁 石

磁石始载于《神农本草经》，其炮制首见于《名医别录》。《中国药典》（2020 年版）记载有磁石和煅磁石两种炮制品。

【处方用名】磁石、灵磁石、煅磁石。

【来源】本品为氧化物类矿物尖晶石族磁铁矿，主含四氧化三铁（Fe_3O_4）。采挖后，除去杂石。

【炮制方法】

1. 磁石 除去杂质，砸碎。

2. 煅磁石 取净磁石，砸成碎块，置耐火容器内用武火加热，煅至红透，立即倒入醋液淬制，如此反复煅淬至质地酥脆，淬液用尽为度，碾成粗粉。

每 100kg 磁石，用醋 30kg。

【成品性状】

规格	形状	颜色	气味	质地
磁石	不规则的碎块	灰黑色或褐色，条痕黑色，具金属光泽，有磁性	土腥气，味淡	质坚硬
煅磁石	不规则的碎块或颗粒	表面黑色	醋香气	质硬而酥

【炮制作用】

1. 磁石 味咸，性寒。归肝、心、肾经。具有镇惊安神，平肝潜阳，聪耳明目，纳气平喘的作用。用于惊悸失眠，头晕目眩，视物昏花，耳鸣耳聋，肾虚气喘。

2. 煅磁石 煅后聪耳明目、补肾纳气力强，并且质地酥脆，易于粉碎及煎出有效成分。

【贮藏】 置干燥处。

PPT

第三节 煅炭技术

将待炮制品置于锅中，上盖一口径较小的锅，两锅结合处先用湿纸条封堵，再用盐泥封严，扣锅上压一重物（防止锅内气体膨胀而冲开扣锅）。扣锅底部贴一白纸条或放几粒大米，待泥稍干后，先用文火后用武火加热，煅透至药物全部炭化，离火，待完全冷却后，取出药物的操作方法，称为煅炭技术。

传统煅炭炮制操作经验认为，当以下情况出现时提示药物已经煅透：封泥初留一个小孔，用筷子塞住，在煅烧中定时拔下，观察小孔中的烟雾，待白烟转为黄烟又转为青烟，最后烟气逐渐稀少时降低火力，待烟气基本消失时即可停火；在盖锅顶放少量白米，待米变黄时即可停火；盖锅的顶部贴上几张白纸片，待其变黄时即可停火。

煅炭的主要目的：①增强止血作用。如灯心草煅炭后凉血止血作用增强。②产生新的疗效。如血余炭，生品不入药，煅后方具止血作用。③降低毒性。如干漆煅后降低了毒性和刺激性。

一、操作流程

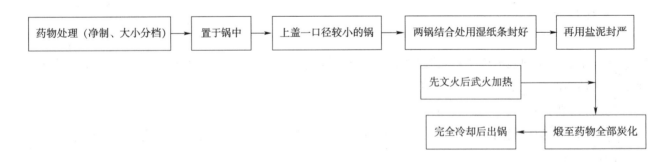

二、注意事项

（1）煅锅内的药物不宜放置过多过密，否则难以煅透。

（2）两锅接缝处大量漏烟时，应及时用湿泥封堵，以免空气进入，使药物灰化。

（3）药物煅透后宜放冷再开启煅锅，防止热锅开启，药物遇空气后燃烧灰化。

灯心草

灯心草始载于《开宝本草》，其炮制首见于宋代《证类本草》。《中国药典》（2020 年版）载有灯心草和灯心炭两种炮制品。

【处方用名】灯心、灯心草、灯心炭。

【来源】本品为灯心草科植物灯心草 *Juncus effuses* L. 的干燥茎髓，夏末至秋季割取茎，晒干，取出茎髓，理直，扎成小把。

【炮制方法】

1. 灯心草 除去杂质，剪段。

2. 灯心炭 取净灯心段置锅内，上扣一较小锅，两锅结合处先用湿纸条封严，再用盐泥封固，上压重物，并贴一块白纸条或放数粒大米，用文武火加热，煅至白纸条或大米呈深黄色时，停火，待锅凉后，取出。

【成品性状】

规格	形状	颜色	气味	质地
灯心草	细圆柱形	表面白色或淡黄白色，有细纵纹	气微，味淡	体轻，质软，略有弹性，易拉断，断面白色
灯心炭	细圆柱形的段	表面黑色	气微，味微涩	体轻，质松脆，易碎

【炮制作用】灯心草甘、淡，微寒。归心、肺、小肠经。具有清心火，利小便作用。临床用于心烦失眠，尿少涩痛，口舌生疮等。灯心草煅后凉血止血，清热敛疮功效。

【贮藏】置干燥处。

棕 榈

棕榈始载于《本草拾遗》，其炮制首见于唐代的《外台秘要》。《中国药典》（2020 年版）载有棕榈和棕榈炭两种炮制品。

【处方用名】棕板、棕榈炭、陈棕炭、棕板炭。

【来源】本品为棕榈科植物棕榈 *Trachycarpus fortunei*（Hook，f.）H. Wendl. 的干燥叶柄。采棕时割取旧叶柄下延部分和鞘片，除去纤维状的棕毛，晒干。

【炮制方法】

1. 棕榈 去杂质，洗净，切丝，干燥。

2. 棕榈炭 取净棕榈段或棕板块置锅内，上扣一较小锅，两锅结合处先用湿纸条封严，再用盐泥封固，上压重物，并贴一块白纸条或放数粒大米，用文武火加热，煅至白纸条或大米呈深黄色时，停火，待锅凉后，取出。

【成品性状】

规格	形状	颜色	气味	质地
棕榈	长条板状，一端较窄而厚另端较宽而稍薄，大小不等。表面粗糙，有纵直皱纹，一面有明显的凸出纤维	表面红棕色，纤维的两侧着生多数棕色茸毛	气微，味淡	断面纤维性，质硬而韧不易折断
棕榈炭	不规则块状，大小不一，有纵直条纹	表面黑褐色至黑色，有光泽，内部焦黄色	略具焦香气，味苦涩	纤维性，质地酥脆

【炮制作用】 棕榈味苦、涩，性平。归肺、肝、大肠经。具有收敛止血作用。生棕榈一般不入药，经过煅制后使用，具有止血作用。用于吐血，衄血，尿血，便血，崩漏。

【贮藏】 置干燥处。

血余炭

血余炭始载于《五十二病方》，其炮制首见于西汉《五十二病方》。《中国药典》（2020 年版）载有血余炭一种炮制品。

【处方用名】 血余炭。

【来源】 本品为人发制成的炭化物。

【炮制方法】 取头发，除去杂质，用碱水洗去油垢，清水漂净，晒干，装入锅内，上扣一个较小的锅，上压重物，两锅结合处垫纸，用盐泥或黄泥封固，武火煅透。离火放凉后取出，剁成小块。

【成品性状】

规格	形状	颜色	气味	质地
血余炭	不规则块状，有多数细孔	乌黑光亮	用火烧之有焦发气，味苦	体轻，质脆

即学即练 8 - 3

血余炭为人发制成的炭化物，请描述血余炭的形状、颜色、气味和质地。

答案解析

【炮制作用】 血余炭　味苦，性平。归肝、胃经。具有收敛止血，化瘀，利尿的作用。用于吐血，咯血，衄血，血淋，尿血，便血，崩漏，外伤出血，小便不利。

【贮藏】 置干燥处。

 知识链接

血液与头发的关系

传统中医认为，肾为人的先天之本，肾藏精，精能生髓，髓能生血，故肾其华在发。意思是说骨髓精血生长、运化都由肾主宰，精血是否健旺，可以从人的头发润泽程度中表现出来，因为头发的生长，依赖肾中精气的滋养和血液濡润。肾精充沛血液充足，头发就顺滑有光泽，肾精虚衰血液稀少，头发就枯槁无华，血液与头发关系密切，因此就有"发为血之余"一说，由此，用头发煅的炭药，就称为"血余炭"。

实践实训

实训六　煅制技术

【实训目的】

1. 掌握煅法的操作方法、成品性状与炮制火候。

2. 掌握所实训药物的炮制方法、炮制品规格、炮制作用。

【实训用品】

1. 实训器材　煤气灶、砂锅（或坩埚）、马弗炉、刷子、盛药器具、电子秤。

2. 材料　白矾、石决明、灯心草、赭石。

【实训方法】

（一）准备

1. 检查砂锅、坩埚和盛药器具等是否洁净，必要时进行清洁。

2. 采用煅淬法煅制药物时，先调节温度至所需范围，之后连接电源，打开开关进行预热至规定温度。

3. 将白矾除去杂质后砸成花生米粒大小备用。

4. 将石决明砸成直径约1cm的小块备用。

6. 将灯心草除去杂质备用。

7. 采用扣锅煅法煅制药物时，黏土加适量盐水搅拌成泥。

8. 依据煅淬法所炮制药物准备所用辅料（一般醋的用量为药量的30%）。

（二）操作

1. 明煅技术

（1）枯矾（煅白矾）　将砸好的白矾块置砂锅内，砂锅置煤气灶上，用武火加热，白矾先逐渐熔化成液体，下层被熔化成液体部分的白矾失去结晶水，变成白色固体形成隔离层，随着加热时间的延长，隔离层越来越厚，当煅至白矾无气体溢出，通体均为洁白色、蜂窝状时，关火，凉后出锅。将枯矾盛放在洁净的容器内。清洗砂锅和铲子。

煅白矾时要注意：①厚度适中，太厚不易煅透；②不能搅拌，否则出现夹生现象；③中途不停火，一次煅透；④不用铁锅。

（2）煅石决明　将净石决明置砂锅内（药量不超过锅高度的1/3），砂锅置煤气灶上，用武火加热，适当翻动，煅至石决明表面无光泽，断面成灰白色，质地疏脆时出锅。将石决明盛放在洁净的容器内。清洗砂锅和铲子。

2. 煅淬技术

煅赭石　将盛有净赭石的坩埚置已预热到600℃的马福炉内煅烧，煅至红透后，立即用煅钳夹住盛药的坩埚，将红透的药物投入醋液（醋液为药量的30%）中浸淬，如此反复煅淬至质地酥脆，淬液用尽为度，放凉，研成粗粉。将煅赭石盛放在洁净的容器内。清洗坩埚和容器。

3. 煅炭技术

灯心炭　将净灯心草置砂锅中，高度不超过锅高度的2/3，松紧适度，用盐泥封牢砂锅后，在砂锅盖上放几粒大米或一小张白纸，用武火煅，当煅至大米或纸为黄色或洒上水立即滚沸，关火，冷却后启开砂锅盖，取出灯心炭（细圆柱形，黑色，质轻易碎）盛放在洁净的容器内。清洗砂锅和其他容器。

图片8

（三）清场

实训结束后，先将炮制好的药物置洁净的聚乙稀包装袋内，密封后贮藏；清洁煤气灶和其他实训器具；将实训室打扫干净；关闭水、电、门、窗。

【注意事项】

1. 将药物洁净后再进行煅制。

2. 砂锅洁净后投药，药量要适量。

3. 依据药物的性质控制煅制温度和时间。

4. 药物应一次煅透，中途不得停火。

5. 煅炭时，若出现漏气现象，要及时用盐泥封堵。

6. 药物煅至规定程度时关火，砂锅凉后方可取出煅好的药物，盛放在洁净的容器内。

7. 药物晾凉后再进行包装。

8. 更换品种时要对砂锅进行清洁。

9. 炮制好的药物要盛放在规定的容器中，以防药物混杂。

【思考题】

1. 明煅技术的代表药物有哪些?

2. 煅明矾过程中为什么不能搅拌?

3. 煅灯心草时如何判断是否煅透?

【技能测试】

1. 煅制白矾 取净白矾，敲成小块，置煅锅内，用武火加热至熔化，继续煅至明矾膨胀松泡呈白色蜂窝状或海绵状固体，完全干燥，停火，放凉后取出，研成细粉。

2. 煅自然铜 取净自然铜，置耐火容器内，用武火加热煅至暗红色，立即取出投入醋液中淬制，待冷后取出，如此反复煅淬数次，醋淬至药物表面呈黑褐色，外表脆裂，光泽消失，质地酥松，取出，摊开放凉，干燥后碾碎。每100kg自然铜，用醋30kg。

3. 煅棕榈炭 取净棕榈段或棕板块置锅内，上扣一较小锅，两锅结合处先用湿纸条封严，再用盐泥封固，上压重物，并贴一块白纸条或放数粒大米，用文武火加热，煅至白纸条或大米呈深黄色时，停火，待锅凉后，取出。

煅法配分及评分标准

序号	考核内容	考核要点	配分	评分标准	扣分	得分
1	准备工具	煅锅洁净无裂痕；煅制药物无杂质；煅制工具洁净	5	①煅锅洁净无裂痕，煅制前未检查煅锅，扣1分；②煅制器具要一次准备齐全，操作过程中，每再准备一种器具，扣0.5分；③煅制工具未清洁，扣2分		
2	准备药材	能将药物分档处理成大小适宜的块	5	①药物大小不合理扣1分；②煅制药物有杂质扣1分		
3	煅制	煅制容器内装药量要适当；煅制火力大小适宜；煅制时间适宜；规范操作（注：不同煅制方法分别选择对应的评分标准，如煅制白矾，选择明煅操作的评分标准）	15	明煅操作：①煅锅装药量不合理，扣1分；②煅制火力选择错误扣2分；③煅制明矾时搅动扣2分 煅淬操作：①煅淬时淬液选择不当，扣1分；②煅制火力选择错误扣2分；③煅淬操作不当，扣2分		

续表

序号	考核内容	考核要点	配分	评分标准	扣分	得分
3	煅制	煅制容器内装药量要适当；煅制火力大小适宜；煅制时间适宜；规范操作 （注：不同煅制方法分别选择对应的评分标准，如煅制白矾，选择明煅操作的评分标准）	15	煅炭操作： ①制备的盐泥软硬不当扣1分；②煅炭时盐泥密封不严，未及时补充盐泥密封，扣1分；③煅制时火力错误，扣1分；④煅炭操作不当，扣2分		
3	停火	能用正确方法判断煅制程度，能正确判断停火时间	5	①没有判断煅制程度的方法，扣3分；②判断煅制程度的方法有误扣2分		
4	取药出锅	能准确地确定取药时间，规范取药	5	①取药时间过早，导致药物复燃不得分；②取药时间早，导致烫伤，不得分；③取药时操作不规范扣2~3分		
5	清场	按规程清洁器具，清理现场；饮片和器具归类放置	5	①器具未清洁者扣1分，清洁不彻底者扣0.5分；②器具未放回原始位置或摆放杂乱者，扣1分；③操作台面不整洁者，扣1分；④未关闭煤气罐阀门者，扣1分；⑤药屑未倒入垃圾桶者，扣1分		
6	炮制程度	成品符合《中国药典》规定（例如：煅白矾——膨胀松泡呈白色蜂窝状或海绵状，不透明白色，体轻质脆，手捻易碎。）	60	适中率95%以上，60分；适中率80%~95%，50分；适中率70%~80%，40分；适中率60%~70%，30分；适中率50%以下，不超过20分		
	合计		100			

目标检测

答案解析

一、A型题（请从ABCDE五个备选答案中选出一个最佳答案）

1. 苦寒之性降低，平肝止血作用增强的饮片是（　　）

　　A. 煅磁石　　　B. 煅石膏　　　C. 煅赭石　　　D. 煅炉甘石　　　E. 煅牡蛎

2. 宜用煅淬法炮制的中药是（　　）

　　A. 石膏　　　B. 赭石　　　C. 雄黄　　　D. 白矾　　　E. 石决明

3. 以下用扣锅煅法炮制的饮片是（　　）

　　A. 煅石膏　　　B. 煅牡蛎　　　C. 煅炉甘石　　　D. 煅石决明　　　E. 血余炭

4. 收敛固涩作用增强，善治胃痛吐酸的饮片是（　　）

　　A. 煅磁石　　　B. 煅石膏　　　C. 煅赭石　　　D. 煅炉甘石　　　E. 煅牡蛎

5. 酸寒之性降低，涌吐作用减弱，增强了收涩敛疮、止血化腐作用的是（　　）

　　A. 灯心草　　　B. 阳起石　　　C. 磁石　　　D. 白矾　　　E. 石决明

6. 以下哪味药煅制过程中不能搅拌，不能中途停火（　　）

A. 白矾　　　　B. 赭石　　　　C. 磁石　　　　D. 石膏　　　　E. 石决明

7. 为氧化物类矿物刚玉族赤铁矿，主含 Fe_2O_3 的矿物质药物是（　　）

　　A. 雄黄　　　　B. 石膏　　　　C. 赭石　　　　D. 自然铜　　　　E. 朱砂

二、C 型题（请根据下列案例所提供的信息，从 ABCDE 五个备选答案中选出一个最佳答案）

1. 某患者外耳道红肿，流黄水，痛痒难耐，医生诊断为急性化脓性中耳炎，开具红棉散外用，嘱咐患者先用棉花擦净脓水后，用纸筒将药吹入耳内。红棉散处方内药物包括煅白矾、煅炉甘石、苏木、红花、冰片、麝香，共计六味药。该药具有活血、消炎、止痛作用，临床多用于治疗耳内生疮、红肿痒痛、流脓流水等。近代医学称急慢性外耳道炎，外耳道湿疹，急慢性化脓性中耳炎，见上述症状者，可选用。关于处方中煅炉甘石的说法，错误的是（　　）

　　A. 炉甘石的炮制方法属于煅淬技术

　　B. 炉甘石需要反复煅淬 3～5 次才能煅至质地酥脆

　　C. 煅炉甘石的淬液为醋

　　D. 炉甘石煅后可增强清热明目、敛疮收湿的作用

　　E. 炉甘石煅后质地酥脆，易于粉碎及煎出有效成分

三、X 型题（请从 ABCDE 五个备选答案中选出两个或两个以上正确答案）

1. 宜采用明煅法炮制的中药有（　　）

　　A. 牡蛎　　　　B. 石决明　　　　C. 白矾　　　　D. 赭石　　　　E. 石膏

2. 扣锅煅时的注意事项有（　　）

　　A. 煅烧时应随时用盐泥封固

　　B. 煅烧过程中注意掀开锅及时查看煅烧程度

　　C. 煅透后需放凉再启锅

　　D. 锅内药料不宜放得过多过紧

　　E. 可以滴水即沸的方法判断药物是否煅透

3. 下列关于血余炭的说法正确的是（　　）

　　A. 取头发，除去杂质，反复用稀碱水洗去油垢，采用扣锅法煅烧成碳

　　B. 煅至白纸或大米呈深黄色为度

　　C. 不能生用，入药必须煅制成炭

　　D. 两锅结合处用盐泥或黄泥封固

　　E. 具有止血作用

4. 判定扣锅煅法是否煅透的方法是（　　）

　　A. 锅盖上滴水即　　　　B. 贴于锅盖上白纸变黄　　　　C. 4 小时即煅制完成

　　D. 贴于锅盖上大米变深黄色　　　　E. 打开锅盖看药材的颜色

书网融合……

知识回顾　　　　图片　　　　习题

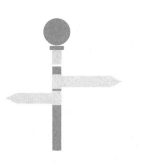

纪录片《本草中国》里讲述了地黄"九蒸九晒"的故事。"九蒸九晒"是中国从古代流传下来的一种炮制方法，是水火共制技术加工方式的代表。《雷公炮炙论》中对熟地黄炮制的记载为："凡使，采生地黄，去白皮，瓷锅上柳木甑蒸之，摊令气歇，拌酒再蒸，又出令干……"。可见在熟地黄的加工中，既用到火来加热，又用到水来传热，这种加工方式即为水火共制。采用水火共制加工药物，具体采用何种操作方法？给药物又会带来哪些变化呢？

本项目主要介绍蒸法、煮法、燀法的操作方法、适用药物、注意事项及代表药物的炮制方法、成品性状、炮制作用。

📖 **学习目标**

1. **掌握**　水火共制技术的含义、适用范围、操作方法、注意事项和炮制目的。
2. **熟悉**　何首乌、人参、地黄、黄精、女贞子、肉苁蓉、山茱萸、桑螵蛸、天麻、川乌、附子、远志、吴茱萸、苦杏仁、桃仁等药物的炮制方法、成品性状和炮制作用。
3. **了解**　何首乌、地黄、黄芩、川乌、苦杏仁等药物的炮制原理。

水火共制技术是指在炮制过程中，将待炮制品加辅料或不加辅料，利用火加热、水传热的炮制加工技术。常用的有蒸制、煮制、燀制。蒸制是利用水蒸气加热药物，一般要求蒸透或内无干心，主要适用于补益药或质地坚硬需软化的药物；煮制是利用水或药汁的温度加热药物，一般要求煮至"药透"，主要适用于具有副作用或有毒的药物；燀制是在沸水中短暂浸煮药物的方法，主要用于种子类药物。

第一节　蒸制技术

PPT

将待炮炙品加入规定的辅料（酒、醋、药汁等）或不加辅料，放入一定的蒸制容器内隔水加热至规定程度的操作方法，称为蒸制技术。不加辅料的操作方法称为清蒸法，加入规定辅料的操作方法为加辅料蒸法。

加辅料蒸法根据所用的液体辅料不同，分为黑豆汁蒸、酒蒸、醋蒸、豆腐蒸。除另有规定外，酒蒸每100kg净药物用黄酒20～30kg；醋蒸每100kg净药物用米醋20kg；黑豆汁蒸每100kg净药物用黑豆10kg；豆腐蒸每100kg净药物用豆腐300kg。

根据蒸制条件或蒸制操作不同又可分为直接蒸法和间接蒸法。直接蒸法，是将净制后的药材加辅料或不加辅料放置于笼屉中隔水加热的蒸制方法，又称"蒸汽蒸"或"屉蒸"；间接蒸法，是将净制后的药材与定量辅料拌匀后装入瓦罐内密闭，置蒸锅中加热的蒸制方法，又称"炖法"或"隔水炖法"。

蒸制的主要目的：①改变药物性能，扩大用药范围。如地黄生品性寒，具有清热凉血的作用，用于血热；蒸制后药性由凉转温，具有滋阴补血的作用，用于阴虚、血热。②减少副作用。如黄精生品刺激咽喉，蒸后可消除其副作用。③保存药效，利于贮存。如黄芩蒸后能破坏与苷共存的水解酶，利于保存苷类有效成分；桑螵蛸蒸后杀死虫卵，便于贮存。④便于软化切片。如木瓜、天麻质地坚硬，冷水软化水分难以渗入，久泡其有效成分又容易流失，并易出现腐烂现象。采用蒸法能使水蒸气直接穿透药材使其软化，提高药材软化效果，易于切片和干燥。

一、操作流程

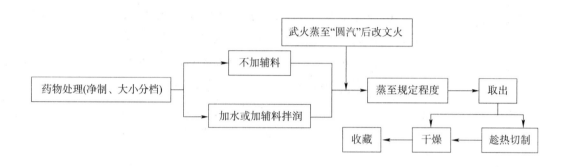

知识链接

蒸制相关术语

九蒸九晒（或九蒸九曝）：中药传统炮制方法之一，是采用蒸法和晒法反复炮制中药材的方法。其操作方法有两种，一是将中药材与固体辅料同蒸；另一种是将药物蒸透晒干后再拌入药汁蒸晒（曝较晒的温度高，常指在烈日下暴晒）。

圆汽：蒸制过程中，蒸锅内水烧开后，水蒸气在锅盖四周逸出的现象，即为"圆汽"。

上水：某些药物由于蒸制时间过长，部分成分发生水解，质变柔软，似含大量水分导致不易干燥的现象。

二、注意事项

（1）蒸前需将药物大小分档。

（2）质地坚硬的药物，先用水浸润 1~2 小时，再置笼屉内蒸制到所需程度。

（3）用液体辅料拌蒸的药物应待辅料被药材吸尽后再蒸。

（4）蒸制时间应从"圆汽"开始计时，炖时应以水沸时开始计时。

（5）蒸时一般先用武火，待"圆汽"或水沸后改为文火，保持锅内有足够的蒸汽。但在非密闭容器中酒蒸时，要先用文火，防止酒很快挥发，达不到酒蒸的目的。

（6）需长时间蒸者需不断添加开水，以免将水蒸干，导致蒸汽中断，影响药物质量。

（7）加辅料蒸制完毕后，若容器内有剩余的液体辅料，应将药物晾至 4~6 成干，再拌入剩余的辅料，使之吸尽后再进行干燥，以免药物的有效成分损失而药效降低。

何首乌

何首乌始载于《日华子本草》，其炮制首见于唐代《仙授理伤续断秘方》。《中国药典》（2020 年版）载有何首乌和制何首乌两种炮制品。

【处方用名】 何首乌、首乌、生首乌、制首乌。

【来源】 本品为蓼科植物何首乌 *Polygonum multiflorum* Thunb. 的干燥块根。秋、冬二季叶枯萎时采挖，削去两端，洗净，个大的切成块，干燥。

【炮制方法】 微课 9.1 微课 9.2

1. 何首乌 取原药材，除去杂质，洗净，稍浸，润透，切厚片或块，干燥。筛去碎屑。

2. 制何首乌

（1）黑豆汁蒸　取何首乌片或块，用黑豆汁拌匀，置非铁质的容器内，密闭，炖或蒸至汁液被吸尽、内外均呈棕褐色时，取出，干燥，筛去碎屑。

每 100kg 净何首乌片（块），用黑豆 10kg。

黑豆汁的制备：取黑豆 10kg，加水适量，煮约 4 小时，熬汁约 15kg，豆渣再加水煮约 3 小时，熬汁约 10kg，合并得黑豆汁约 25kg。

（2）清蒸　取何首乌片或块，加适量的水润透，置非铁质的适宜容器内，蒸至内外均呈棕褐色时，取出，干燥，筛去碎屑。

【成品性状】

规格	形状	颜色	气味	质地
何首乌	不规则的厚片或块	外表皮红棕色或红褐色，具"云锦状花纹"，切面浅黄棕色或浅红棕色	气微，味微苦而甘涩	体重，质坚实，断面粉性
制首乌	不规则皱缩的块片	表面黑褐色或棕褐色，凹凸不平	气微，味微甘而苦涩	质坚硬，断面角质样

【炮制作用】

1. 何首乌 味苦、甘、涩，性微温。归肝、心、肾经。具有解毒，消痈，截疟，润肠通便的作用。用于疮痈，瘰疬，风疹瘙痒，久疟体虚，肠燥便秘。

2. 制何首乌 经清蒸或黑豆汁拌蒸后，增强了补肝肾、益精血、乌须发、强筋骨、化浊降脂的作用。用于血虚萎黄，眩晕耳鸣，须发早白，腰膝酸软，肢体麻木，崩漏带下，高脂血症。同时消除了生首乌滑肠致泻的副作用，慢性病患者长期服用不会引起腹泻。

【贮藏】 置干燥处，防蛀。

📱 **知识链接**

何首乌的现代研究

何首乌经过蒸制，生品所含具有泻下作用的总蒽醌、结合型蒽醌，在高温下转变成游离性蒽醌，从而使致泻作用大大减弱。生首乌经炮制 32 小时后，其中游离蒽醌衍生物的含量最高，因此，如果以游离蒽醌衍生物含量为指标，则何首乌蒸制时间应控制在 32 小时以上。同时，在蒸制过程中，制何首乌中的卵磷脂、总糖及还原糖含量均较生首乌增加，故制首乌滋补作用增强，可补肝肾、益精血。

黄　芩

黄芩始载于《神农本草经》，其炮制首见于唐代《外台秘要》。《中国药典》（2020 年版）载有黄芩片和酒黄芩两种炮制品。

【处方用名】黄芩、酒黄芩、黄芩炭。

【来源】本品为唇形科植物黄芩 *Scutellaria baicalensis* Georgi 的干燥根。春、秋二季采挖，除去须根及泥沙，晒后撞去粗皮，晒干。

【炮制方法】

1. 黄芩片　取原药材，除去杂质。将大小分档的黄芩置蒸笼内，蒸制 30 分钟，趁热切薄片，干燥，筛去碎屑。或将净黄芩置沸水中煮 10 分钟，取出，闷润至内外湿度一致时，切薄片，干燥（避免暴晒）。筛去碎屑。

2. 酒黄芩　取净黄芩片于适宜的容器内，加黄酒拌匀，密闭闷润至酒被吸尽、文火炒至深黄色时，取出晾凉。筛去碎屑。

每 100kg 净黄芩片，用黄酒 10kg。

3. 黄芩炭　取净黄芩片，置预热好的炒制器具内，武火炒至黄芩外表黑褐色、里面深黄色。有火星时及时喷洒适量饮用水，熄灭火星，取出，晾干。筛去碎屑。

【成品性状】

规格	形状	颜色	气味	质地
黄芩片	类圆形或不规则薄片	外表皮黄棕色或棕褐色。切面黄棕色或黄绿色，具放射状纹理	气微，味苦	质硬脆
酒黄芩	类圆形或不规则薄片	略带焦斑	微有酒香气	质脆
黄芩炭	类圆形或不规则薄片	黑褐色	有焦炭气味	体轻，质松，易断

【炮制作用】

1. 黄芩片　味苦，性寒。归肺、胆、脾、大肠、小肠经。具有清热燥湿，泻火解毒，止血，安胎的作用。多用于湿温，暑湿，胸闷呕恶，湿热痞满，泻痢，黄疸，肺热咳嗽，高热烦渴，血热吐衄，痈肿疮毒，胎动不安。蒸制或沸水煮后杀酶保苷，又能使黄芩软化，便于切片。

2. 酒黄芩　能缓和黄芩的苦寒之性，以免伤害脾阳，导致腹泻，并可引药入血分，借黄酒向上升腾之力，以清上焦肺热及四肢肌表之湿热。用于目赤肿痛，瘀血壅盛，上部积血失血，上焦肺热咳嗽等。

3. 黄芩炭　具清热、止血作用。用于崩漏下血，吐血，衄血等。

【贮藏】置通风干燥处，防潮。

 知识链接

黄芩变绿色的原因

黄芩在软化过程中，如用冷水处理，易变绿色。这是由于所含的黄芩苷酶和汉黄芩苷酶可使黄芩苷和汉黄芩苷水解生成相应的苷元（黄芩素和汉黄芩素），而黄芩素不溶于水，易沉积在黄芩表面，且性质不稳定，容易被氧化成绿色的醌类衍生物，使其疗效降低。

地　黄

地黄始载于《神农本草经》，其炮制首见于汉代《金匮玉函经》。《中国药典》（2020 年版）载有鲜地黄、生地黄和熟地黄三种炮制品。

【处方用名】鲜地黄、生地黄、熟地黄、生地炭、熟地炭。

【来源】本品为玄参科植物地黄 *Rehmannia glutinosa* Libosch. 的新鲜或干燥块根。秋季采挖，除去芦头、须根及泥沙，鲜用；或将地黄缓缓烘焙至约八成干。前者习称"鲜地黄"，后者习称"生地黄"。

【炮制方法】

1. **鲜地黄** 取鲜药材，洗净泥土，除去杂质，贮藏于湿沙中。用时切厚片或捣烂绞汁。

2. **生地黄** 取干地黄，除去杂质，洗净，闷润，切厚片，干燥。筛去碎屑。

3. **熟地黄**

（1）酒蒸 净生地黄，置适宜的容器内，用定量黄酒拌匀，密闭，隔水加热，蒸或炖至酒被吸尽、内外乌黑色、有光泽、味转甜时，取出，晾晒至外皮黏液稍干时，切厚片或块，干燥。筛去碎屑。

每100kg净生地黄，用黄酒30～50kg。

（2）清蒸 净生地黄，置适宜的容器内，隔水蒸至内外黑色、有光泽、味甜时取出，晾晒至八成干，切厚片或块，干燥。筛去碎屑。

4. **生地炭** 取净生地黄片，置预热好的炒制器具中，武火炒至焦黑色、发泡鼓起。有火星时及时喷洒适量饮用水，熄灭火星，炒干，取出晾凉。筛去碎屑。或用煅炭法煅制成炭。

5. **熟地炭** 取熟地黄片，置预热好的炒制器具中，武火炒至外表焦褐色。有火星时及时喷洒适量饮用水，熄灭火星，炒干，取出晾凉。筛去碎屑。或用煅炭法煅制成炭。

【成品性状】

规格	形状	颜色	气味	质地
鲜地黄	纺锤形或条状	表面浅红黄色，断面皮部淡黄白色，可见橘红色油点，木部黄白色	气微，味微甜、微苦	肉质易断
生地黄	类圆形或不规则厚片	外表皮棕黑色或棕灰色，切面棕黑色或乌黑色	气微，味微甜	质柔软而坚实
熟地黄	类圆形或不规则厚片	乌黑发亮	气微，味甜	质柔软而带韧性，易粘连
生地炭	类圆形或不规则厚片	焦黑色	有焦苦味	质轻松膨胀
熟地炭	类圆形或不规则厚片	较生地炭色深，表面有光泽	有焦苦味	质轻松膨胀

【炮制作用】

1. **鲜地黄** 味甘、苦，性寒，归心、肝、肾经。具有清热生津，凉血，止血的作用。用于热病伤阴，舌绛烦渴，温毒发斑，吐血，衄血，咽喉肿痛。

2. **生地黄** 味甘，性寒，归心、肝、肾经。具清热凉血，养阴生津的作用。用于热入营血，温毒发斑，吐血衄血，热病伤阴，舌绛烦渴，津伤便秘，阴虚发热，骨蒸劳热，内热消渴。

3. **熟地黄** 味甘，性微温，归肝、肾经。蒸制成熟地黄后可使药性由寒转温，味由苦转甜，由清转补，具有滋阴补血、益精填髓的作用。用于肝肾阴虚，腰膝酸软，骨蒸潮热，盗汗遗精，内热消渴，眩晕，耳鸣，须发早白。

4. **生地炭** 主入血分，以凉血、止血为主。用于血热引起的吐血，衄血，尿血，崩漏等各种出血证。

5. **熟地炭** 以补血、止血为主。用于崩漏或虚损性出血。

【贮藏】 鲜地黄埋在砂土中，防冻；生地黄置通风干燥处，防霉，防蛀。熟地黄及其他炮制品置通风干燥处。

黄 精

黄精始载于《名医别录》，其炮制首见于南北朝《雷公炮炙论》。《中国药典》（2020 年版）载有黄精和酒黄精两种炮制品。

【处方用名】 黄精、蒸黄精、酒黄精。

【来源】 本品为百合科植物滇黄精 *Polygonatum kingianum* Coll. et Hensl. 黄精 *Polygonaturn sibiricum* Red. 或多花黄精 *Polygonatum cyrtonema* Hua 的干燥根茎。按形状不同，习称"大黄精""鸡头黄精""姜形黄精"。春、秋二季采挖，除去须根，洗净，置沸水中略烫或蒸至透心，干燥。

【炮制方法】

1. 黄精 取原药材，除去杂质，洗净，稍润，切厚片，干燥。筛去碎屑。

2. 酒黄精 取净黄精，置适宜的容器内，用定量黄酒拌匀，密闭，隔水加热，炖或蒸至酒被吸尽、内外均呈黑色、口尝无麻味时，取出，稍晾，切厚片，干燥。筛去碎屑。

每 100kg 净黄精，用黄酒 20kg。

3. 蒸黄精 将净黄精润透，置适宜的蒸制容器内加热，蒸至内外均呈黑色、口尝无麻味时取出，切厚片，干燥。筛去碎屑。

【成品性状】

规格	形状	颜色	气味	质地
黄精	不规则厚片	淡黄色至黄棕色	气微味甜	质硬而韧
酒黄精	不规则厚片	棕褐色至黑色，有光泽	味甜，略有酒气	质柔软
蒸黄精	不规则厚片	棕黑色，有光泽	味甜	质柔软

【炮制作用】

1. 黄精 味甘，性平。归脾、肺、肾经。具有补气养阴，健脾，润肺，益肾的作用。用于脾胃气虚，体倦乏力，胃阴不足，口干食少，肺虚燥咳，劳嗽咯血，精血不足，腰膝酸软，须发早白，内热消渴。生品具麻味，刺人咽喉，临床多蒸用。

2. 酒黄精、蒸黄精 蒸后能消除麻味，以免刺激咽喉，增强补脾润肺益肾作用。酒制能助其药势，使之滋而不腻，更好地发挥补肾益血作用。

【贮藏】 置通风干燥处，防霉，防蛀。

女贞子

女贞子始载于《神农本草经》，其炮制首见于宋代《疮疡经验全书》。《中国药典》（2020 年版）载有女贞子和酒女贞子两种炮制品。

【处方用名】 女贞子、酒女贞子、制女贞子。

【来源】 本品为木犀科植物女贞 *Ligustrum lucidum* Ait. 的干燥成熟果实。冬季果实成熟时采收，除去枝叶，稍蒸或置沸水中略烫后，干燥；或直接干燥。

【炮制方法】

1. 女贞子 除去杂质，洗净，干燥。

2. 酒女贞子 取净女贞子，用黄酒拌匀，稍闷后置蒸罐内密封，隔水炖或置其他适宜容器内蒸，至酒被吸尽，色泽黑润时，取出干燥。用时捣碎。

每 100kg 净女贞子，用黄酒 20kg。

【成品性状】

规格	形状	颜色	气味	质地
女贞子	品呈卵形、椭圆形或肾形	表面黑紫色或灰黑色	气微，味甘、微苦涩	体轻
酒女贞子	品呈卵形、椭圆形或肾形	表面黑褐色或灰黑色，常附有白色粉霜	微有酒香气	体轻

【炮制作用】

1. **女贞子**　甘、苦，凉。归肝、肾经。滋补肝肾，明目乌发。用于肝肾阴虚，眩晕耳鸣，腰膝酸软，须发早白，目暗不明，内热消渴，骨蒸潮热。生女贞子长于滋阴润燥，清肝明目。多用于肝热目赤，肠燥便秘，肾虚下消。

2. **酒女贞子**　酒炙女贞子寒滑之性减弱，补肝肾作用增强。常用于肝肾阴虚，头晕耳鸣，须发早白，目暗不明。

【贮藏】　置干燥处。

 知识链接

女贞子的现代研究

女贞子古代多采用加辅料炮制，酒拌蒸采用较多。此外，醋蒸、盐水拌蒸、盐炙现今仍有部分地区使用。实验表明，酒蒸女贞子的炮制品，齐墩果酸的含量及煎出效果、水解氨基酸的含量、微量元素含量都较生品高；对降低血清中 SGPT、保护肝脏的作用以及升高白细胞、增强非特异性免疫功能、抗炎等方面也优于生品；而且对小肠推动功能无影响，即无滑肠作用。

肉苁蓉

肉苁蓉始载于《神农本草经》，其炮制首见于汉代《中藏经》。《中国药典》（2020 年版）载有肉苁蓉片和酒苁蓉两种炮制品。

【处方用名】　肉苁蓉、淡苁蓉、大芸、淡大芸、酒苁蓉、酒大芸。

【来源】　本品为列当科植物肉苁蓉 *Cistanche deserticola* Y. C. Ma 或管花肉苁蓉 *Cistanche tubulosa*（Schrenk）Wight 的干燥带鳞叶的肉质茎。多于春季苗未出土或刚出土时采挖，除去花序，切段，晒干。

【炮制方法】

1. **肉苁蓉片**　取原药材（淡肉苁蓉），除去杂质，洗净，润透，切厚片，干燥。盐肉苁蓉先用饮用水漂净盐分，晒至七八成干，润透，切厚片，干燥。筛去碎屑。

2. **酒苁蓉**　取净肉苁蓉片，置适宜的容器内，用定量黄酒拌匀，密闭，隔水加热，炖或蒸至酒被吸尽、表面呈黑色或灰黄色时，取出干燥。筛去碎屑。

每 100kg 净肉苁蓉片，用黄酒 30kg。

【成品性状】

规格	形状	颜色	气味	质地
肉苁蓉	不规则形厚片	黄棕色、灰棕色或棕褐色	味甜、微苦	质硬，微有柔性，不易折断
酒苁蓉	不规则形厚片	黑棕色	味微甜，微有酒气	质柔润

【炮制作用】

1. **肉苁蓉片** 味甘、咸，性温。归肾、大肠经。具有补肾阳，益精血，润肠通便的作用。用于肾阳不足，精血亏虚，阳痿不孕，腰膝酸软，筋骨无力，肠燥便秘。

2. **酒苁蓉** 酒制后增强补肾助阳的作用。多用于阳痿，腰痛，不孕。

【贮藏】 置通风干燥处，防蛀。

山茱萸

山茱萸始载于《神农本草经》，其炮制首见于南北朝《雷公炮炙论》。《中国药典》（2020 年版）载有山萸肉和酒萸肉两种炮制品。

【处方用名】 山茱萸、山萸肉、酒萸肉。

【来源】 本品为山茱萸科植物山茱萸 *Cornus officinalis* Sieb. et Zucc. 的干燥成熟果肉。秋末冬初果皮变红时采收果实，用文火烘或置沸水中略烫后，及时除去果核，干燥。

【炮制方法】

1. **山萸肉** 取原药材，洗净，除去杂质及残留果核，干燥。

2. **酒萸肉** 取净山萸肉，用黄酒拌匀，置适宜的容器内，密闭，隔水蒸或炖至酒被吸尽、色变黑润时，取出，干燥。

每 100kg 净山萸肉，用黄酒 20kg。

3. **蒸萸肉** 取净山萸肉，置笼屉或适宜的蒸制容器内，先用武火加热，待"圆汽"改用文火，蒸至外皮呈紫黑色时，熄火后闷过夜，取出，干燥。

【成品性状】

规格	形状	颜色	气味	质地
山萸肉	不规则片状或囊状	紫红色至紫黑色，有光泽	味酸、涩、微苦	质柔软
酒萸肉	不规则片状或囊状	表面紫黑色或黑色	微有酒香气	质滋润柔软
蒸萸肉	不规则片状或囊状	表面紫黑色或黑色	气微	质滋润柔软

【炮制作用】

1. **山茱萸** 味酸、涩，性微温。归肝、肾经。具有补益肝肾，收涩固脱的作用。用于眩晕耳鸣，腰膝酸痛，阳痿遗精，遗尿尿频，崩漏带下，大汗虚脱，内热消渴。

2. **酒萸肉、蒸萸肉** 蒸制后补肾涩精，固精缩尿力胜。酒制后借酒力温通，助药势，降低其酸性，滋补作用较蒸山萸肉为好。常用于眩晕耳鸣，阳痿遗精，遗尿尿频，崩漏带下，腰膝酸痛。

【贮藏】 置干燥处，防蛀。

五味子

五味子始载于《神农本草经》，其炮制首见于汉代《金匮玉函经》。《中国药典》（2020 年版）载有五味子和醋五味子两种炮制品。

【处方用名】 五味子、醋五味子、酒五味子、蜜五味子。

【来源】 本品为木兰科植物五味子 *Schisandra chinensis* （Turcz.） Baill. 的干燥成熟果实。习称"北五味子"。秋季果实成熟时采摘，晒干或蒸后晒干，除去果梗及杂质。

【炮制方法】

1. **五味子** 取原药材，除去果梗及杂质，用时捣碎。

2. 醋五味子　取净五味子，置适宜的容器内，用定量醋拌匀，稍闷，蒸至醋被吸尽、表面呈紫黑色时，取出，干燥。

每100kg净五味子，用米醋20kg。

3. 酒五味子　取净五味子，置适宜的容器内，用定量黄酒拌匀，密闭，稍闷，隔水加热，炖或蒸至酒被吸尽、表面呈乌黑色时，取出，干燥。

每100kg净五味子，用黄酒20kg。

4. 蜜五味子　取炼蜜用适量开水稀释后，加入净五味子中，拌匀，闷透，置适宜的炒制器具内，文火加热，炒至不粘手时，取出，晾凉。

每100kg净五味子，用炼蜜10kg。

【成品性状】

规格	形状	颜色	气味	质地
五味子	不规则球形或扁球形	红色、紫红色或暗红色	气微，味酸	果肉柔软
醋五味子	不规则球形或扁球形	乌黑色，油润，稍有光泽	微有醋气	质油润
酒五味子	不规则球形或扁球形	乌黑色，油润，稍有光泽	微有酒气	质油润
蜜五味子	不规则球形或扁球形	色泽加深，略显光泽	味酸兼有甘味	质油润

【炮制作用】

1. 五味子　味酸、甘，性温。归肺、心、肾经。具有收敛固涩，益气生津，补肾宁心的作用。用于久嗽虚喘，梦遗滑精，遗尿尿频，久泻不止，自汗盗汗，津伤口渴，内热消渴，心悸失眠等。

2. 醋五味子　醋制后增强其酸涩收敛的作用，涩精止泻作用更强。多用于遗精滑泄，久泻不止等。

3. 酒五味子　酒制后能增强其益肾固精作用。用于肾虚遗精，心悸失眠等。

4. 蜜五味子　蜜炙后增强其补肾益肺作用。用于久咳虚喘。

【贮藏】　置通风干燥处，防霉。

天　麻

天麻始载于《神农本草经》，其炮制首见于南北朝《雷公炮炙论》。《中国药典》（2020年版）载有天麻一种炮制品。

【处方用名】　天麻。

【来源】　本品为兰科植物天麻 *Gastrodia elata* Bl. 的干燥块茎。立冬后至次年清明前采挖，立即洗净，蒸透，敞开低温干燥。

【炮制方法】

1. 天麻　取原药材，除去杂质及黑色泛油者，洗净，润透或蒸软，切薄片，干燥。筛去碎屑。

2. 炒天麻　先取麦麸洒入热锅内，见冒烟时，投入天麻片，用中火炒至黄色，略见焦斑时，取出，摊晾。或用清炒法，炒至黄色、略见焦斑时，取出，摊晾。

每100kg天麻，用麦麸10kg。

【成品性状】

规格	形状	颜色	气味	质地
天麻	不规则的薄片	淡黄色至黄棕色	气微，味甘	质坚硬，角质样，不易折断
炒天麻	不规则的薄片	黄色，略见焦斑	气香	质脆

【炮制作用】

1. 天麻 味甘，性平，归肝经。具有息风止痉，平抑肝阳，祛风通络的作用。用于小儿惊风，癫痫抽搐，破伤风，头痛眩晕，手足不遂，肢体麻木，风湿痹痛。天麻蒸制主要是为了便于切片，同时可破坏酶，保存苷类有效成分。

2. 炒天麻 天麻炒后可减少黏腻之性，便于服用。

【贮藏】 置通风干燥处，防蛀。

桑螵蛸

桑螵蛸始载于《神农本草经》，其炮制首见于汉代《神农本草经》。《中国药典》（2020 年版）载有桑螵蛸一种炮制品。

【处方用名】 桑螵蛸、盐桑螵蛸。

【来源】 本品为螳螂科昆虫大刀螂 *Tenodera sinensis Saussure*、小刀螂 *Statilia maculata*（Thunberg）或巨斧螳螂 *Hierodula patellifera*（Serville）的干燥卵鞘。以上三种分别习称"团螵蛸""长螵蛸"及"黑螵蛸"。深秋至次春采收，除去杂质，蒸至虫卵死后，干燥。

【炮制方法】

1. 桑螵蛸 取原药材，除去杂质，用饮用水洗去泥屑，置蒸制容器内，蒸透，取出，干燥。用时剪碎。

2. 盐桑螵蛸 取净桑螵蛸加入盐水拌匀，闷润至透，置炒制器具内，文火加热，炒至有香气逸出时，取出，晾凉。

每 100kg 净桑螵蛸，用食盐 2.5kg。

【成品性状】

规格	形状	颜色	气味	质地
桑螵蛸	圆柱形、半圆形、长条形或类平行四边形	黄褐色、灰黄色或灰褐色	气微腥，味淡或微咸	体轻
盐桑螵蛸	圆柱形、半圆形、长条形或类平行	色泽较深，略带焦斑	味微咸	体轻

【炮制作用】

1. 桑螵蛸 味甘、咸，性平。归肝、肾经。具有固精缩尿，补肾助阳的作用。生品令人泄泻，蒸后可消除致泻的副作用，又可杀死虫卵，利于保存药效。用于遗精滑精，遗尿尿频，小便白浊等。

2. 盐桑螵蛸 盐制后可引药下行入肾，增强益肾固精、缩尿止遗的作用。用于肾虚阳痿，遗精，遗尿，小便白浊等。

【贮藏】 置通风干燥处，防蛀。

 知识链接

桑螵蛸的古今炮制方法

桑螵蛸从汉代就有蒸制的炮制方法。南齐有炙制。唐代有炙、炒等法。宋代炮炙方法较多，有麸炒、酒浸炒、酥制、米泔水煮、火炮、炒令黄。明代增加了盐制、蜜制、面粉制的方法。清代又增加了醋煮的炮制方法。近年来各地的炮制规范中，大多是清蒸法和加辅为蒸法。无生品入药，其生品含虫卵，一旦条件合适，即可孵化。

木　瓜

木瓜始载于《名医别录》，其炮制首见于南北朝《雷公炮炙论》。《中国药典》（2020年版）载有木瓜一种炮制品。

【处方用名】木瓜。

【来源】本品为蔷薇科植物贴梗海棠 *Chaenomeles speciosa*（Sweet）Nakai 的干燥近成熟果实。夏、秋二季果实绿黄时采收，置沸水中烫至外皮灰白色，对半纵向剖开，晒干。

【炮制方法】

1. **木瓜**　取原药材，除去杂质，洗净，润透或蒸透后趁热切薄片，干燥。筛去碎屑。

2. **炒木瓜**　取净木瓜片，置炒制容器内，用文火加热，炒至表面微黄，取出放凉，筛去碎屑。

【成品性状】

规格	形状	颜色	气味	质地
木瓜	类月牙形薄片	外表紫红色或棕红色，切面棕红色	气微清香，味酸	质地坚硬
炒木瓜	形同木瓜片	表面暗棕色，有焦斑	气香，味稍酸涩	质脆

【炮制作用】

1. **木瓜**　味酸，性温。归肝、脾经。具有舒筋活络，和胃化湿的作用。用于湿痹拘挛，腰膝关节酸重疼痛，暑湿吐泻，转筋挛痛，脚气水肿。木瓜水润或蒸，主要目的是为了软化药材，便于切片。

2. **炒木瓜**　木瓜经炒制后，酸味减弱，偏于和胃化湿，亦能舒筋；多用于呕吐，泄泻，转筋。

【贮藏】置阴凉干燥处，防潮，防蛀。

人　参

人参始载于《神农本草经》，其炮制首见于汉代《中藏经》。《中国药典》（2020年版）载有人参片和红参两种品种。

【处方用名】人参、生晒参、红参。

【来源】本品为五加科植物人参 *Panax ginseng* C. A. Mey 的干燥根和根茎。多于秋季采挖，洗净经晒干或烘干。栽培的俗称"园参"，园参经晒干或烘干，称为"生晒参"，蒸制后干燥称为"红参"；播种在山林野生状态下自然生长的称"林下山参"，习称"籽海"。

【炮制方法】

1. **人参片**　取原药材，除去杂质，洗净，润透，切薄片，干燥。或用时粉碎、捣碎。

2. **红参**　取原药材，洗净，经蒸制干燥后即为红参。或用时粉碎、捣碎。

3. **红参片**　取净红参，润透，切薄片，干燥，即为红参片。

4. **糖参**　取圆参鲜根，除去泥沙，洗净。置沸水中浸烫3~7分钟，取出，放于凉水中，浸约10分钟，取出晾或晒干。用特制的针沿人参垂直与平行的方向刺小孔若干后，泡入浓糖水（每100ml 水溶液加冰糖135g）24小时，取出后暴晒1天。再用湿手巾打潮软化，第二次刺孔，再浸入浓糖水中24小时。取出后冲去浮糖，干燥。

【成品性状】

规格	形状	颜色	气味	质地
人参片	圆形或类圆形薄片	表皮灰黄色，切面淡黄白色或类白色	香气特异，味微苦、甘	体轻质脆

续表

规格	形状	颜色	气味	质地
红参片	类圆形或椭圆形薄片	表皮红棕色，半透明，切面平坦，角质样	气微香而特异，味甘微苦	质硬而脆
糖参	呈圆柱形或纺锤形，外皮松泡，有刺孔残痕和糖样结晶	表面黄白色	气特殊而香，味先甜后微苦	质疏松，嚼之可溶化

【炮制作用】

1. **人参片** 味甘，微苦，性微温。归脾、肺、心、肾经。具有大补元气，复脉固脱，补脾益肺，生津养血，安神益智的作用。用于体虚欲脱，肢冷脉微，脾虚食少，肺虚喘咳，津伤口渴，内热消渴，气血亏虚，久病虚羸，惊悸失眠，阳痿宫冷。

2. **红参片** 味甘，微苦，性温。归脾、肺、心、肾经。具有大补元气，复脉固脱，益气摄血的作用。用于体虚欲脱，肢冷脉微，气不摄血，崩漏下血。

3. **糖参** 功效与人参片相同，但逊于人参片。

【贮藏】 置阴凉干燥处，密闭，防蛀。

即学即练 9-1

请列举一味既可采用直接蒸法、又可采用间接蒸法加工的药材实例，并分述两种操作方法的区别。

答案解析

第二节 煮制技术

PPT

将净制后的药物置适宜容器内，加辅料（固体辅料需先捣碎或切制）或不加辅料与水同煮的操作方法，称为煮制技术。

煮制的主要目的：①消除或降低药物的毒副作用。如藤黄生品毒性较大，经豆腐煮制后，毒性明显降低，可用于内服。②改变药性，增强疗效。如远志经甘草水煮后能降低其燥性，协同增强安神益志的作用。③清洁药物。如珍珠经豆腐煮后可除去其污垢，便于服用。

常用的煮制方法有清水煮、液体辅料煮、豆腐煮等。

一、操作流程

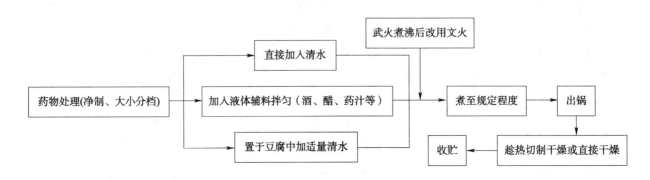

二、注意事项

（1）大小分档，分别煮制。煮法炮制时间一般较久，为避免生熟不均，应注意大小分档。

（2）注意控制加水量。加水量根据药物的性质、炮制方法、炮制目的而定。药物煮的时间长者用水宜多，短者用水宜少。加液体辅料煮的药物，加水量应控制适宜，保证药透汁尽，加水过多，药透汁未尽，有损药效；加水量过少，则药煮不透，影响质量。毒剧药材煮制时加水量宜大，要求药透而汁不尽，煮后将药物捞出，汁液弃去。如果煮制中途需加水时，宜加沸水。

（3）注意掌握火候。一般先用武火煮至沸腾，再改用文火加热，保持微沸状态。否则水分迅速蒸发，难以达到煮制目的。

（4）煮至所需程度后，一般立即干燥。如需切片，一种是将煮后的药材闷润至内外湿度一致再切片；另一种是适当晾晒后切片，干燥。

川　乌

川乌始载于《神农本草经》，其炮制首见于汉代《金匮要略》。《中国药典》（2020 年版）载有生川乌和制川乌两种炮制品。

【处方用名】 川乌、生川乌、制川乌。

【来源】 本品为毛茛科植物乌头 *Aconitum carmichaeli* Debx. 的干燥母根。6 月下旬至 8 月上旬采挖，除去子根、须根及泥沙，晒干。

【炮制方法】 微课 9.3

1. 生川乌　取原药材，拣净杂质，洗净灰屑，晒干。用时捣碎。

2. 制川乌　取净川乌，大小分开，用水浸泡至内无干心，取出，加水煮沸 4 ~ 6 小时（或蒸 6 ~ 8 小时）至取大个及实心者切开内无白心，口尝微有麻舌感时，取出，晾至六成干，切厚片，干燥。筛去碎屑。

【成品性状】

规格	形状	颜色	气味	质地
生川乌	圆锥形，稍弯曲	表面棕褐色或灰棕色，断面类白色或浅灰黄色	气微，味辛辣、麻舌	质坚实
制川乌	不规则或长三角形片状	表面黑褐色或黄褐色	气微，微有麻舌感	体轻，质脆

【炮制作用】

1. 川乌　味辛、苦，性热；有大毒。归心、肝、脾、肾经。具有祛风除湿，温经止痛的作用。生川乌有大毒，多外用；用于风寒湿痹，关节疼痛，心腹冷痛，寒疝作痛及麻醉止痛等。

2. 制川乌　川乌制后毒性降低，可供内服，功效同川乌。用于风寒湿痹，关节疼痛，心腹冷痛，寒疝作痛，麻醉止痛。

【贮藏】 置通风干燥处，防蛀。生品按医疗用毒性药品管理。

 知识链接

制川乌减毒的机制

川乌作为有毒中药，其所含双酯型乌头碱毒性最强，而通过较长时间的加热煮沸，双酯型乌头碱会被水解（或分解）成相应的苯甲酰单酯型乌头碱，其毒性为双酯型乌头碱的 1/500～1/50，再进一步水解（或分解），得到亲水性氨基醇类乌头原碱，其毒性仅为双酯型乌头碱的 1/4000～1/2000。双酯型乌头碱是川乌中的主要毒性成分，也是镇痛、抗炎的有效成分，蒸或煮后能促使双酯型乌头碱水解或分解，从而降低毒性，但其镇痛、抗炎作用仍然很明显。但应注意如若炮制太过，水解完全，则药效降低。因此，在炮制时要注意炮制时间，保证炮制品质量。

草 乌

草乌首载于唐代《药谱》，其炮制首见于唐代《仙授理伤续断秘方》。《中国药典》（2020 年版）载有生草乌和制草乌两种炮制品。

【处方用名】 草乌、生草乌、制草乌

【来源】 本品为毛茛科植物北乌头 *Aconitum kusnezoffii* Reichb. 的干燥块根。秋季茎叶枯萎时采挖，除去须根及泥沙，干燥。

【炮制方法】

1. 生草乌　取原药材，除去杂质，洗净，干燥。

2. 制草乌　取净草乌，大小分开，用水浸泡至内无干心，取出，加水煮沸 4～6 小时或（蒸 6～8 小时），至取大个及实心者切开内无白心，口尝微有麻舌感时，取出，晾至六成干后切薄片，干燥。筛去碎屑。

【成品性状】

规格	形状	颜色	气味	质地
生草乌	不规则长圆锥形，略弯曲	表面灰褐色或黑棕褐色，断面灰白色或暗灰色	气微，味辛辣、麻舌	质硬
制草乌	不规则圆形或近三角形片状	表面黑褐色	气微，味微辛辣，稍有麻舌感	质脆

【炮制作用】

1. 生草乌　味辛、苦，性热；有大毒。归心、肝、肾、脾经。具有祛风除湿，温经止痛的作用。生品有大毒，多外用；用于风寒湿痹，关节疼痛，心腹冷痛，寒疝作痛及麻醉止痛。

2. 制草乌　制后毒性降低，可供内服。功能与主治同草乌。

【贮藏】 置通风干燥处，防蛀。生品按医疗用毒性药品管理。

 知识链接

"草乌炖猪脚"中毒事件的警示

2019 年 11 月 13 日，昆明发生一起 8 人因食用草乌炖猪脚导致乌头碱中毒的事件，其中 2 人不幸中毒身亡。进入秋冬季节，云南部分地区群众有煮食草乌进补的习惯。但草乌是把双刃剑，其作为代表性温阳类药材，对于阳虚证、寒湿痹痛、关节麻木疼痛等病症有很好的治疗功效。但它作为有大毒中药，加工炮制不当极易出现中毒，更不属药食两用类中药。从保障患者用药安全的药德素养角度，在工作中对此类有毒中药的加工，应秉承"炮制虽繁必不敢省人工"的工匠精神，做好炮制减毒加工工作，在生活中，更应从指导患者合理用药的角度，引导人们科学、合理、安全、规范地应用中药。

附　子

附子始载于《神农本草经》，其炮制首见于汉代《金匮玉函经》。《中国药典》（2020 年版）载有盐附子、黑顺片、白附片、炮附片、淡附片五种炮制品。

【处方用名】附子、黑顺片、白附片、炮附片、淡附片。

【来源】本品为毛茛科植物乌头 *Aconitum carmichaeli* Debx. 子根的加工品。

【炮制方法】

1. 盐附子　选个大、均匀的泥附子，洗净，浸入食用胆巴的水溶液中，过夜。再加食盐，继续浸泡，每日取出晾凉，并逐渐延长晒晾时间，直至附子表面出现大量结晶盐粒（盐霜），体质变硬。

2. 黑顺片（黑附片）　取泥附子，按大小分别洗净，浸入胆巴的水溶液中数日，连同浸液煮至透心，捞出，水漂，纵切成厚约 5mm 的片，再用水浸漂，用调色液使附片染成浓茶色，取出，蒸至出现油面光泽后，烘至半干，再晒干或继续烘干，习称"黑顺片"。

3. 白附片　选择大小均匀的泥附子，洗净，浸入胆巴的水溶液中数日，连同浸液煮至透心，捞出，剥去外皮，纵切成厚约 3mm 的片，用水浸漂，取出，蒸透，晒干。

4. 炮附片　取砂置锅内，用武火炒热，加入净附片，拌炒至鼓起并微变色，取出，筛去砂，晾凉。

5. 淡附片　取净盐附子，用清水浸漂，每日换水 2～3 次，至盐分漂尽，与甘草、黑豆加水共煮至透心，切开后口尝无麻舌感时，取出，除去甘草、黑豆，切薄片，干燥。

每 100kg 盐附子，用甘草 5kg、黑豆 10kg。

【成品性状】

规格	形状	颜色	气味	质地
盐附子	呈圆锥形	表面灰黑色，粗糙，被盐霜。横切面灰褐色	气微，味咸而麻，刺舌	体重
黑顺片	纵切片，上宽下窄	外皮黑褐色，片面暗黄色，油润光泽，半透明状	气微，味淡	质硬而脆，断面角质样
白附片	纵切片，上宽下窄	表面黄白色，半透明状	气微，味淡	质硬而脆，断面角质样
炮附片	形如黑顺片或白附片	表面鼓起呈黄棕色	气微，味淡	质松脆
淡附片	呈纵切片，上宽下窄	外皮褐色，切面褐色，半透明	气微，味淡，口尝无麻舌感	质硬，断面角质样

【炮制作用】

1. 附子　味辛、甘，性大热，有毒。归心、肾、脾经。功能回阳救逆，补火助阳，散寒止痛。用于亡阳虚脱，肢冷脉微，心阳不足，胸痹心痛，虚寒吐泻，脘腹冷痛，肾阳虚衰，阳痿宫冷，阴寒水肿，阳虚外感，寒湿痹痛等。生品有毒，多外用。炮制后，降低毒性，便于内服。

2. 盐附子　防止药物腐烂，利于贮存。

3. 黑顺片、白附片　降低毒性，可直接入药，功效同附子。

4. 炮附片　以温肾暖脾为主，用于心腹冷痛，虚寒吐泻。

5. 淡附片　长于回阳救逆，散寒止痛。用于亡阳虚脱，肢冷脉微，阴寒水肿，阳虚外感，寒湿痹痛等。

【贮藏】盐附子密闭，置阴凉干燥处；黑顺片及白附片置干燥处，防潮。

知识链接

附子中毒的症状与解救

附子含有乌头碱，虽其含量较川乌低，但因服用不当而引起中毒者却屡见不鲜。其原因除与剂量过大、煎煮时间过短及机体对药物的敏感性等有关外，还与我国一些地区居民有用附子用作食疗的习惯有关。所以《中国药典》对于附子的炮制制订了严格的规范与标准，并对各炮制品中所含双酯型乌头碱的含量都做了明确的限量规定。

附子中毒的症状主要有：神经系统表现为口舌、四肢及全身麻木，头痛、头晕、精神恍惚、语言不清或小便失禁，继而四肢抽搐、牙关紧闭、呼吸衰竭等；循环系统表现为心悸气短、心律失常、血压下降、面色苍白、口唇发绀、四肢厥冷等；消化系统表现为流涎、恶心、呕吐、腹痛、腹泻、肠鸣音亢进。

对于轻症中毒患者，可用绿豆、甘草、生姜、蜂蜜等煎汤内服；对于重症中毒患者，可选择清除药物等对症处理和肌内注射阿托品等措施进行解救。

藤　黄

藤黄始载于《海药本草》，其炮制首见于清代《医宗金鉴》。《中国药典》（2020 年版）未收载该药。

【处方用名】 藤黄、生藤黄、制藤黄。

【来源】 本品为藤黄科植物藤黄 *Garcinia morella* Desr. 所分泌的胶质树脂。在开花之前割取，于离地面约 3m 处将茎干的皮部作螺旋状割伤，伤口内插一竹管，盛受流出的树脂，加热蒸干，用刀刮下。

【炮制方法】

1. 藤黄 将原药材除去杂质，轧成粗粒或打成小块。不纯净时，可放入沸水中烊化，取出，晾凉凝固后打碎。

2. 制藤黄

（1）豆腐制藤黄　取大块豆腐置盘内，中间挖一不透底的方形槽，槽内放入藤黄，再用豆腐盖严，置笼屉内，蒸 4~5 小时，至藤黄完全熔化后，取出，放凉，待藤黄凝固，除去豆腐，干燥。或将藤黄置豆腐槽内，上用豆腐盖严，将豆腐直接置锅内，加水煮制。待藤黄熔化后，取出，晾凉，除去豆腐，即得。

每 100kg 净藤黄，用豆腐 400kg。

（2）荷叶制藤黄　取荷叶加 10 倍量水煎煮 1 小时，捞去荷叶，加入净藤黄煮至烊化，并继续浓缩至稠膏状，取出，凉透，使其凝固。阴干，研成细粉。

每 100kg 净藤黄，用荷叶 50kg。

（3）山羊血制藤黄　先将山羊血置锅内煮沸，分割成小块，再将藤黄小块放入山羊血中，置铜锅内加水共煮 5~6 小时，除去山羊血，取出，晾凉，研成细粉。

每 100kg 净藤黄，用山羊血 50kg。

【成品性状】

规格	形状	颜色	气味	质地
生藤黄	不规则碎块状、片状或细粉状	表面棕黄色、红黄色或橙棕色	无臭，味辛	质脆易碎，断面有光泽
豆腐制藤黄	碎块状或细粉状	深红黄色或深橙棕色	味辛	质脆易碎
荷叶制藤黄	碎块状或细粉状	黄褐色	味辛	质脆易碎
山羊血制藤黄	碎块状或细粉状	黄褐色	味辛	质脆易碎

【炮制作用】

1. 藤黄 味酸、涩，性寒；有大毒，归胃、大肠经。具有消肿排脓，散瘀解毒，杀虫止痛的作用。生品有大毒，不能内服。外用于痈疽肿毒，顽癣。

2. 制藤黄 制后毒性降低，可供内服，并能保证药物的洁净度。用于跌打损伤，痈疽肿毒，顽癣，肿瘤。

【贮藏】置阴凉干燥处。生品按医疗用毒性药品管理。

硫　黄

硫黄始载于《神农本草经》，其炮制首见于南北朝《雷公炮炙论》。《中国药典》（2020 年版）载有硫黄和制硫黄两种炮制品。

【处方用名】硫黄、制硫黄。

【来源】本品为自然元素类矿物硫族自然硫，采挖后，加热熔化，除去杂质；或用含硫矿物经加工制得。

【炮制方法】

1. 硫黄 除去杂质，敲成碎块。

2. 制硫黄

（1）豆腐制 取净硫黄块，与豆腐同煮，至豆腐显黑绿色时，取出，漂净，阴干。

每 100kg 硫黄，用豆腐 200kg。

（2）萝卜制 取净硫黄与萝卜煮至萝卜烂时，取出、干燥。

每 100kg 硫黄，用萝卜 40kg。

【成品性状】

规格	形状	颜色	气味	质地
硫黄	不规则块状、片状或细粉状	黄色或略呈绿黄色	有特异的臭气，味淡	体轻，质松，易碎
制硫黄	不规则块状	表面黄褐色或黄绿色	臭气不明显	质轻脆

【炮制作用】

1. 硫黄 酸，温；有毒。归肾、大肠经。生品有毒，外用解毒杀虫疗疮；用于疥癣，秃疮，阴疽恶疮。

2. 制硫黄 制后毒性降低，可供内服；补火助阳通便。用于于阳痿足冷，虚喘冷哮，虚寒便秘。

【贮藏】置干燥处，防火。

珍 珠

珍珠始载于《开宝本草》，其炮制首见于唐代《千金翼方》。《中国药典》（2020 年版）载有珍珠和珍珠粉两种炮制品。

【处方用名】珍珠、珍珠粉。

【来源】本品为珍珠贝科动物马氏珍珠贝 *Pteria martensii*（Dunker）、蚌科动物三角帆蚌 *Hyriopsis cumingii*（Lea）或褶纹冠蚌 *Cristaria plicata*（Leach）等双壳类动物受刺激形成的珍珠。自动物体内取出，洗净，干燥。

【炮制方法】

1. 珍珠 取原药材，除去杂质，洗净晾干。用时捣碎。

2. 珍珠粉 取原药材，洗净污垢（垢重者，可先用碱水洗涤，再用清水漂去碱性）。用纱布包好，再用豆腐置砂锅或铜锅内，一般 300g 珍珠用两块 250g 重的豆腐，下垫一块，上盖一块，加清水淹没豆腐寸许，煮制 2 小时，至豆腐呈蜂窝状为止。取出，去豆腐，用清水洗净晒干，研细过筛，用冷开水水飞至舌舔无渣感为度。取出放入铺好纸的竹筐内晒干或烘干，再研细。

【成品性状】

规格	形状	颜色	气味	质地
珍珠	本品呈类球形、长圆形、卵圆形或棒形	表面类白色、浅粉红色、浅黄绿色或浅蓝色	气微，味淡	质坚硬
珍珠粉	呈细粉状	类白色	无臭无味	质地细腻，手捻之无砂粒感

【炮制作用】

1. 珍珠 甘、咸，寒。归心、肝经。安神定惊，明目消翳，解毒生肌，润肤祛斑。用于惊悸失眠，惊风癫痫，目赤翳障，疮疡不敛，皮肤色斑。珍珠质地坚硬，需制成细粉入药。

2. 珍珠粉 豆腐煮制后令其洁净，水飞成极细粉末，易被人体吸收。

【贮藏】密闭。

远 志

远志始载于《神农本草经》，其炮制首见于南北朝《雷公炮炙论》。《中国药典》（2020 年版）载有远志和制远志两种炮制品。

【处方用名】远志、远志肉、制远志、蜜远志、炙远志。

【来源】本品为远志科植物远志 *Polygala tenuifolia* Willd. 或卵叶远志 *Polygala sibirica* L. 的干燥根。春、秋二季采挖，除去须根及泥沙，晒干。

【炮制方法】

1. 远志 取抽去木心者，除去杂质，略洗，润透，切段，干燥。

2. 制远志 取甘草片，加适量水煎煮两次，合并煎液并浓缩至甘草量的 10 倍左右，再加入净远志段，用文火煮至汤被吸尽，取出干燥，筛去碎屑。

每 100kg 净远志段，用甘草 6kg。

3. 蜜远志 取炼蜜，加入适量开水稀释后，淋于远志段中，闷透，文火炒至蜜被吸尽、色泽加深、略带焦斑、不粘手时，取出，晾凉，筛去碎屑。

每 100kg 净远志段，用炼蜜 20kg。

4. **朱远志** 取制远志，加入少量清水湿润均匀后，撒入飞朱砂细粉，拌匀、晾干。

每100kg制远志段，用朱砂2kg。

【成品性状】

规格	形状	颜色	气味	质地
远志	圆柱形的段	外表皮灰黄色至灰棕色，有横皱纹。切面棕黄色，中空	气微，味苦、微辛，嚼之有刺喉感	质硬而脆，易折断
制远志	圆柱形的段	色泽加深，表面黄棕色	气微，味略甜，嚼之无刺喉感	质硬而脆，易折断
蜜远志	圆柱形的段	色泽加深，显棕红色，稍带焦斑	气焦香，味甜	质硬而脆，易折断，略有黏性
朱远志	圆柱形的段	外披淡红色朱砂细粉	气微，味略甜	质硬而脆，易折断

【炮制作用】

1. **远志** 味苦、辛，性温。归心、肾、肺经。具安神益智，交通心肾，祛痰，消肿的作用。远志生品"戟人咽喉"，多外用于痈疽肿毒，乳房肿痛。

2. **制远志** 甘草水制后既能缓其苦燥性，又能消除刺喉的麻味，以安神益智为主。用于心肾不交引起的失眠多梦、惊悸健忘、神志恍惚。

3. **蜜远志** 蜜炙后能增强化痰止咳的作用。多用于寒痰咳喘，咳嗽痰多，咳痰不爽等。

4. **朱远志** 朱砂拌衣后，以安神定惊为主，用于惊悸失眠。

【贮藏】 置通风干燥处。

 知识链接

远志去心

《雷公炮炙论》载："远志凡使，先须去心，若不去心，服之令人闷。去心了，用熟甘草汤浸一宿，漉出，暴干用之也。"《中国药典》（2020年版）收载远志的加工方式为取抽去木心者，除去杂质，略洗，润透，切段，干燥。故在远志的加工中，仍应采用传统加工方式，抽去木心。

吴茱萸

吴茱萸始载于《神农本草经》，其炮制首见于唐代《伤寒论》。《中国药典》（2020年版）载有吴茱萸和制吴茱萸两种炮制品。

【处方用名】 吴茱萸、吴萸、制吴茱萸、盐吴茱萸。

【来源】 本品为芸香科植物吴茱萸 *Evodia rutaecarpa*（Juss.）Benth. 石虎 *Evodia rutaecarpa*（Juss.）Benth. var. *offcinalis*（Dode）Huang 或疏毛吴茱萸 *Evedia rutaecarpa*（Juss.）Benth. var. *bodinieri*（Dode）Huang 的干燥近成熟果实。8～11月果实尚未开裂时，剪下果枝，晒干或低温干燥，除去枝、叶、果梗等杂质。

【炮制方法】

1. **吴茱萸** 取原药材，除去杂质，洗净，干燥。

2. **制吴茱萸** 取甘草片（或碎块），加适量水，煎汤，去渣，加入净吴茱萸，闷润，待甘草汁吸尽后，用文火炒至微干，取出，干燥。

每100kg净吴茱萸，用甘草6kg。

3. **盐吴茱萸**　取净吴茱萸，置适宜容器内，加入盐水拌匀，润透，置炒制器具内，用文火炒至果实裂开、稍鼓起时，取出，晾凉。或用盐水泡至裂开或煮沸至透，待汤液被吸尽后，再用文火炒至微干，取出，干燥。

每100kg净吴茱萸，用食盐3kg。

【成品性状】

规格	形状	颜色	气味	质地
吴茱萸	呈球形或略呈五角状扁球形，顶端有五角星状的裂隙	表面暗黄绿色至褐色	气芳香浓郁，味辛辣而苦	质硬而脆
制吴茱萸	呈球形或略呈五角状扁球形，顶端有五角星状的裂隙	表面棕褐色至暗褐色	气味稍淡	质硬而脆
盐吴茱萸	呈球形或略呈五角状扁球形，顶端有五角星状的裂隙	表面焦黑色	香气浓郁，味较辛辣而微苦咸	质硬而脆

【炮制作用】

1. **吴茱萸**　味辛、苦，性热；有小毒。归肝、脾、胃、肾经。有散寒止痛，降逆止呕，助阳止泻的作用。生品多外用，长于祛寒止痛；用于口疮，湿疹，牙疼等。

2. **制吴茱萸**　制后能降低毒性，缓和燥性。用于厥阴头痛，经行腹痛，脘腹胀痛，呕吐吞酸，五更泄泻，寒湿脚气，寒疝腹痛。

3. **盐吴茱萸**　盐制吴茱萸增强入肾的作用，宜用于疝气疼痛。

【贮藏】　置阴凉干燥处。

巴戟天

巴戟天始载于《神农本草经》，其炮制首见于东汉《华氏中藏经》。《中国药典》（2020年版）载有巴戟天、巴戟肉、盐巴戟天、制巴戟天四种炮制品。

【处方用名】　巴戟天、巴戟肉、盐巴戟天、制巴戟天。

【来源】　为茜草科植物巴戟天 *Morinda officinalis* How 的干燥根。全年均可采挖，洗净，除去须根，晒至六七成干，轻轻捶扁，晒干。

【炮制方法】

1. **巴戟天**　取原药材，除去杂质。

2. **巴戟肉**　取净巴戟天，置蒸制容器内蒸透，趁热除去木心，切段，干燥后及时收藏。

3. **盐巴戟天**

（1）盐炙　取净巴戟肉，加盐水拌匀，待盐水被吸尽后，置炒制容器内，用文火炒干。

（2）盐蒸　取净巴戟天，用盐水拌匀，置蒸制容器内蒸透，趁热除去木心，切段，干燥。

每100kg净巴戟天，用盐2kg。

4. **制巴戟天**　取净巴戟天，与甘草汁同置锅内，用文火煮透，甘草汁基本煮干。取出，趁热抽去木心，切段，干燥。

每100kg净巴戟天，用甘草6kg。

【成品性状】

规格	形状	颜色	气味	质地
巴戟天	呈扁圆柱形，略弯曲	表面灰黄色或暗灰色	气微，味甘而微涩	质韧，皮部易与木部剥离；木部坚硬
巴戟肉	呈扁圆柱形短段或不规则块	表面灰黄色或暗灰色	气微，味甘而微涩	质韧而中空
盐巴戟天	呈扁圆柱形短段或不规则块	表面灰黄色或暗灰色	气微，味甘、咸而微涩	质韧而中空
制巴戟天	品呈扁圆柱形短段或不规则块	表面灰黄色或暗灰色	气微，味甘而微涩	质韧而中空

【炮制作用】

1. 巴戟天　性味甘、辛，微温。归肾、肝经。具有补肾阳，强筋骨，祛风湿之功。用于阳痿遗精，宫冷不孕，月经不调，少腹冷痛，风湿痹痛，筋骨痿软等。

2. 巴戟肉　巴戟天去心后，除去非药用部位。巴戟肉性味同巴戟天，补肝肾、祛风湿力强。

3. 盐巴戟天　盐炙后专入肾，温而不燥，增强了补肾助阳的作用，久服无伤阴之弊。

4. 制巴戟天　甘草汁煮后甘味更浓，补益作用增强，能补肾助阳，益气养血。

即学即练 9 - 2

在中药炮制加工中，素有"水煮三沸，百毒俱消"的说法，请列举一味通过煮制降低药物毒性的药材实例，并阐述其煮制降毒的机制。

答案解析

【贮藏】 置阴凉干燥处。

第三节　焯制技术

PPT

将药物置沸水中浸煮短暂时间，取出，分离种皮的操作方法，称为焯制技术。多适于须去种皮的种子类药物，如苦杏仁、桃仁、白扁豆等。

焯制的主要目的：①除去或分离种皮。如苦杏仁、桃仁的种皮是非药用部位；如白扁豆的种皮（扁豆衣）偏于祛暑化湿，扁豆仁偏于健脾化湿，传统分开入药。②保存药物的有效成分。如苦杏仁焯制，既能除去非药用的种皮，又能破坏苦杏仁酶而保存苦杏仁苷。

一、操作流程

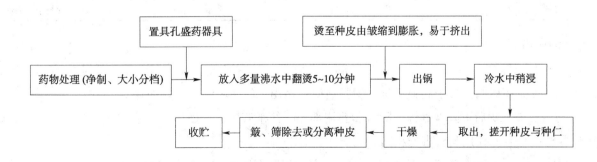

二、注意事项

1. 水量要大，以保证水温　一般水量为药量的 10 倍以上。若水量少，投药后，水温迅速降低，达不到"杀酶保苷"的炮制效果；而水量过大，会导致药物有效成分流失过多，药效降低。

2. 时间不宜过长　水沸后投药，加热时间以 5～10 分钟为宜。若燀制时间过长，会导致药物中所含成分流失。

3. 及时干燥　去皮后的种仁，宜当天晒干或低温烘干，否则药物易泛油，颜色变黄，影响成品质量。

苦杏仁

苦杏仁始载于《神农本草经》，其炮制首见于汉代《伤寒论》。《中国药典》（2020 年版）载有苦杏仁、燀苦杏仁和炒苦杏仁三种炮制品。

【处方用名】 苦杏仁、杏仁、燀杏仁、炒杏仁。

【来源】 本品为蔷薇科植物山杏 *Prunus armeniaca* L. *var. ansu* Maxim. 西伯利亚杏 *Prunus sibirica* L. 东北杏 *Prunus mandshurica*（Maxim.）Koehne 或杏 *Prunus armeniaca* L. 的干燥成熟种子。夏季采收成熟果实，除去果肉及核壳，取出种子，晒干。

【炮制方法】 微课 9.4

1. 苦杏仁　取原药材，筛去皮屑杂质，拣除残留的核壳及泛油的褐色种子。用时捣碎。

2. 燀苦杏仁　取净苦杏仁置 10 倍量沸水中略煮，加热约 5 分钟，至种皮微鼓起，捞出，于凉水中稍浸，取出，搓开种皮与种仁，干燥，筛去种皮。用时捣碎。

3. 炒苦杏仁　取燀苦杏仁，置已预热的炒制器具内，文火炒至微黄色、略带焦斑、有香气时，取出，晾凉。用时捣碎。

4. 苦杏仁霜　取燀苦杏仁，碾碎如泥状，照去油制霜法，用粗草纸包裹反复压榨至油尽，碾细、过筛。

【成品性状】

规格	形状	颜色	气味	质地
苦杏仁	呈扁心形，一端尖，另端钝圆，肥厚，左右不对称	表面黄棕色至深棕色	气微，味苦	富油性
燀苦杏仁	形如苦杏仁，无种皮	表面乳白色或黄白色	有特异的香气，味苦	富油性
炒苦杏仁	形如苦杏仁，无种皮	表面黄色至棕黄色，微带焦斑	有香气，味苦	富油性
苦杏仁霜	粉末状	黄白色	特异香气	细粉略具油性

【炮制作用】

1. 苦杏仁　味苦，性微温，有小毒。归肺、大肠经。具有降气止咳平喘，润肠通便的作用。生品有小毒，性微温而质润，长于润肺止咳、润肠通便；多用于新病咳喘，肠燥便秘等。

2. 燀苦杏仁　燀后可降低毒性，除去非药用部位，便于有效成分煎出，又能破坏与苷共存的酶，以利于保存苦杏仁苷。作用与苦杏仁相同。

3. 炒苦杏仁　炒杏仁性温，长于温肺散寒；多用于肺寒咳嗽，肺虚久喘等。

4. 苦杏仁霜　经去油制霜后，无滑肠之虑，宣降肺气之力较强；用于脾虚便溏的喘咳患者。

【贮藏】　置阴凉干燥处，防蛀。

 知识链接

苦杏仁的现代研究

苦杏仁中主含苦杏仁苷约 3%，脂肪油约 50%，另含苦杏仁酶、樱叶酶、蛋白质及氨基酸等。苦杏仁经加热炮制后，可以杀酶保苷，保存药效。但若因为燀制加工方法不当，又会导致药物中所含药效成分在水中溶解与流失。所以《中国药典》（2020 年版）对苦杏仁各炮制品中苦杏仁苷的含量都做了明确规定：以干燥品计，苦杏仁含苦杏仁苷（$C_{20}H_{27}NO_{11}$）不得少于 3.0%；而燀苦杏仁与炒苦杏仁含苦杏仁苷均不得少于 2.4%。

桃　仁

桃仁始载于《神农本草经》，其炮制首见于汉代《金匮玉函经》。《中国药典》（2020 年版）载有桃仁、燀桃仁和炒桃仁三种炮制品。

【处方用名】　桃仁、燀桃仁、炒桃仁。

【来源】　本品为蔷薇科植物桃 *Prunus persica*（L.）Batsch 或山桃 *Prunus davidiana*（Carr.）*Franch.* 的干燥成熟种子。果实成熟后采收，除去果肉及核壳，取出种子，晒干。

【炮制方法】

1. 桃仁　取原药材筛去皮屑杂质，拣除残留的核壳及泛油的黑褐色种子。用时捣碎。

2. 燀桃仁　取净桃仁置 10 倍量沸水中略煮，加热约 5 分钟，至种皮微鼓起，捞出，于凉水中稍浸，取出，搓开种皮与种仁，干燥后筛去种皮。用时捣碎。

3. 炒桃仁　取燀桃仁，置已预热的炒制器具内，文火炒至黄色、略带焦斑，取出，晾凉。用时捣碎。

【成品性状】

规格	形状	颜色	气味	质地
桃仁	桃仁呈扁长卵形，表面密布颗粒状突起。一端尖，中部膨大，另端钝圆稍偏斜，边缘较薄；山桃仁呈类卵圆形，较小而肥厚	表面黄棕色至红棕色	气微，味微苦	富油性
燀桃仁	形如桃仁（或山桃仁），无种皮	表面浅黄白色	气微香，味微苦	富油性
炒桃仁	形如桃仁（或山桃仁），无种皮	表面微黄色，略具焦斑	有香气，味微苦	富油性

【炮制作用】

1. 桃仁　味苦、甘，性平。归心、肝、大肠经。有活血祛瘀，润肠通便，止咳平喘的作用。生桃仁活血祛瘀力强；多用于经闭通经，癥瘕痞块，肺痈肠痈，跌扑损伤，肠燥便秘，咳嗽气喘。

2. 燀桃仁　燀制后除去非药用部位，利于煎出有效成分，提高药效。其功效与生品一致。

3. 炒桃仁　炒后偏于润燥和血。多用于肠燥便秘，心腹胀满等。

【贮藏】　置阴凉干燥处，防蛀。

白扁豆

白扁豆始载于南梁《本草经集注》，其炮制始见于宋代《博济方》。《中国药典》（2020 年版）载有白扁豆、炒白扁豆两种炮制品。

【处方用名】 白扁豆、扁豆、炒扁豆、扁豆衣。

【来源】 本品为豆科植物扁豆 *Dolichos lablab* L. 的干燥成熟种子。秋、冬二季采收成熟果实，晒干，取出种子，再晒干。

【炮制方法】

1. 白扁豆 取原药材，除去杂质。用时捣碎。

2. 扁豆衣 取净白扁豆置沸水中，稍煮至皮软时，捞出，于凉水中稍浸泡，取出，搓开种皮与仁，干燥，簸取种皮。

3. 炒白扁豆 取净白扁豆，置已预热的炒制器具内，文火加热，炒至微黄、略有焦斑，取出晾凉。

【成品性状】

规格	形状	颜色	气味	质地
白扁豆	扁椭圆形或扁卵圆形	表面淡黄白色或淡黄色，平滑，略有光泽	气微，味淡，嚼之有豆腥气	质坚硬
扁豆衣	不规则的卷缩状种皮	乳白色	气微，味淡	质脆易碎
炒扁豆	扁椭圆形或扁卵圆形	表面微黄色，略具焦斑	有香气	质坚硬

【炮制作用】

1. 白扁豆 味甘，性微温。归脾、胃经。具有健脾化湿，和中消暑的作用。用于脾胃虚弱，食欲不振，大便溏泄，白带过多，暑湿吐泻，胸闷腹胀。

2. 扁豆衣 扁豆衣气味较白扁豆弱，偏于祛暑化湿。可用于暑热所致的身热，头目眩晕。

3. 炒白扁豆 炒后健脾化湿。多用于脾虚泄泻，白带过多。

【贮藏】 置阴凉干燥处，防蛀。

 实例分析

实例 六味地黄丸为滋阴补肾，治疗肾阴亏虚的经方；血府逐瘀丸具有活血祛瘀、行气止痛之功，用于气滞胃血瘀所致胸痹、头痛日久。该两味中成药组方中均含有地黄。

问题 1. 请根据六味地黄丸功效分析，它应用了地黄的哪种炮制品？为什么使用该炮制品能够更好协同组方，增强疗效？

2. 血府逐瘀丸中应用的地黄是否与六味地黄丸的地黄为同一炮制品？如不同，请对比两种地黄炮制品的功效异同。

答案解析

实践实训

实训七 水火共制技术

【实训目的】

1. 学会蒸法、煮法、燀法的炮制操作及注意事项。

2. 明确水火共制法的辅料用量以及炮制后成品性状、规格及质量标准。

3. 能结合代表性炮制药物说出蒸法、煮法、燀法的炮制目的。

【实训用品】

1. 实训器材　煤气灶、蒸煮锅、具孔盛药器具、刷子、盛药器具、簸箕、筛、笊篱、电子秤。

2. 材料

（1）药物　何首乌、远志、吴茱萸、苦杏仁。

（2）辅料　黑豆汁、甘草汁。

【实训方法】

（一）准备

1. 用具的清洗及药材的分档　检查实验用器具是否洁净，必要时进行清洗。将待炮制品出去杂质，筛去灰屑，将药材分档，备用。

2. 黑豆汁的制备　取黑豆，加水适量，煮约 4 小时，熬汁约黑豆投料量的 1.5 倍，豆渣再加水煮约 3 小时，熬汁约黑豆投料量的 1 倍，合并得黑豆汁约黑豆投料量的 2.5 倍。

3. 甘草汁的制备　取净甘草片，加适量清水煎煮两次，第一次约 30 分钟，第二次约 20 分钟，滤过，合并两次煎液，浓缩至甘草量的 10 倍，即得。

（二）操作

1. 蒸法

何首乌　将净制后的何首乌置适宜容器中称重，根据称量重量加入计算量黑豆汁，拌匀，密闭静置闷润，将其润透（黑豆汁被吸尽）。将拌润的何首乌置蒸制容器内，密闭，检查锅盖是否盖紧。启动加热开关进行蒸制。待何首乌蒸至内外均呈棕褐色时，关闭加热开关，打开排污阀，排尽残夜，打开锅盖，静置放凉时出料。取出蒸制好的何首乌，及时干燥并筛去药屑。每 100kg 净何首乌片（块），用黑豆 10kg。成品性状：不规则皱缩的块片，表面黑褐色或棕褐色，凹凸不平，气微，味微甘而苦涩，质坚硬。

2. 煮法

（1）远志　将净远志加入适量甘草汁液中，武火加热至沸腾，改用文火煮制，适当搅拌。当煮至汁液被吸尽时，出锅。晒干、晾干或在 60～80℃ 下烘干，筛去药屑。每 100kg 净远志段，用甘草 6kg。成品性状：圆柱形的段，色泽加深，表面黄棕色。气微，味略甜，嚼之无刺喉感，质硬而脆易折断。

（2）吴茱萸　取净吴茱萸，加入适量甘草汁闷润，待甘草汁吸尽后，用文火炒至微干，取出，筛去药屑。每 100kg 净吴茱萸，用甘草 6kg。成品性状：呈球形或略呈五角状扁球形，顶端有五角星状的裂隙，表面棕褐色至暗褐色，气味稍淡，质硬而脆。

3. 焯法

苦杏仁　取净苦杏仁置 10 倍量沸水中略煮，加热约 5 分钟，至种皮微鼓起，捞出，于凉水中稍浸，取出，搓开种皮与种仁，干燥。筛去种皮。晾干或在 60℃ 以下烘干，筛去药屑。成品性状：形如苦杏仁，无种皮。表面乳白色或黄白色，有特异的香气，味苦、富油性。

【注意事项】

1. 密闭闷润期间，每隔约 1 小时搅拌一次，以保证药材对辅料吸收更均匀。

2. "圆汽"后开始计算时间，并注意不断加入开水，以防止水蒸干。

3. 蒸制完毕后，剩余的液体辅料，应在药物晾至 4~6 成干后拌入。

4. 远志、吴茱萸煮法操作注意药透汁尽，以免有损药效。

5. 焯法操作时间不宜过久，以免损失药效。

【思考题】

1. 为什么何首乌经炮制后缓和了泻下的副作用？

2. 甘草汁煮远志操作中要求药透汁尽，为什么在附子的煮法加工中却要求药透汁不尽，请对比分析。

3. 请分析苦杏仁进行焯制的目的及操作要点。

【技能测试】

测试任务：酒黄精（黄精用量 100g）。

炮制方法：取净黄精，置适宜的容器内，用定量黄酒拌匀，密闭，隔水加热，炖或蒸至酒被吸尽、内外均呈黑色、口尝无麻味时，取出。稍晾，切厚片，干燥。筛去碎屑。

配分及评分标准

序号	考核内容	考核要点	配分	评分标准	扣分	得分
1	准备	器具洁净齐全、摆放合理	5	①器具要洁净，炒前未清洁蒸煮锅者，扣 1 分；②器具要一次准备齐全，操作过程中，每再准备一种器具，扣 0.5 分；③器具摆放不合理或摆放杂乱者扣 1 分		
2	称量	正确使用天平，准确称量黄精 100g	3	①称量前不归零者，扣 1 分；②操作完毕后不关机者，扣 0.5 分；③称量的质量不准确，扣 1 分		
		量取 20g 黄酒	2	量取错误扣 2 分		
3	闷润	将黄精放入适宜蒸制容器内（如具盖蒸碗），加入黄酒拌匀，密闭闷润	5	未拌匀扣 5 分		
4	蒸制	将密闭蒸制容器放入蒸锅内，蒸锅提前加入足量水，用武火加热至圆汽	2	①不密闭，或违反操作规程造成事故者，不得分；②未加入足量水，扣 1 分；③未使用武火加热者，扣 1 分；扣完为止		
		圆汽后改为文火，并开始计时，并注意观察蒸锅	8	①圆汽后未及时改为文火者，扣 3 分；②未注意观察蒸锅，导致干锅者，扣 5 分		
		蒸至黄精中黄酒被吸尽、内外均呈黑色、口尝无麻味，操作规范	5	①操作严重失误者，不得分；②黄精出现上水者，扣 3 分		
5	出锅	出锅及时；炮制品存放得当	5	①操作严重失误者，不得分；②未先熄火就出锅者，扣 1 分；③黄酒未被吸尽者，扣 3 分；④出锅后，未及时切厚片者，扣 3 分；⑤未及时对药材干燥者，扣 2 分；扣完为止		

续表

序号	考核内容	考核要点	配分	评分标准	扣分	得分
6	清场	按规程清洁器具，清理现场；饮片和器具归类放置	5	①器具未清洁者扣1分，清洁不彻底者扣0.5分；②器具未放回原始位置或摆放杂乱者，扣1分；③操作台面不整洁者，扣1分；④未关闭煤气罐阀门者，扣1分；⑤药屑未倒入垃圾桶者，扣1分		
7	炮制程度	不规则厚片、棕褐色至黑色，有光泽、味甜，略有酒气、质柔软	60	适中率95%以上，60分；适中率80%～95%，50分；适中率70%～80%，40分；适中率60%～70%，30分；适中率50%以下，不超过20分		
	合计		100			

答案解析

目标检测

一、A 型题（请从 ABCDE 五个备选答案中选出一个最佳答案）

1. 为增强补脾、润肺、益肾功能，并除去麻味，宜选用蒸法炮制的中药是（　　）

 A. 黄精   B. 人参   C. 天麻   D. 黄芩   E. 何首乌

2. 燀白扁豆的炮制作用是（　　）

 A. 除去非药用部位   B. 改变药物性能   C. 分离不同药用部位

 D. 改变药物作用趋向   E. 缓和药物性能

3. 燀法炮制苦杏仁可防止苦杏仁苷发生（　　）

 A. 加成反应   B. 消除反应   C. 甲基化反应不中

 D. 乙酰化反应   E. 酶水解反应

4. 水火共制时，宜用燀法进行炮制的中药是（　　）

 A. 白附子   B. 槐花   C. 苦杏仁   D. 苍耳子   E. 天南星

5. 何首乌蒸制后，致泻作用减弱的原理是（　　）

 A. 卵磷酸含量降低   B. 总氨基酸含量降低   C. 结合型蒽醌含量降低

 D. 游离生物碱含量降低   E. 二苯乙烯苷含量降低

6. 因保存或炮制不当，有效成分水解、氧化，变为绿色的药材是（　　）

 A. 黄芩   B. 黄连   C. 姜黄   D. 黄柏   E. 黄芪

7. 酒蒸后既可以消除刺激性，又能增强补脾润肺益肾作用的饮片是（　　）

 A. 地黄   B. 女贞子   C. 黄精   D. 五味子   E. 肉苁蓉

二、B 型题（请从 ABCDE 五个备选答案中选出一个最佳答案）

 A. 生地黄   B. 阿胶珠   C. 熟地黄   D. 制何首乌   E. 酒黄精

1. 临床医生治疗肺虚燥咳、脾胃虚弱、肾虚精亏，宜适用的饮片是（　　）

2. 临床医生治疗血虚萎黄、肝胃阴虚、腰膝酸软，宜适用的饮片是（　　）

3. 临床医生治疗热入营血、津伤便秘、阴虚发热，宜适用的饮片是（　　　）

三、C 型题（请根据下列案例所提供的信息，从 ABCDE 五个备选答案中选出一个最佳答案）

某男，60 岁。患类风湿性关节炎 10 年，症见肌肉、关节疼痛，僵硬畸形，屈伸不利，腰膝酸软，畏寒乏力。中医诊为尪痹，证属肝肾不足、风湿痹阻。处以尪痹颗粒，其药物组成为熟地黄、地黄、续断、淫羊藿、骨碎补、狗脊、羊骨、附子（黑顺片）等。

1. 处方中，按照道地药材划分，地黄归属为（　　　）

    A. 广药　　　　　B. 怀药　　　　　C. 云药　　　　　D. 川药　　　　　E. 浙药

2. 处方中，将附子炮制加工为"黑顺片"时，所用的辅料是（　　　）

    A. 草酸　　　　　B. 醋　　　　　　C. 胆巴　　　　　D. 豆腐　　　　　E. 麦麸

3. 附子在炮制过程中，乌头碱发生的主要化学反应是（　　　）

    A. 氧化反应　　　B. 还原反应　　　C. 水解反应　　　D. 加成反应　　　E. 环合反应

4. 处方中红参的产地加工方法为（　　　）

    A. 发酵法　　　　B. 煮法　　　　　C. 蜜炙法　　　　D. 蒸法　　　　　E. 复制法

书网融合……

知识回顾　　　微课1　　　微课2　　　微课3　　　微课4　　　习题

第十章　复制技术

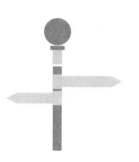
学习引导

生半夏、生南星、生白附子分别为《医疗用毒性药品管理办法》中明令加强管理的毒性中药品种。这些药品具有明显的毒性和刺激性。例如生半夏不仅能刺激声带黏膜发炎水肿而失音，还能刺激消化道黏膜而引起呕吐或腹泻；生南星可导致口腔黏膜糜烂、咽喉干燥、口唇水肿麻木、味觉丧失、声音嘶哑，严重可出现昏迷窒息、呼吸停止等症状。但是在临床上，半夏、天南星的炮制品不仅毒副作用降低，更在燥湿化痰、散结消肿等方面具有很好的疗效。这类毒性中药的炮制方法一般多用复制技术。

本章主要介绍复制技术的操作方法、适用药物、注意事项和代表药物的炮制方法、成品性状及炮制作用。

📖 学习目标

1. **掌握**　复制法的注意事项和炮制目的。
2. **熟悉**　半夏、天南星、白附子等药物的炮制方法、成品性状和炮制作用。
3. **了解**　半夏、天南星、白附子等药物的炮制原理。

将净选后的药物加入一种或数种辅料，按规定操作程序反复炮制的操作方法，称为复制技术。一般采用浸、泡、漂、蒸、煮或数法共用反复炮制。

历史悠久的复制技术，应用的范围很广泛。复制技术古今应用有所变化，有些药物从古至今有十几种复制的方法，现在有了地方特点。现代的复制技术多适用于有毒中药的炮制。常用的药物有半夏、天南星、白附子等。药物经炮制后，能降低或消除其毒性，同时还能使药物增强疗效、改变药性、矫味矫臭。

复制技术的主要目的：①降低或消除药物的毒副作用。如半夏、天南星、白附子等药物加入白矾、甘草、生石灰、生姜等辅料进行炮制后毒性降低。②改变药性。如天南星再加入胆汁进行炮制后，其药性由温改为凉，其作用也相应发生了变化。③增强疗效。如白附子经白矾和生姜炮制后，增强了祛风痰的作用；天南星经白矾和生姜炮制后，燥湿化痰作用增强。④矫臭矫味。如紫河车，用酒制后除去了腥臭气味，便于服用。

复制技术辅料种类多，操作复杂，炮制时间长，一般视具体药物而定，辅料的选择也因药物的不同而有所变化。

复制技术注意事项如下。

（1）选择适宜的炮制场所。有毒类中药在炮制过程中应注意器具的回收，防止污染；易腐败变质的药材在炮制过程中应注意防腐败问题。

（2）药物要达到净制要求，且实现大小分档，方便炮制。

（3）复制过程中注意各种辅料的用量及加入顺序，对应药材选择适宜的辅料。

（4）有毒类中药在操作过程中要掌握关键技术参数、成品质量标准，方便对所炮制药材进行质量评价。

即学即练 10 - 1

复制技术的主要目的有哪些？在操作过程中注意事项有哪些？

答案解析

半　夏

半夏始载于《神农本草经》，其炮制首见于《黄帝内经》。《中国药典》（2020 年版）载有生半夏、清半夏、姜半夏和法半夏四种炮制品。

【处方用名】 生半夏、清半夏、姜半夏、法半夏。

【来源】 本品为天南星科植物半夏 *Pinellia ternata* （Thunb.）Breit. 的干燥块茎。夏、秋二季采挖，洗净，除去外皮和须根，晒干。

【炮制方法】

1. 生半夏　取原药材，除去杂质，洗净，干燥。用时捣碎。

2. 清半夏　取净半夏，大小分开，用 8% 白矾溶液浸泡至内无干心，口尝微有麻舌感时，取出，洗净，切厚片，干燥。

每 100kg 净半夏，煮法用白矾 12.5kg，浸泡法用白矾 20kg。

3. 姜半夏　取净半夏，大小分开，用水浸泡至内无干心时，取出。另取生姜切片煎汤，加白矾与半夏共煮透，取出。晾干或晾至半干，干燥；或切薄片，干燥。

每 100kg 净半夏，用生姜 25kg，白矾 12.5kg。

4. 法半夏　取净半夏，大小分开，用水浸泡至内无干心，取出。另取甘草适量，加水煎煮二次，合并煎液，倒入用适量水制成的石灰液中，搅匀，加入上述已浸透的半夏，浸泡，每日搅拌 1～2 次，并保持浸液 pH 12 以上，至剖面黄色均匀、口尝微有麻舌感时，取出，洗净，阴干或烘干。

每 100kg 净半夏，用甘草 15kg，生石灰 10kg。

【成品性状】

规格	形状	颜色	气味	质地
生半夏	类球形，有的稍偏斜顶端有凹陷的茎痕，周围密布麻点状根痕；下面钝圆，较光滑	表面白色或浅黄色	气微，味辛辣、麻舌而刺喉	质坚实，断面洁白色，富粉性
清半夏	呈椭圆形、类圆形或不规则的片	切面淡灰色至灰白色或黄白色至黄棕色	气微，味微涩、微有麻舌感	质脆，易折断，断面略呈粉性或角质样
姜半夏	呈片状、不规则颗粒状或类球形	表面棕色至棕褐色，断面淡黄棕色，常具角质样光泽	气微香，味淡、微有麻舌感，嚼之略黏牙	质硬脆
法半夏	呈类球形或破碎成不规则颗粒状	表面淡黄白色、黄色或棕黄色，断面黄色或淡黄色	气微，味淡略甘、微有麻舌感	质较松脆或硬脆，颗粒者质稍硬脆

【炮制作用】

1. **生半夏** 味辛，性温；有毒。归脾、胃、肺经。具有燥湿化痰，降逆止呕，消痞散结的作用。用于湿痰寒痰，咳嗽痰多，痰饮眩悸，风痰眩晕，痰厥头痛，呕吐反胃，胸脘痞闷，梅核气；外治痈肿痰核。生半夏有毒，能戟人咽喉，使人呕吐，咽喉肿痛，失1音；多外用。

2. **清半夏** 味辛，性温。归脾、胃、肺经。具有燥湿化痰的作用。用于湿痰咳嗽，胃脘痞满，痰涎凝聚，咯吐不出。

3. **姜半夏** 味辛，性温。归脾、胃、肺经。具有温中化痰，降逆止呕的作用。用于痰饮呕吐，胃脘痞满。

4. **法半夏** 味辛，性温。归脾、胃、肺经。具有燥湿化痰的作用，偏于祛寒痰。用于痰多咳喘，痰饮眩悸，风痰眩晕，痰厥头痛。

 知识链接

半夏的现代研究

半夏的各炮制品均能消除其刺激咽喉而导致失音的副作用。姜半夏可以消除生半夏对胃肠黏膜的刺激，保护胃黏膜正常功能，又能拮抗生半夏加速胃肠运动导致的吐泻而起到一种和胃降逆止呕的功效。研究发现，半夏炮制品还具有破坏肿瘤细胞的作用。

【贮藏】 置通风干燥处，防蛀。生品处方注意用量要求。

实例分析

实例 小青龙汤出自《伤寒论》，具有解表散寒、温肺化饮之功效。临床用于外感风寒、寒饮内停咳喘。当治疗痰多咳嗽时小青龙汤的处方为：麻黄、白葱、细辛、甘草、干姜、桂枝、五味子、半夏。

问题 1. 处方中半夏应选哪种炮制品？

2. 半夏有几种炮制品？所需炮制辅料分别为什么？

答案解析

天南星

天南星始载于《神农本草经》，其炮制首见于唐代《仙授理伤续断秘方》。《中国药典》（2020年版）载有天南星、制天南星和胆南星三种炮制品。

【处方用名】 天南星、制天南星、胆南星。

【来源】 本品为天南星科植物天南星 *Arisaema erubescens*（Wall.）Schott、异叶天南星 *Arisaema heterophyllum* Bl. 或东北天南星 *Arisaema amurense* Maxim. 的干燥块茎。秋、冬二季茎叶枯萎时采挖，除去须根及外皮，干燥。

【炮制方法】

1. **生天南星** 取原药材，除去杂质，洗净，干燥。

2. **制天南星** 取净天南星，按大小分别用水浸泡，每日换水2~3次，如起白沫时，换水后加白矾（每100kg天南星，加白矾2kg），泡一天后，再进行换水，至切开口尝微有麻舌感时取出。将白矾、生姜片置锅内加适量水煮沸后，倒入天南星共煮，至无干心时取出。除去姜片，晾至4~6成干，切薄片，干燥。

每100kg 天南星，用生姜、白矾各 12.5kg。

3. **胆南星** 取制天南星细粉，100kg 天南星加入牛、羊或猪胆汁约 400kg（或胆膏粉 400kg 及适量饮用水），拌匀，蒸 60 分钟至透，取出，晾凉，制成小块或搓成小丸，干燥。或取生南星细粉，加入相同量的牛、羊或猪胆汁（或胆膏粉及适量饮用水），拌匀，放温暖处，发酵 5~7 天后，再连续蒸或隔水炖 9 昼夜，每隔 2 小时搅拌一次，除去腥臭气，至呈黑色浸膏状，口尝无麻味为度，取出，晾干。再蒸软，趁热制成小块或搓成小丸，干燥。

【成品性状】

规格	形状	颜色	气味	质地
生天南星	呈扁球，形较光滑，顶端有凹陷的茎痕，周围有麻点状根痕	表面类白色或淡棕色，断面白色	气微辛，味麻辣	质坚硬，不易破碎，断面不平坦，粉性
制天南星	呈类圆形或不规则形的薄片	黄色或淡棕色	气微，味涩，微麻	质脆易碎，断面角质状
胆南星	方块状或圆柱状	棕黄色、灰棕色或棕黑色	气微腥，味苦	质硬

【炮制作用】

1. **天南星** 味苦、辛，性温；有毒。归肺、肝、脾经。具有散结消肿的作用。生品辛温燥烈，多用于痈肿，蛇虫咬伤，外用生品适量，研末以醋或酒调敷患处。也有内服者（严格掌握入药剂量，入煎剂），以祛风止痉为主。

2. **制南星** 味苦、辛，性温；有毒。归肺、肝、脾经。用生姜、白矾炮制后毒性降低，燥湿化痰作用增强，此外还有祛风止痉、散结消肿的作用。多用于顽痰咳嗽，风痰眩晕，中风痰壅，口眼歪斜，半身不遂，癫痫，惊风，破伤风；外用治痈肿，蛇虫咬伤。

3. **胆南星** 味苦、微辛，性凉。归肺、肝、脾经。经胆汁制后毒性降低，燥烈之性缓和，药性由温转凉，味由辛转苦，功效由温化寒痰转为清热化痰，此外还有息风定惊的作用。用于痰热咳喘，咯痰黄稠，中风痰迷，癫狂惊痫。

【贮藏】 置通风干燥处，防霉，防蛀。生品处方注意用量要求。

白附子

白附子始载于《名医别录》，其炮制首见于宋代《太平圣惠方》。《中国药典》（2020 年版）载有生白附子和制白附子两种炮制品。

【处方用名】 生白附子、禹白附、制白附子。

【来源】 本品为天南星科植物独角莲 *Typhonium giganteum* Engl. 的干燥块茎。秋季采挖，除去须根和外皮，晒干。

【炮制方法】

1. **生白附子** 取原药材，除去杂质、洗净，干燥。

2. **制白附子** 取净白附子，分开大小个，浸泡，每日换水 2~3 次，数日后如起黏沫，换水后加白矾（每100kg 白附子，用白矾 2kg），泡一天后再进行换水，至口尝微有麻舌感为度，取出。将生姜片、白矾粉置锅内加适量水，煮沸后，倒入白附子共煮至无白心，捞出，除去生姜片，晾至六七成干，切厚片，干燥。

每 100kg 白附子，用生姜、白矾各 12.5kg。

【成品性状】

规格	形状	颜色	气味	质地
生白附子	椭圆形或卵圆形，表面略粗糙，有环纹及须根痕，顶端有茎痕或芽痕	表面白色至黄白色，断面白色	气微，味淡、麻辣刺舌	质坚硬，粉性
制白附子	类圆形或椭圆形厚片	外表皮淡棕色，切面黄色	味淡，微有麻舌感	角质

【炮制作用】

1. 生白附子　味辛，性温；有毒。归胃、肝经。具有祛风痰，定惊搐，解毒散结，止痛的功效。用于中风痰壅，口眼歪斜，语言謇涩，惊风癫痫，破伤风，痰厥头痛，偏正头痛等；多外治瘰疬痰核，毒蛇咬伤。

2. 制白附子　炮制后可降低毒性，消除麻辣味，增强祛风痰作用。多用于偏头痛，痰湿头痛，咳嗽痰多。

【贮藏】 置通风干燥处，防蛀。生品处方注意用量要求。

答案解析

目标检测

一、A 型题（请从 ABCDE 五个备选答案中选出一个最佳答案）

1. 性热有毒，因酒浸毒性增强，需要进行复制技术操作降低毒性的药物是（　　　）

　　A. 川乌　　　　　B. 路路通　　　　C. 豨莶草　　　　D. 香加皮　　　　E. 臭梧桐

2. 某女，40 岁，按甘草附子汤的组方取药，药师嘱其所用制附子应先煎，药共煎。制附子先煎的目的是（　　　）

　　A. 长时间煎煮可提高乌头碱的溶出量

　　B. 制附子中的化学成分水溶性差，需要长时间溶解

　　C. 长时间煎煮促使制附子中生物碱与有机酸成盐，有利于溶出

　　D. 长时间煎煮促使制附子中苯甲酸与生物碱结合成酯，有利于溶出

　　E. 制附子中的二萜双酯型生物碱有很强的毒性，长时间煎煮可降低毒性

3. 小青龙汤治疗痰多咳喘处方为麻黄、白葱、细辛、干姜、甘草、桂枝、半夏、五味子，方中半夏应选用的炮制品是（　　　）

　　A. 生半夏　　　　B. 清半夏　　　　C. 姜半夏　　　　D. 法半夏　　　　E. 半夏曲

4. 可降低天南星毒性的常用炮制方法是（　　　）

　　A. 炒法　　　　　B. 炙法　　　　　C. 提净法　　　　D. 煅法　　　　　E. 复制法

5. 下列哪项不是天南星的适应证（　　　）

　　A. 寒痰　　　　　B. 湿痰　　　　　C. 燥痰　　　　　D. 顽痰　　　　　E. 风痰

二、C 型题（请根据案例所提供的信息，从 ABCDE 五个备选答案中选出一个最佳答案）

1. 某男，60 岁。患慢性支气管炎近 10 年。近日因感风寒导致病情加重，症见恶寒发热，无汗，咳喘痰稀。医师诊断为咳喘，证属风寒水饮，处以功能解表化饮，止咳平喘的小青龙胶囊。该胶囊的处方组成有麻黄、桂枝、干姜、细辛、五味子、白芍、法半夏、炙甘草。药后诸症缓解。方中法半夏偏

于寒痰，常用的炮制辅料是（　　　）

A. 生姜与白矾　　　　　　　　B. 甘草与白矾　　　　　　　　C. 甘草与生石灰

D. 甘草与生姜　　　　　　　　E. 白矾与生石灰

2. 某药厂生产的藿香祛暑胶囊具有祛暑化湿，解表和中功效。其药物组成为广藿香、香薷、白芷、紫苏叶、苍术、丁香、陈皮、大腹皮、法半夏、茯苓、生姜、甘草，辅料为甘油、植物油、明胶、蜂蜡、食用色素。方中法半夏制备时，应选用的辅料比例为（　　　）

A. 半夏、生姜与白矾（100:25:12.5）　　　　B. 半夏、甘草与生石灰（100:15:10）

C. 半夏、甘草与生石灰（100:10:15）　　　　D. 半夏、生姜与白矾（100:20:12.5）

E. 半夏、白矾（100:20）

三、X 型题（请从 ABCDE 五个备选答案中选出两个或两个以上正确答案）

1. 湿痰、寒痰咳嗽常用二陈汤治疗，方中"二陈"指的是（　　　）

A. 橘皮　　　　　B. 半夏　　　　　C. 生姜　　　　　D. 茯苓　　　　　E. 甘草

2. 半夏、天南星共同具有的功效是（　　　）

A. 燥湿化痰　　　　B. 消痞散结　　　　C. 祛风止痉　　　　D. 降逆止呕　　　　E. 散结消肿

书网融合……

知识回顾　　　　习题

第十一章　发酵发芽技术

学习引导

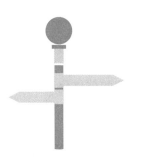

在日常生活中，我们会接触到很多经发酵发芽的食物，如经发酵制得的豆腐乳、酒、醋等；经发芽制得的黄豆芽、绿豆芽等。发酵发芽技术不仅用于食品加工，在中药炮制中也发挥了重要的作用，如六神曲、麦芽等。这些药物是如何制成的？其功效与原料相比会有哪些改变呢？

本章主要介绍发酵发芽技术的操作方法、适用药物、注意事项和代表药物的炮制方法、成品性状及炮制作用。

学习目标

1. **掌握**　发酵发芽技术的含义、适用范围、操作方法、注意事项和炮制目的。
2. **熟悉**　六神曲、半夏曲、麦芽、谷芽等药物的炮制方法、成品性状和炮制作用。
3. **了解**　淡豆豉、大豆黄卷等药物的炮制方法、成品性状和炮制作用。

发酵与发芽技术为借助于酶或微生物的作用，使药物通过发酵与发芽的过程，改变其原有性能，增强功效或产生新的功效，扩大用药品种，以适应临床用药需要的炮制方法。这两类方法都必须具有一定环境条件的要求，如温度、湿度、空气、水分等。

发酵发芽技术的操作流程如下。

第一种：发酵技术。

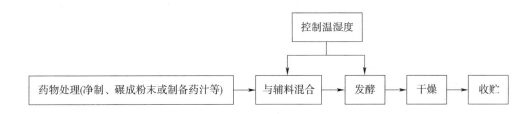

第二种：发芽技术。

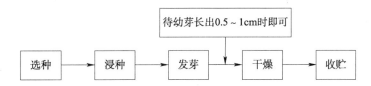

📱 知识链接

发酵技术的发展

发酵技术是生物技术中最早发展和应用的食品加工技术之一。许多传统的发酵食品，如酒、豆豉、甜酱、豆瓣酱、酸乳、面包、火腿、腌菜、腐乳以及干酪等。

随着分子生物学和细胞生物学的快速发展，现代发酵技术应运而生。传统发酵技术与 DNA 重组技术、细胞（动物细胞和植物细胞）融合技术结合，已成为现代发酵技术及工程的主要特征。

第一节 发酵技术

将净选、切制或粉碎后的药物，在一定的温度和湿度条件下，经过霉菌和酶的催化分解作用，使药物发泡、生衣的技术，称发酵技术。

一、发酵的目的

（1）改变原有的药物性能，产生新的治疗作用，扩大用药品种。如六神曲、淡豆豉等。

（2）增强疗效。如半夏曲等。

二、注意事项

（1）发酵前应对原料进行杀菌、杀虫处理，以免杂菌影响发酵质量。

（2）发酵过程必须一次完成，不得中断或中途停顿。

（3）发酵必须在适宜的温度和湿度条件下进行。一般发酵的最佳温度为 30 ~ 37℃。温度过高，则菌种老化，甚至死亡，不能发酵；温度过低，菌种繁殖慢，不利于发酵。空气的相对湿度以 70% ~ 80% 为宜。若湿度太大，则药料发黏，且易生虫霉烂，造成药物发暗；过分干燥，则药料易散不能成型，不易发酵。一般以"握之成团，掷之即散"为宜。

（4）发酵过程中，前期要注意保温，后期应适当通风，使发酵有适宜的温度和充足的氧气。

（5）药料 pH 以 4.0 ~ 7.6 为宜，在有充足的氧气或二氧化碳条件下进行。

六神曲

六神曲始载于《药性论》。《中国药典》（2020 年版）四部收载有六神曲和炒六神曲两种炮制品。现常用的主要是六神曲、炒六神曲、焦六神曲三种炮制品。

【处方用名】六神曲、神曲、六曲、陈曲、炒神曲、焦神曲、麸炒神曲。

【来源】本品为辣蓼、青蒿、苦杏仁等药物加入面粉混合后，经发酵而成的曲剂。

【炮制方法】

1. 六神曲

（1）药料处理 取面粉 100kg，苦杏仁、赤小豆各 4kg，鲜青蒿、鲜苍耳草、鲜辣蓼各 7kg。将苦杏仁和赤小豆碾成粉末（或将苦杏仁碾成泥状，赤小豆煮烂），与面粉混匀，再将鲜青蒿、鲜苍耳草、鲜辣蓼等药料用适量水煎汤（占原料量的 25% ~ 30%）。

（2）拌料 将汤液陆续加入面粉中，揉搓成粗颗粒状，以手握成团、掷之即散为度。

（3）成型　置于木制模型中压成扁平方块（33cm×20cm×66cm）。

（4）发酵　用粗纸（或鲜苘麻叶）将料块包严，放置于木箱或席篓内，每块间要留有空隙，按品字形堆放，上面用鲜青蒿或厚棉被等物覆盖保温。一般室温在30~37℃，经4~6天即可发酵，待表面全部生出黄白色霉衣时，取出。

（5）切制　除去粗纸或苘麻叶，切成小方块。

（6）干燥　晾干或烘干。

2. 炒神曲　取100kg净神曲，用麦麸10kg。将麦麸均匀撒入温度适宜的热锅内，用中火加热，待起烟时，投入净神曲块，炒至深黄色时，取出，筛去焦麦麸，放凉。或用清炒法，文火炒至深黄色时，取出，放凉。

3. 焦神曲　取净神曲块，置于预热好的锅内，用文火炒至表面焦黄色、有焦香气逸出时，取出，放凉。

【成品性状】

规格	形状	颜色	气味	质地
六神曲	立方形小块，粗糙	表面灰黄色	微有香气	质脆易断
炒神曲	方形小块，部分破碎	表面深黄色，偶有焦斑	有香气	质坚脆
焦神曲	方形小块，部分破碎	表面焦黄色，内部微黄色	有焦香气	质坚脆

【炮制作用】

1. 六神曲　味甘、辛，性温。归脾、胃经。具有消食健胃的作用。生用具有健脾开胃之功，并有发散作用，常用于感冒食滞。

2. 炒神曲　具香气，长于醒脾和胃。用于食积不化，脘腹胀满，不思饮食，肠鸣泄泻。

3. 焦神曲　长于消食化积。用于食积泄泻。

即学即练 11 - 1

焦神曲的主要作用是什么？操作方法及注意事项有哪些？

答案解析

【贮藏】置于通风干燥处，防潮，防蛀。

半夏曲

半夏曲之名出自《韩氏医通》。于宋代开始使用，《小儿药证直诀》载有制备方法。《中国药典》（2020年版）四部载有半夏曲。

【处方用名】半夏曲、炒半夏曲。

【来源】本品为法半夏、赤小豆、苦杏仁和鲜青蒿、鲜辣蓼、鲜苍耳草与面粉经加工发酵而成的曲剂。

【炮制方法】

1. 半夏曲　法半夏100kg，面粉400kg，赤小豆、苦杏仁、鲜青蒿、鲜辣蓼、鲜苍耳草各30kg。取法半夏、赤小豆、苦杏仁共碾细粉，与面粉混合均匀，加入鲜青蒿、鲜辣蓼、鲜苍耳草之煎液，搅拌均匀，揉搓成粗颗粒状，以手握成团、掷之即散为度，置于木制模型中压成扁平方块，再用粗纸（或鲜苘麻叶）包严，放置于木箱或席篓内，每块间要留有空隙，按品字形堆放，上面用鲜青蒿或厚棉被等物覆盖保温。一般室温在 30～37℃，经 4～6 天即能发酵，待表面全部生出黄白色霉衣时，取出，除去粗纸或苘麻叶，切成小方块，干燥。

2. 炒半夏曲 将麦麸均匀撒入温度适宜的热锅内，用中火加热，待起烟时，投入净半夏曲块，迅速拌炒至表面呈深黄色时，取出，筛去麸皮，放凉。

每 100kg 半夏曲，用麦麸 10kg。

【成品性状】

规格	形状	颜色	气味	质地
半夏曲	小立方块，有细蜂窝眼	表面淡黄色	有香气，味甘微辛	质疏松
麸炒半夏曲	小立方块，有细蜂窝眼	表面深黄色	具焦香气	质疏松

【炮制作用】

1. 半夏曲 味甘、微辛，性温。归脾、胃经。具有化痰止咳，消食积的功能。用于咳嗽痰多，胸脘痞满，饮食不消，苔腻呕恶。

2. 炒半夏曲 经麸炒后，产生焦香气，增强健胃消食的作用。

【贮藏】 置于通风干燥处。防蛀。

淡豆豉

淡豆豉始载于《伤寒论》。《中国药典》（2020 年版）载有淡豆豉一种炮制品。

【处方用名】豆豉、淡豆豉。

【来源】 本品为豆科植物大豆 *Glycine max*（L.）Merr. 的干燥成熟种子（黑豆）的发酵加工品。

【炮制方法】取桑叶、青蒿加水煎煮，滤过，将煎汁拌入净大豆中，待汤液被吸尽后，蒸透，取出，稍凉，再置于容器内，用煎过汁的桑叶、青蒿渣覆盖，在温度 25～28℃、相对湿度 80% 的条件下闷使发酵，至长满黄衣时取出，除去药渣，洗净，置于容器内，保持温度 50～60℃，闷 15～20 天，至充分发酵，有香气逸出时取出，略蒸，干燥。

每 100kg 净黑大豆，用桑叶、青蒿各 7～10kg。

【成品性状】

规格	形状	颜色	气味	质地
淡豆豉	呈椭圆形粒状，略扁，皱缩不平	外表黑色，断面棕黑色	气香，味微甘	质稍柔软或脆

【炮制作用】 淡豆豉味苦、辛，性凉。归肺、胃经。具有解表，除烦，宣发郁热的功能。用于感冒，寒热头痛，烦躁胸闷，虚烦不眠。

【贮藏】 置于阴凉干燥处。防蛀。

第二节 发芽技术

将净选后的新鲜成熟果实或种子，在一定的温度或湿度条件下，使其萌发幼芽的技术，称为发芽技术。

一、发芽的目的

通过发芽，种子或果实中含有的淀粉分解为糊精、葡萄糖及果糖，蛋白质分解成氨基酸，脂肪分解成甘油和脂肪酸，并产生多种消化酶、维生素等成分。由于这些变化可产生新的生理活性，使药物具有新的功效，扩大用药品种。

二、注意事项

（1）应选新鲜、成熟、饱满的果实和种子，在发芽前应检测其发芽率，应在85%以上。

（2）种子浸泡的时间应依气候和环境而定，一般夏季4小时，春秋两季宜浸4~6小时，冬季8小时。

（3）发芽的温度一般以18~25℃为宜。发芽过程中，要勤检查和淋水，以保持所需温度和湿度，防止发热霉烂。

（4）选择氧气充足、通风良好的场地或容器进行发芽。

（5）发芽时先长须根而后生芽，不能把须根误认为是芽。以芽长0.5~1cm为宜，发芽过长则影响药效。

麦 芽

麦芽始载于《名医别录》，其炮制首见于晋代的《肘后备急方》。《中国药典》（2020年版）载有麦芽、炒麦芽和焦麦芽三种炮制品。

【处方用名】麦芽、大麦芽、炒麦芽、焦麦芽。

【来源】本品为禾本科植物大麦 *Hordeum vulgare* L. 的成熟果实经发芽干燥的炮制加工品。将麦粒用水浸泡后，保持适宜温、湿度，待幼芽长至约5mm时，晒干或低温干燥。

【炮制方法】

1. 麦芽 取新鲜成熟饱满的净大麦，用清水浸泡至六七成透，捞出，置于能排水的容器内，上盖湿物，每日淋水2~3次，保持适宜的温、湿度，经5~7天，待幼芽长至约0.5cm时，取出，晒干或低温干燥。

2. 炒麦芽 取净麦芽，置于预热好的锅内，用文火炒至表面棕黄色、鼓起并有香气时，取出，放凉，筛去灰屑。

3. 焦麦芽 取净麦芽，置于预热好的锅内，用中火炒至有爆裂声，表面焦褐色、鼓起并有焦香气时，取出，放凉，筛去灰屑。

【成品性状】

规格	形状	颜色	气味	质地
麦芽	梭形，基部胚根处生出幼芽及数条须根，幼芽长披针状条形	表面淡黄色，断面白色	气微，味微甘	粉性
炒麦芽	梭形，少数幼芽脱落	表面棕黄色，偶见焦斑	有香气，味微苦	质硬
焦麦芽	梭形，大多数幼芽脱落	表面焦褐色，有焦斑	有焦香气，味微苦	质脆

【炮制作用】

1. 麦芽 味甘，性平。归脾、胃经。具有行气消食，健脾开胃，回乳消胀的功能。生麦芽健脾和胃，疏肝行气。用于脾虚食少，乳汁郁积，肝郁胁痛，肝胃气痛。

2. 炒麦芽 行气消食回乳。用于食积不消，妇女断乳。

3. 焦麦芽 消食化滞。用于食积不消，脘腹胀痛。

【贮藏】 置于通风干燥处，防蛀。

谷 芽

谷芽始载于《名医别录》，宋代《圣济总录》有微炒法。《中国药典》（2020年版）载有谷芽、炒谷芽和焦谷芽三种炮制品。

【处方用名】 谷芽、炒谷芽、焦谷芽。

【来源】 本品为禾本科植物粟 *Setaria italica*（L.）Beauv. 的成熟果实经发芽干燥的炮制加工品。将粟谷用水浸泡后，保持适宜的温、湿度，待须根长至约6mm时，晒干或低温干燥。

【炮制方法】

1. 谷芽 取成熟饱满的净粟谷，用清水浸泡至六七成透，捞出，置于能排水的容器内，上盖湿物，每日淋水1~2次，保持湿润，待须根长至约0.6cm时，取出，晒干或低温干燥。

2. 炒谷芽 取净谷芽，置于预热好的锅内，用文火炒至表面深黄色，并有香气逸出时，取出，放凉。

3. 焦谷芽 取净谷芽，置于预热好的锅内，用中火炒至表面焦褐色，并有焦香气逸出时，取出，放凉。

【成品性状】

规格	形状	颜色	气味	质地
谷芽	类圆球形，顶端钝圆，基部略尖，下端有初生的细须根	淡黄色	气微，味微甘	质硬
炒谷芽	类圆球形，少数幼芽脱落	表面深黄色，偶见焦斑	具香气，味微苦	质硬
焦谷芽	类圆球形，大多数幼芽脱落	表面焦褐色，有焦斑	有焦香气，味微苦	质稍脆

【炮制作用】

1. 谷芽 味甘，性温。归脾、胃经。具有消食和中，健脾开胃的作用。用于食积不消，腹胀口臭，脾胃虚弱，不饥食少。

2. 炒谷芽 偏于消食。用于不饥食少。

3. 焦谷芽 善化积滞，用于积滞不消。

【贮藏】 置于通风干燥处，防蛀。

大豆黄卷

大豆黄卷始载于《神农本草经》，其炮制首见于唐代的《备急千金要方》。《中国药典》（2020年版）收载大豆黄卷一种炮制品。

【处方用名】 大豆黄卷、制大豆黄卷、炒大豆黄卷。

【来源】 本品为豆科植物大豆 *Glycine max*（L.）Merr. 的成熟种子经发芽干燥的炮制加工品。

1. 大豆黄卷 取成熟饱满的净大豆，用清水浸泡6~8小时，至表面膨胀，捞出，置于能排水的容器内，上盖湿物，每日淋水2～3次，保持湿润，待芽长至0.5～1cm时，取出，干燥。

2. 制大豆黄卷　取灯心草、淡竹叶置于锅内，加入适量清水煎煮两次（每次30～60分钟），过滤去渣，药汁与净大豆黄卷共置于锅内，用文火加热，煮至药汁被吸尽，取出，干燥。

每100kg净大豆黄卷，用淡竹叶2kg、灯心草1kg。

3. 炒大豆黄卷　取净大豆黄卷，置于预热好的锅内，用文火炒至较原色稍深，取出，放凉。

【成品性状】

规格	形状	颜色	气味	质地
大豆黄卷	肾形，一端有黄色弯曲的胚根	表面黄色或黄棕色	气微，味淡，嚼之有豆腥味	外皮质脆，多破裂或脱落
制大豆黄卷	肾形，少数胚根脱落	颜色较上者深	豆腥气较轻而微清香	质坚韧
炒大豆黄卷	肾形，大多数胚根脱落	颜色加深，偶见焦斑	略有香气	质坚韧

【炮制作用】

1. 大豆黄卷　味甘，性平。归脾、胃、肺经。具有解表祛暑，清热利湿的功能。生大豆黄卷性偏凉，善于通达宣利，长于清利湿热，清解表邪。用于暑湿感冒，湿温初起，发热汗少，胸闷脘痞，肢体酸重，小便不利。

2. 制大豆黄卷　宣发作用减弱，清热利湿作用增强。用于暑湿，湿温。

3. 炒大豆黄卷　清解表邪作用极弱，长于利湿舒筋，兼益脾胃。用于湿痹筋挛疼痛，水肿胀满。

【贮藏】　置于通风干燥处，防蛀。

 实例分析

实例　大山楂丸，为消食剂，具有开胃消食功效。主治食积内停所致的食欲不振，消化不良，脘腹胀闷。该药处方中所含成分如下：山楂、六神曲（麸炒）、炒麦芽。

问题　处方中六神曲和麦芽的炮制品与生品在作用上有何不同？

答案解析

✐ 实践实训

实训八　发酵发芽技术

【实训目的】

1. 掌握发酵、发芽的程度及质量标准、辅料的处理、药物制作方法以及炮制方法。

2. 熟悉发酵、发芽法所必需的条件，以及影响成品质量的因素。

3. 了解发酵、发芽的炮制目的。

【实训用品】

1. 实训器材　电炉、筛子、竹匾、瓷盆、瓷盘、刀、模具等。

2. 材料

（1）药物　苦杏仁、赤小豆、鲜青蒿、鲜辣蓼、鲜苍耳草、大豆、大麦。

（2）辅料　面粉、桑叶、青蒿。

【实训方法】

（一）准备

1. 发酵

（1）六神曲　取面粉40g，麦麸60g，杏仁4g，赤小豆4g，鲜青蒿、鲜苍耳草、鲜辣蓼各7g（干者用1/3）。将杏仁和赤小豆碾成粉末（或将杏仁碾成泥状，赤小豆煮烂），与面粉、麦麸混匀，再将鲜青蒿等用适量水煎汤（占原料量25%～30%），将汤液陆续加入面粉中，揉搓成粗颗粒状备用。

（2）淡豆豉　取黑大豆洗净。另取桑叶、青蒿加水煎煮，滤过，取汁备用。

2. 发芽

（1）麦芽　取新鲜成熟饱满的大麦，净制备用。

（2）大豆黄卷　取成熟饱满的大豆，净制备用。

（二）操作

1. 发酵

（1）六神曲　将药料于木制模型中，压成扁平方块（33cm×20cm×6.6cm），再用粗纸（或鲜苘麻叶）包严，放置木箱或席篓内，每块间要留有空隙，按品字形堆放，上面用鲜青蒿或厚棉被等物覆盖。在温度30～37℃、相对湿度70%～80%条件下，经4～6天即能发酵，待表面全部生出黄白色霉衣时，取出，除去纸或苘麻叶，切成小方块，干燥。

（2）淡豆豉　将煎汁拌入净大豆中，待汤液被吸尽后，蒸透，取出，稍凉，再置于容器内，用煎过汁的桑叶、青蒿渣覆盖，在温度25～28℃、相对湿度80%的条件下，闷使发酵至黄衣上遍时，取出。除出药渣，洗净，置于容器内，保持温度50～60℃，再闷15～20天，至充分发酵、有香气逸出时，取出，略蒸，干燥。

每100kg净黑大豆，用桑叶、青蒿各7～10kg。

2. 发芽

（1）麦芽　取净大麦，用清水浸泡至六七成透，捞出，置于能排水的容器内，上盖湿物，每日淋水2～3次，保持适宜的温、湿度，经5～7天，待幼芽长至约0.5cm时，取出，晒干或低温干燥。

（2）大豆黄卷　取净大豆，用清水浸泡至表面起皱，捞出，置于能排水的容器内，上盖湿物，每日淋水2～3次，保持湿润，待芽长至0.5～1cm时，取出，干燥。 📱图片11

【注意事项】

1. 发酵的注意事项

（1）原料需要进行杀菌等处理后才能进行发酵。

（2）发酵过程不得中断，应一次性完成。

（3）适宜的温度和湿度在发酵的过程中非常重要。

2. 发芽的注意事项

（1）发芽时选用新鲜、成熟、饱满的果实和种子。

（2）检测发芽率应在85%以上。

（3）发芽温度一般在18～25℃之间，要勤检查淋水，保持适当的温度和湿度。

（4）春秋两季浸泡4～6小时，夏季4小时，冬季8小时。

【思考题】

　　1. 发酵的适宜温度和湿度是多少？为什么？

　　2. 发芽的适宜温度和湿度是多少？为什么？

【技能测试】

　　测试任务：六神曲的制作方法。

配分及评分标准

序号	考核内容	考核要点	配分	评分标准	扣分	得分
1	药料处理	称取准确，操作步骤正确	10	①器具要洁净，未清洁器具者，扣2分；②器具要一次准备齐全，操作过程中，每再准备一种器具，扣2分；③器具摆放不合理或摆放杂乱者扣2分。④操作不规范扣4分		
2	拌料	以手握成团、掷之即散为度	10	①操作不规范者，扣2分；②性状不符合要求者，扣3分		
3	成型	置于木制模型中压成扁平方块	10	①操作不规范者，扣2分；②未压成扁平方块扣3分		
4	发酵	动作娴熟，操作规范	10	①操作严重失误者，扣2分；②温度不在合理范围内者，扣2分；③湿度不在合理范围内者，扣2分；④未长出黄白色霉衣者，扣4分		
5	炮制程度	立方形小块，粗糙，表面灰黄色，质脆易断	60	适中率95%以上，60分；适中率80%～95%，50分；适中率70%～80%，40分；适中率60%～70%，30分；适中率50%以下，不超过20分		
合计			100			

目标检测

答案解析

一、A 型题（请从 ABCDE 五个备选答案中选出一个最佳答案）

1. 采用发酵法炮制药物时，适宜的温度和相对湿度是（　　）

　　A. 15～20℃，45%～55%　　　　　　　　　B. 18～25℃，65%～75%

　　C. 30～37℃，70%～80%　　　　　　　　　D. 30～37℃，65%～75%

　　E. 18～25℃，70%～80%

2. 发芽法的炮制目的在于（　　）

　　A. 药性缓和　　　B. 降低毒性　　　C. 扩大用药品种　　D. 增强疗效　　　E. 使药物纯净

3. 炒神曲指的是（　　）

　　A. 麸炒神曲或炒神曲　　　　　B. 麸炒神曲或米炒神曲　　　　　C. 米炒神曲或焦神曲

D. 麸炒神曲或焦神曲　　　　　E. 土炒神曲或炒神曲

书网融合……

　　知识回顾　　　图片　　　习题

PPT

第十二章　其他炮制技术

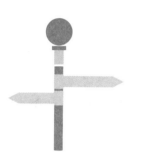

学习引导

有人曾把西瓜霜比作是西瓜与芒硝的一场"奇遇"，那么这场"奇遇"是如何造就了一味家喻户晓的良药呢？雄黄粉中含有少量的砒霜，水飞技术用其无法代替的独到之处，将水化作"绕指柔"，将其毒素进行稀释溶解，使雄黄最终成为药中上品，那么什么是水飞技术呢？下面让我们带着疑问在本章的学习内容中寻找答案吧！

本章主要介绍其他技术（制霜、烘焙、煨制、提净、水飞、干馏）的操作方法、适用药物、注意事项和代表药物的炮制方法、成品性状及炮制作用。

学习目标

1. **掌握**　制霜技术、烘焙技术、煨制技术、提净技术、水飞技术、干馏技术的含义、适用范围、操作方法、注意事项和炮制目的。
2. **熟悉**　各种其他炮制技术代表药物的炮制方法、成品性状、炮制作用。
3. **了解**　新炮制技术的应用知识。

第一节　制霜技术

药物经过去油制成松散粉末，或经渗透析出细小结晶，或用其他方法制成细粉或粉渣的技术称为制霜技术。制霜技术适合于种子类、矿物类、植物类及某些动物角质类药物。根据操作方法不同，制霜技术分为去油制霜技术、渗析（出）制霜技术、升华制霜技术和煎煮制霜技术等。

一、去油制霜技术

将药物种仁碾成泥状，经过适当加热、压榨去油，制成松散粉末的炮制技术，称为去油制霜技术。

去油制霜的目的：①降低毒性，缓和药性。如巴豆有大毒，泻下作用猛烈，制成巴豆霜后可降低毒性，泻下作用缓和，保证了临床用药的安全有效。②降低滑肠副作用。如柏子仁中的柏子仁油，有滑肠通便的作用，不适于体虚便溏患者，制成霜后，油脂减少，降低了滑肠的副作用。

（一）操作方法

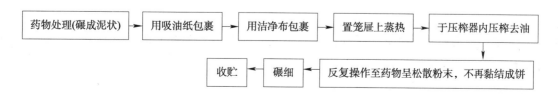

药物处理(碾成泥状) → 用吸油纸包裹 → 用洁净布包裹 → 置笼屉上蒸热 → 于压榨器内压榨去油

反复操作至药物呈松散粉末，不再黏结成饼 → 碾细 → 收贮

（二）注意事项

（1）压榨去油之前，先除去药物中所含的杂质及发霉、虫蛀、泛油的果实或种子，再将药物碾成泥状，进行加热处理，以便油质的渗出。

（2）药物加热时所含油质易于渗出，故去油制霜时多加热或放置热处加热且勿让药物接触而导致无法去油。

（3）压榨去油前，需将蒸锅内加适量水并加热至沸腾，并备好干的洁净布和吸油纸。吸油纸应勤换，以尽快吸去油质，缩短炮制时间。

（4）有毒药物去油制霜时所用的纸或布要及时烧毁，以免误用。

（5）将制好的霜装入无毒聚乙烯塑料袋中，密封袋口。

（三）成品要求

制霜品为松散的粉末状，呈乳白色、白色、灰白色或淡黄色。其中巴豆霜和千金子霜的含油量应控制在 18.0% ~ 20.0% 之间。

柏子仁

柏子仁始载于《神农本草经》，其炮制首见于南北朝《雷公炮炙论》。《中国药典》（2020 年版）载有柏子仁和柏子仁霜两种炮制品。

【处方用名】柏子仁、炒柏子仁、柏子仁霜。

【来源】本品为柏科植物侧柏 *Platycladus orientalis*（L.）Franco 的干燥成熟种仁。秋、冬二季采收成熟种子，晒干，除去种皮，收集种仁。

【炮制方法】

1. 柏子仁　取原药材，除净杂质及残留的种皮。

2. 柏子仁霜　取净柏子仁碾成泥状，用布（量少时可用数层吸油纸）包严，蒸热或烘热后压榨去油，如此反复操作，至药物松散不再黏结成饼时，取出碾细。

3. 炒柏子仁　取净柏子仁，置已预热的炒制器具内，文火炒至油黄色、有香气逸出时，取出，晾凉。

【成品性状】

规格	形状	颜色	气味	质地
柏子仁	长卵形或长椭圆形	黄白色或淡黄棕色	气微香，味淡	质软，富油性
柏子仁霜	均匀、松散的粉末	淡黄色	气微香	均匀、疏松、微显油性
炒柏子仁	长卵形或长椭圆形	油黄色，偶见焦斑	有焦香气	质酥脆，富油性

【炮制作用】

1. 柏子仁　味甘，性平。归心、肾、大肠经。具有养心安神，润肠通便，止汗作用。用于阴血不足，虚烦失眠，心悸怔忡，肠燥便秘，阴虚盗汗。但生品气味不佳，易致恶心或呕吐。

2. 柏子仁霜　制霜后可消除呕吐和滑肠致泻的副作用。适用于心神不宁，失眠健忘而又大便溏泄者。

3. 炒柏子仁　炒后副作用降低，缓和泻下及呕吐的副作用，适用于脾胃虚弱患者。常用于心烦失眠，心悸怔忡，阴虚盗汗。

【贮藏】置阴凉干燥处，防热，防蛀。

巴　豆

巴豆始载于《神农本草经》，炮制首见于汉代《金匮玉函经》。《中国药典》（2020 年版）载有生巴豆和巴豆霜两种炮制品。

【处方用名】生巴豆、巴豆霜。

【来源】本品为大戟科植物巴豆 *Croton tiglium* L. 的干燥成熟果实。秋季果实成熟时采收，堆置 2 ~ 3 天，摊开，干燥。

【炮制方法】

1. 生巴豆　取原药材，除去杂质，浸湿后用稠米汤或稠面汤拌匀，置日光下暴晒或烘裂后，去壳取仁。

2. 巴豆霜

（1）加热去油制霜法　取净巴豆仁碾成泥状，里层用吸油纸包裹，外层用布包严，蒸热，用压榨器压榨去油，如此反复操作数次，使其成松散粉末，不再黏结成饼为度。量少时，可将巴豆仁碾成泥状后，用数层吸油纸包裹，置炉台上，受热后反复压榨，达到上述要求。

（2）淀粉稀释法　取净巴豆仁碾细，照《中国药典》（2020 年版）四部通则中 0713 脂肪与脂肪油测定法，测定巴豆中的脂肪油含量。根据巴豆油含量添加适量淀粉稀释混匀，使脂肪油含量达到 18.0% ~ 20.0%。

【成品性状】

规格	形状	颜色	气味	质地
生巴豆	呈椭圆形，略扁	表面棕色或灰棕色	气微，味辛辣	油质
巴豆霜	均匀、疏松的粉末	淡黄色	气微，味辛辣	疏松

【炮制作用】

1. 生巴豆　味辛，性热；有大毒。归胃、大肠经。生品毒性强烈，外治蚀疮，用于恶疮疥癣，疣痣。

2. 巴豆霜　加热去油制霜后降低毒性，缓和其泻下作用。具有峻下冷积，逐水退肿，豁痰利咽的作用；外用蚀疮。用于寒积便秘，乳食停滞，腹水鼓胀，二便不通，喉风，喉痹；外治痈肿脓不成溃，疥癣恶疮，疣痣。

【贮藏】置阴凉干燥处。生品按医疗用毒性药品管理。

 知识链接

巴豆制霜减毒的机制

巴豆中巴豆油（34% ~ 57%）分解后产生的巴豆油酸及所含的少量树脂，能刺激肠蠕动，引起剧烈腹泻。巴豆中的另一种毒性成分是巴豆毒素（一种蛋白质），对人体红细胞有溶解作用，能使局部细胞变性、坏死。通过加热去油制霜后，巴豆油含量下降，巴豆毒素变性失活，从而达到降低毒性和缓和泻下作用的目的。

千金子

千金子始载于《蜀本草》，其炮制首见于宋代《太平圣惠方》。《中国药典》（2020 年版）载有千金子和千金子霜两种炮制品。

【处方用名】千金子、续随子、千金子霜。

【来源】本品为大戟科植物续随子 *Euphorbia lathyris* L. 的干燥成熟种子。夏、秋二季果实成熟时采收，除去杂质，干燥。

【炮制方法】

1. **千金子** 取原药材，除去杂质，筛去泥沙，洗净，捞出，干燥，用时打碎。

2. **千金子霜** 取净千金子，搓去种皮，碾如泥状，用布包严，蒸热，压榨去油，如此反复操作，至药物成松散粉末，不再黏结成饼为度。少量者，碾碎用吸油纸数层包裹，加热，反复压榨换纸，至纸上不显油痕即可。

【成品性状】

规格	形状	颜色	气味	质地
千金子	椭圆形或倒卵形	灰棕色或灰褐色	气微，味辛	富油质
千金子霜	均匀、疏松的粉末	淡黄色	味辛辣	显油性

【炮制作用】

1. **千金子** 味辛，性温；有毒。归肝、肾、大肠经。具有泻下逐水，破血消癥的作用；外用疗癣蚀疣。生品毒性较大；用于二便不通，水肿，痰饮，积滞胀满，血瘀经闭；外治顽癣，赘疣。

2. **千金子霜** 制霜后泻下作用缓和，并能降低毒性，可内服。功用同千金子。

【贮藏】置阴凉干燥处，防蛀。生品按医疗用毒性药品管理。

瓜蒌子

瓜蒌子始载于《雷公炮炙论》，炮制首见于宋代《证类本草》。《中国药典》（2020 年版）载有瓜蒌子和炒瓜蒌子两种炮制品。

【处方用名】瓜蒌子、瓜蒌仁、炒瓜蒌仁、蜜瓜蒌子、瓜蒌子霜。

【来源】本品为葫芦科植物栝楼 *Trichosanthes kirilowii* Maxim. 或双边栝楼 *Trichosanthes rosthornii* Harms 的干燥成熟种子。秋季采摘成熟果实，剖开，取出种子，洗净，晒干。

【炮制方法】

1. **瓜蒌子** 取原药材，除去杂质及干瘪的种子，洗净，干燥。用时捣碎。

2. **炒瓜蒌子** 取净瓜蒌子，置已预热的炒制器具内，文火加热、炒至鼓起并逸出固有气味时，取出，晾凉。用时捣碎。

3. **蜜瓜蒌子** 取炼蜜用适量开水稀释后，加入捣碎的瓜蒌子，拌匀，闷透，置炒制器具内，文火加热，炒至颜色加深、不黏手为度，取出晾凉。

每 100kg 瓜蒌子，用炼蜜 5kg。

4. **瓜蒌子霜** 取净瓜蒌子去壳取仁，捣烂如泥状，用吸油布或多层吸油纸包裹，烘热或蒸热，压榨去油，如此反复多次，至药物松散、不再黏结成饼为度。

【成品性状】

规格	形状	颜色	气味	质地
瓜蒌子	扁平椭圆形	浅棕色至棕褐色	味淡	富油性
炒瓜蒌子	扁平椭圆形、表面微鼓起	浅褐色至棕褐色	略具焦香气	表面平滑

续表

规格	形状	颜色	气味	质地
蜜瓜蒌子	碎块状	棕黄色	具香气	微显光泽
瓜蒌子霜	松散粉末	黄白色	味淡	微显油性

【炮制作用】

1. **瓜蒌子**　味甘，性寒。归肺、胃、大肠经。具有润肺化痰，滑肠通便的作用。生品寒滑，长于润肺化痰、滑肠通便。用于燥咳痰黏，肠燥便秘。

2. **炒瓜蒌子**　炒后寒滑之性减弱，减轻令人致呕的副作用，且质脆易碎，易于煎出有效成分。长于理肺化痰。用于痰浊咳嗽，肠燥便秘。

3. **蜜瓜蒌子**　蜜炙后寒性缓和，润肺止咳的作用增强。用于肺燥咳嗽。

4. **瓜蒌子霜**　制霜后滑肠作用显著减弱。擅于润肺祛痰。用于肺热咳嗽，咳痰不爽，而大便不实者。

【贮藏】　置阴凉干燥处，防霉，防蛀。

二、渗析制霜技术

渗析制霜技术是药物与物料经过加工析出细小结晶的炮制技术。其目的是制造新药，扩大用药品种，增强疗效。

西瓜霜

西瓜霜的炮制始载于清代《疡医大全》。《中国药典》（2020 年版）载有西瓜霜一种炮制品。

【处方用名】　西瓜霜。

【来源】　本品为葫芦科植物西瓜 *Citrullus lanatus*（Thunb.）Matsumu. et Nakai 的成熟新鲜果实与皮硝经加工制成。

【炮制方法】　取新鲜西瓜，沿蒂头切一厚片作顶盖，挖去部分瓜瓤，将皮硝填入瓜内，盖上顶盖，用竹签插牢，用碗或碟托住，盖好，悬挂于阴凉通风处，待其表面析出白霜时，随时刮下，直到无白霜析出时为度。或将新鲜西瓜切碎，放入不带釉的瓦罐内，一层西瓜一层皮硝，将口封严，悬挂于阴凉通风处，数日后，瓦罐外面析出白色结晶物，随析随收集，至无结晶析出为止。 🅴 微课 12.1

每 100kg 西瓜，用皮硝 15kg。

【成品性状】

规格	形状	颜色	气味	质地
西瓜霜	结晶性粉末	类白色至黄白色	味咸，有清凉感	松散

【炮制作用】　西瓜霜味咸，性寒。归肺、胃、大肠经。具有清热泻火，消肿止痛的作用。西瓜能清热解暑，皮硝能清热泻火，二者合制起协同作用，增强药物清热泻火的功效。多用于咽喉肿痛，喉痹，口疮等。

【贮藏】　密封，置干燥处。

三、升华制霜技术

药物经过高温加工处理，升华成结晶或细粉的炮制技术，称为升华制霜技术。目的是除去杂质，纯净药物。

信 石

信石（原名砒石）始载于《开宝本草》，其炮制首见于南北朝《雷公炮炙论》。《中国药典》（2020年版）未收载该药。

【处方用名】信石、砒石、砒霜。

【来源】本品为天然产含砷矿物砷华、毒砂或雄黄等矿石的加工制成品，主含 As_2O_3。全年均可采挖，采得后，除净杂质。商品有红信石和白信石两种。

【炮制方法】

1. 信石　取原药材，除去杂质，碾细。

2. 砒霜　取净信石，置煅锅中，上盖一口径较小的锅，两锅结合处用盐泥封固，上压一重物，盖锅底上贴一白纸条或放几粒大米，先武火后文火加热，煅至白纸或大米成老黄色，关闭火源，冷后收集盖锅上的结晶。

【成品性状】

规格	形状	颜色	气味	质地
信石	不规则碎块	略透明或不透明，具玻璃样光泽或无光泽	无臭	质脆，易砸碎
砒霜	结晶或粉末	白色	无臭	质脆，易砸碎

【炮制作用】

1. 信石　味酸、辛，性大热；有大毒。归脾、肺、胃、大肠经。具有祛痰，截疟，杀虫，蚀腐的作用。内服用于寒痰，哮喘，疟疾，休息痢；外治痔漏，瘰疬，癣疮等。

2. 砒霜　经制霜后，除去了大量杂质，提高了 As_2O_3 的含量，毒性更大。内服可祛痰截疟平喘，外用可蚀疮祛腐杀虫。用于寒痰哮喘，久疟，久痢，瘰疬，癣疮，溃疡等。

【贮藏】置干燥处。信石和砒霜均按医疗用毒性药品管理。

四、煎煮制霜技术

煎煮制霜技术是药物经过多次长时间煎熬处理后，所剩下的粉渣而另作药用的炮制技术。其目的是缓和药性，综合利用，扩大药源。此法适用于鹿角霜的制备。

鹿角霜

鹿角霜的炮制始载于唐代《备急千金要方》。《中国药典》（2020年版）载有鹿角霜一种炮制品。

【处方用名】鹿角霜。

【来源】本品为鹿角去胶质的角块。春、秋两季生产，将骨化角熬去胶质，取出角块，干燥。

【炮制方法】取熬去胶的鹿角骨块，除去杂质，捣碎或研碎。

【成品性状】

规格	形状	颜色	气味	质地
鹿角霜	呈长圆柱形或不规则的块状	表面灰白色，偶见灰色或灰棕色斑点。断面白色或灰白色，内层灰褐色或灰黄色。	味淡	体轻质酥

【炮制作用】 鹿角霜味咸，涩，性温。归肝、肾经。具有温肾助阳，收敛止血的作用。多用于脾肾阳虚，白带过多，遗尿尿频，崩漏下血，疮疡不敛。

【贮藏】 置干燥处。

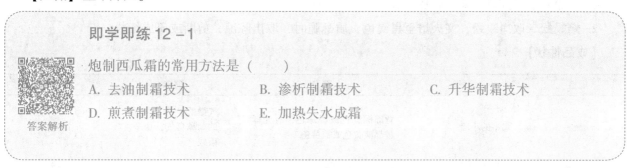

即学即练 12 - 1

炮制西瓜霜的常用方法是（　　　）

A. 去油制霜技术　　　　B. 渗析制霜技术　　　　C. 升华制霜技术

D. 煎煮制霜技术　　　　E. 加热失水成霜

答案解析

第二节　烘焙技术

　　将净选或切制后的药物用文火直接或间接加热，使之充分干燥的炮制技术，称为烘焙技术。该技术适用于某些昆虫类药或其他药物。烘焙技术实际上包括烘和焙两种操作技术。

　　烘是将药物置于近火处或利用烘箱、干燥室等，使药物所含水分徐徐蒸发，从而使药物充分干燥的方法。现代烘制药物多利用烘箱及一些干燥设备进行，避免了烟熏火燎和药物的损耗，能使药物受热均匀，便于控制炮制程度，提高饮片质量。焙则是将净选后的药物置于金属容器内，用文火进行短时间加热，并不断翻动，焙至药物颜色加深，质地酥脆为度。其目的是使药物充分干燥，便于粉碎和贮存。

一、操作方法

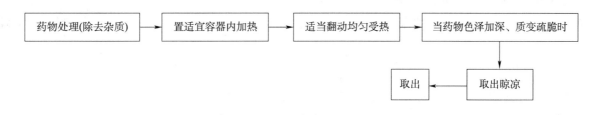

二、注意事项

　　（1）烘制药物时，应先根据药物所含成分设定加热温度，进行预热。

　　（2）焙制药物时宜选用平底锅或其他金属器具，锅预热的温度不可过高，以不烫手为宜，以防加入药物即出现焦化现象。

　　（3）烘焙法不同于炒法，一般用文火，并勤加翻动，防止药物焦化。

　　（4）将烘或焙后的药物装入无毒聚乙烯塑料袋中，密封袋口。

蜈　蚣

　　蜈蚣始载于《神农本草经》，其炮制首见于晋代《肘后本草》。《中国药典》（2020 年版）载有焙蜈蚣一种炮制品。

【处方用名】 蜈蚣、焙蜈蚣。

【来源】本品为蜈蚣科动物少棘巨蜈蚣 *Scolopendra subspinipes mutilans* L. Koch 的干燥体。春、夏两季捕捉，用竹片插入头尾，绷直，干燥。

【炮制方法】

1. 蜈蚣　取原药材，除去竹片，剪段。

2. 焙蜈蚣　取净蜈蚣，文火焙至黑褐色，质酥脆时，取出晾凉，剪断或研成细粉。

【成品性状】

规格	形状	颜色	气味	质地
蜈蚣	扁平的小段	背部棕绿色或墨绿色，有光泽，腹部淡黄色或棕黄色	气微腥，具有特殊的刺鼻臭气，味辛、微咸	质脆
焙蜈蚣	扁平的小段	棕褐色或黑褐色	焦腥气	质脆

【炮制作用】

1. 蜈蚣　味辛，性温；有毒。归肝经。具有息风镇痉，通络止痛，攻毒散结的作用。用于肝风内动，痉挛抽搐，小儿惊风，中风口歪，半身不遂，破伤风，风湿顽痹，偏正头痛，疮疡，瘰疬，蛇虫咬伤。生品气味腥臭，多外用。

2. 焙蜈蚣　焙后降低毒性，矫臭矫味，并使其干燥酥脆，便于粉碎。多入丸散内服或外敷，功用同生品。

【贮藏】置干燥处，防霉，防蛀。

虻　虫

虻虫始载于《神农本草经》，其炮制首见于汉代《金匮玉函经》。《中国药典》（2020 年版）四部收载该药。

【处方用名】虻虫、焙虻虫、米炒虻虫。

【来源】本品为虻科昆虫复带虻 *Tabanus bivittatus* Matsumura 的雌虫干燥全体。夏、秋两季捕捉后，用线穿起，晒干或阴干。

【炮制方法】

1. 虻虫　取原药材，除去杂质，筛去泥屑，去掉足翅。

2. 焙虻虫　取净虻虫，置热锅内，用文火焙至黄褐色或棕黑色，质地酥脆时取出，晾凉。

3. 米炒虻虫　取净虻虫，用文火与米拌炒至米呈深黄色，取出，筛去米，晾凉。

每 100kg 虻虫，用米 20kg。

【成品性状】

规格	形状	颜色	气味	质地
虻虫	椭圆形	头部呈黑棕色，有光泽，背部黑棕色，有光泽，腹部黄褐色	具腥臭气味	体轻质脆
焙虻虫	椭圆形	表面黄褐色或棕黑色	微有腥臭气味	质脆
米炒虻虫	椭圆形	表面深黄色	微有腥臭气味	质脆

【炮制作用】

1. 虻虫　味苦，性微寒；有小毒。归肝经。具有破血逐瘀，散积消癥的作用。生品腥味较强，破血力猛，并有致腹泻的副作用，不宜生用。

2. 焙虻虫、米炒虻虫　焙后或米炒后可降低毒性，减弱其腥臭气味和致泻的副作用，便于粉碎。用于血滞经闭，癥瘕积聚以及跌扑损伤等。

【贮藏】置通风干燥处，防蛀。

即学即练 12 –2

下列药物用烘焙法炮制的是（　　）

答案解析　A. 肉豆蔻　　B. 蜈蚣　　C. 巴豆　　D. 何首乌　　E. 黄精

第三节　煨制技术

取待炮炙品用面皮或湿纸包裹，或用吸油纸均匀地隔层分放，进行加热处理；或将其与麸皮同置炒制容器内，用文火炒至规定程度取出放凉的方法，统称为煨制技术。其目的主要是：除去药物中部分挥发油及刺激性成分，从而降低副作用、缓和药性、增强疗效。除另有规定外，每 100kg 待炮炙品用麸皮 50kg。

　知识链接

煨法与炒法的区别

滑石粉煨、麸煨与滑石粉炒和麸炒不同。主要区别是煨法辅料用量大，受热程度低，一般用文火，受热时间长，翻动频率低，其目的是除去药物中过多的油质，增强固涩止泻作用。麸煨多是将麸皮和药物同置锅内加热，而麸炒则是先将麸皮撒入热锅内，冒烟后随即投入药物拌炒且加热时间短。

肉豆蔻

肉豆蔻始载于《雷公炮炙论》，其炮制首见于南北朝《雷公炮炙论》。《中国药典》（2020 年版）载有肉豆蔻和麸煨肉豆蔻两种炮制品。

【处方用名】肉豆蔻、肉果、玉果、煨肉蔻、煨肉果。

【来源】本品为肉豆蔻科植物肉豆蔻 *Myristica fragrans* Houtt. 的干燥种仁。

【炮制方法】 微课 12.2

1. 肉豆蔻　取原药材，除去杂质，洗净，干燥。

2. 煨肉豆蔻

（1）麸煨肉豆蔻　净肉豆蔻，加入麸皮，麸煨温度 150～160℃，约 15 分钟，至麸皮呈焦黄色、肉豆蔻呈棕褐色、表面有裂隙时，取出，筛去麸皮，放凉。用时捣碎。

每 100kg 净肉豆蔻，用麸皮 40kg。

（2）面裹煨肉豆蔻　取面粉加适量水揉成面团，压成薄片，将净肉豆蔻逐个包裹，或将肉豆蔻表面用水湿润，如水泛丸法包裹面粉 3～4 层，稍晾，倒入已炒热的滑石粉或砂中，文火加热，适当翻动，煨至面皮呈焦黄色并逸出香气时，取出，筛去滑石粉或砂，晾凉，剥去面皮。用时捣碎。

每 100kg 净肉豆蔻，用面粉 50kg，滑石粉 50kg。

（3）滑石粉煨肉豆蔻　将滑石粉置锅内，加热炒至灵活状态，投入肉豆蔻，翻埋至肉豆蔻呈深棕色，并有香气飘逸时，取出，筛去滑石粉，晾凉，用时捣碎。

每 100kg 净肉豆蔻，用滑石粉 50kg。

【成品性状】

规格	形状	颜色	气味	质地
肉豆蔻	呈卵圆形或椭圆形	灰棕色或灰黄色	气香浓烈，味辛	质坚富油性
煨肉豆蔻	呈卵圆形或椭圆形	棕褐色，有裂隙	气香，味辛	稍显油性

【炮制作用】

1. 肉豆蔻　味辛，性温。归脾、胃、大肠经。具有温中行气，涩肠止泻的作用。用于脾胃虚寒，久泻不止，脘腹胀痛，食少呕吐。但由于生品含大量油脂，有滑肠之弊，并具刺激性，故多制用。

2. 煨肉豆蔻　煨制后可除去部分油质，免于滑肠，减轻刺激性，增强固肠止泻的作用。用于心腹胀痛，脾胃虚寒，久泻不止，宿食不消，呕吐等。

【贮藏】　置阴凉干燥处，防蛀。

葛　根

葛根始载于《神农本草经》，其炮制首见于唐代《备急千金要方》。《中国药典》（2020 年版）载有葛根一种炮制品。

【处方用名】　葛根、煨葛根。

【来源】　本品为豆科植物野葛 *Pueraria lobata*（willd.）Ohwi 的干燥根。习称野葛。秋、冬二季采挖，趁鲜切成厚片或小块，干燥。

【炮制方法】

1. 葛根　取原药材，除去杂质，洗净，稍泡，润透，切厚片，晒干，筛去碎屑。

2. 煨葛根

（1）湿纸煨　取葛根片或块，用三层湿纸包好，埋入无烟热火灰中，煨至纸成焦黑色、葛根呈微黄色时，取出，去纸晾凉。

（2）麸皮煨　取少量麸皮撒入热锅中，中火加热，待冒烟后，倒入葛根片，上面再撒剩余的麸皮，煨至下层麸皮呈焦黄色时，随即用铁铲将葛根与麸皮不断翻动，至葛根片呈焦黄色时，取出，筛去麸皮，晾凉。

每 100kg 净葛根片，用麸皮 30kg。

【成品性状】

规格	形状	颜色	气味	质地
葛根	不规则的厚片、粗丝或小方块	切面浅黄棕色至棕黄色	气微，味微甜	质韧，纤维性强
煨葛根	不规则的厚片、粗丝或小方块	表面焦黄色	气微香	质韧，纤维性强

【炮制作用】

1. 葛根　味甘、辛，性凉。归脾、胃、肺经。具有解肌退热，生津止渴，透疹，升阳止泻，通经活络，解酒毒的作用。用于外感发热头痛，项背强痛，口渴，消渴，麻疹不透，热痢，泄泻，眩晕头痛，中风偏瘫，胸痹心痛，酒毒伤中。

2. 煨葛根 煨后发散作用减轻，止泻作用增强。多用于湿热泻痢、脾虚泄泻。

【贮藏】 置通风干燥处，防蛀。

木 香

木香始载于《神农本草经》，其炮制首见于宋代《太平圣惠方》。《中国药典》（2020 年版）载有木香和煨木香两种炮制品。

【处方用名】 木香、广木香、云木香、煨木香。

【来源】 本品为菊科植物木香 *Aucklandia lappa* Decne. 的干燥根。秋、冬二季采挖，除去泥沙和须根，切段，大的再纵剖成瓣，干燥后撞去粗皮。

【炮制方法】

1. 木香 取原药材，除去杂质，大小分档，洗净，润透，切厚片，晾干或低温干燥。

2. 煨木香 取未干燥的木香片，在铁丝匾中，用一层草纸，一层木香片，间隔平铺数层，上下用平坦木板夹住，用绳捆扎结实，置炉火旁或烘干室内，烘煨至木香所含的挥发油渗到纸上，取出木香，晾凉。

【成品性状】

规格	形状	颜色	气味	质地
木香	类圆形或不规则的厚片	外表皮黄棕色至灰褐色，切面棕黄色至棕褐色	气香特异，味微苦	质坚、不易折断
煨木香	类圆形或不规则的厚片	外表皮黄棕色至灰褐色，切面棕黄色至棕褐色	气微香，味微苦	质坚、不易折断

【炮制作用】

1. 木香 味辛、苦，性温。归脾、胃、大肠、三焦、胆经。具有行气止痛、健脾消食的作用。生品行气作用强。用于胸胁、脘腹胀痛，泻痢后重，食积不消，不思饮食。

2. 煨木香 煨制后除去部分油质，具有实肠止泻作用。用于泄泻腹痛。

【贮藏】 置干燥处，防潮。

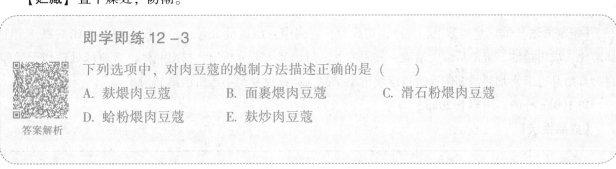

即学即练 12 –3

下列选项中，对肉豆蔻的炮制方法描述正确的是 （　　）

A. 麸煨肉豆蔻　　　　B. 面裹煨肉豆蔻　　　　C. 滑石粉煨肉豆蔻

D. 蛤粉煨肉豆蔻　　　　E. 麸炒肉豆蔻

答案解析

第四节　提净技术

提净技术是将某些矿物药，特别是一些可溶性无机盐类药物，经过溶解、过滤、除尽杂质后，再进行重结晶的炮制技术，也叫精提技术。

提净技术的目的是使药物纯净，提高疗效，缓和药性，降低毒性。

一、操作方法

根据重结晶时药物溶液的温度不同，操作方法可分为两种。

1. 冷结晶（降温结晶、低温结晶）

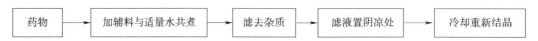

2. 热结晶（蒸发结晶）

第一种：先除杂质后加醋热结晶。

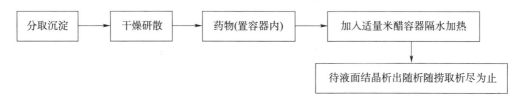

第二种：先加醋后除杂质热结晶。

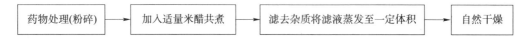

二、注意事项

（1）冷结晶（降温结晶、低温结晶）宜在秋末冬初进行，以便于结晶的析出。如芒硝。

（2）热结晶（蒸发结晶）所用容器不宜选用金属器皿，以防腐蚀，可选用搪瓷盆。如硇砂。

芒 硝

芒硝始载于《神农本草经》，其炮制首见于《神农本草经》。《中国药典》（2020年版）载有芒硝一种炮制品。

【处方用名】 芒硝。

【来源】 本品为硫酸盐类矿物芒硝族芒硝，经加工精制而成的结晶体，主含含水硫酸钠（$Na_2SO_4 \cdot 10H_2O$）。

【炮制方法】 取适量鲜萝卜，洗净，切成片，置锅中，加适量水煮透，再投入适量朴硝共煮，至全部溶化，取出过滤，澄清后取上清液，放阴凉处。待结晶大部分析出，捞出晶体，置避风处适当干燥即得。其结晶母液再加热浓缩晾凉后可继续析出结晶，如此反复至不再析出结晶为止。

每100kg朴硝，用萝卜20kg。

【成品性状】

规格	形状	颜色	气味	质地
芒硝	棱柱状，长方形或不规则的块状及粒状	无色透明或类白色半透明	味咸	质脆易碎

【炮制作用】 芒硝味咸、苦，性寒。归胃、大肠经。具有泻热通便，润燥软坚，清火消肿的作用。朴硝炮制后可提高纯净度，缓和咸寒之性，并借萝卜消积滞、化痰热、下气宽中作用，增强芒硝润燥软

坚、消导、下气通便之功。内服用于实热积滞，腹满胀痛，大便燥结，肠痈肿痛；外用治乳痈，痔疮肿痛。

【贮藏】密闭，在30℃以下保存，防风化。

附：玄明粉

【处方用名】玄明粉、风化硝。

【来源】本品为芒硝经风化干燥所得。主含硫酸钠（Na_2SO_4）。

【炮制方法】将重结晶的芒硝，打碎，用适宜材料包裹，悬挂于阴凉通风处（芒硝在自然风化时，气温不宜超过30℃，否则容易液化），使其水分自然消失，成为白色粉末。

【成品性状】

规格	形状	颜色	气味	质地
玄明粉	粉末	白色	味咸	有引湿性

【炮制作用】玄明粉味咸、苦，性寒。归胃、大肠经。具有泻下通便，润燥软坚，清火消肿的作用。内服用于实热便秘，大便燥结，积滞腹痛；外治咽喉肿痛，口舌生疮，目赤，痈肿等。

硇 砂

硇砂始载于《新修本草》，其炮制首见于唐代《千金翼方》。《中国药典》（2020年版）四部收载该药。现在的主要炮制方法是提净法。

【处方用名】硇砂、白硇砂、紫硇砂、醋硇砂。

【来源】本品为紫色石盐矿食，主含氯化铵。全年可采，挖出后除去杂质。

【炮制方法】

1. 硇砂　取原药材，除去杂质，砸成小块。

2. 醋硇砂　取净硇砂块，置沸水中溶化，过滤后倒入搪瓷盆中，加入适量醋，将搪瓷盆放置在水锅内，隔水加热蒸发，当液面出现结晶时随时捞起，直至无结晶析出为止，干燥。或将上法过滤后所得滤液置锅中，加入适量醋，加热蒸发至干，取出。

每100kg净硇砂，用醋50kg。

【成品性状】

规格	形状	颜色	气味	质地
白硇砂	不规则碎块状结晶	灰白色或暗白色	有土腥气，味咸、苦而刺舌	质酥脆，易碎
紫硇砂	多呈不规则块状	多呈紫色，但深浅不一	质重而脆，有氨臭味，味极咸而刺舌	有玻璃样光泽
醋硇砂	粉末	灰白色或微带黄色或紫红色结晶性	味咸、苦	质疏松

【炮制作用】

1. 硇砂　味咸、苦、辛，性温；有毒。归肝、脾、胃经。具有消积软坚，破瘀散结的作用。生硇砂具有腐蚀性，只限外用；用于息肉，疣赘，疔疮，瘰疬，痈肿，恶疮等。

2. 醋硇砂　醋制后使药物纯净，降低毒性，并借助醋的散瘀之性，增强软坚化瘀、消癥瘕积块之功。用于癥瘕痃癖，噎膈反胃，外治目翳。现多用于各种恶性肿瘤，如宫颈癌、食管癌、贲门癌等。

【贮藏】密闭，置阴凉干燥处，防潮。

即学即练 12 - 4

提净技术的主要作用是什么？操作方法和注意事项有哪些？

答案解析

第五节 水飞技术

某些不溶于水的矿物药，利用粗细粉末在水中悬浮性不同，将不溶于水的矿物、贝壳类药物经反复研磨，而分离制备成极细腻粉末的炮制技术，称为水飞技术。

水飞技术的目的：①去除杂质，洁净药物。②使药物质地细腻，便于内服和外用，提高其生物利用度。③防止药物在研磨过程中粉尘飞扬，污染环境。④除去药物中可溶于水的毒性物质（砷、汞可溶盐类）。

一、操作方法

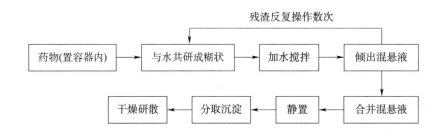

二、注意事项

（1）在研磨过程中，水量宜少，以药物研磨时能成糊状为度；搅拌混悬时加水量宜大，以便形成混悬液和除去溶解度小的有毒物质或杂质。

（2）朱砂、雄黄等药物干燥时温度不宜过高，以晾干为宜。

（3）朱砂和雄黄粉碎时要忌铁器，并要注意控制温度。

朱　砂

朱砂始载于《神农本草经》，其炮制首见于南北朝《雷公炮炙论》。《中国药典》（2020 年版）载有朱砂粉一种炮制品。

【处方用名】 朱砂、辰砂、丹砂、朱砂粉。

【来源】 本品为硫化物类矿物辰砂族辰砂，主含硫化汞（HgS）。采挖后，选取纯净者，用磁铁吸净含铁的杂质，再用水淘去杂石和泥沙。

【炮制方法】 朱砂粉：取朱砂，用磁铁吸净铁屑，置乳钵内，加少量饮用水研磨成糊状，然后加多量饮用水搅拌，待粗粉下沉，倾取上层混悬液。下沉的粗粉再按上法反复操作多次，直至手捻细腻、无亮星为止，弃去杂质。合并混悬液，静置后倾去上清液，取沉淀物，晾干或 40℃ 以下干燥，研散。

【成品性状】

规格	形状	颜色	气味	质地
朱砂	极细粉末	朱红色	气微味淡	体轻，以手指撮之无粒状物，以磁铁吸之，无铁末

【炮制作用】 朱砂味甘，性微寒；有毒。归心经。具有清心镇惊，安神，明目，解毒的作用。经水飞后使药物纯净、细腻，便于制剂及服用，降低毒性。用于心悸易惊，失眠多梦，癫痫发狂，小儿惊风，视物昏花，口疮，喉痹，疮疡肿毒。

【贮藏】 置干燥处。

 知识链接

朱砂的现代研究

　　朱砂中主要成分为硫化汞（HgS），尚含有游离汞和可溶性汞盐等杂质，可溶性汞盐的毒性极大，为朱砂中的主要毒性成分。实验证实，水飞后可使朱砂中的游离汞和可溶性汞盐含量下降，同时也降低了铅、铁等金属含量，从而降低毒性，使药物纯净细腻，便于内服。有实验证实，水飞次数越多可溶性汞盐含量越低，而对 HgS 含量基本无影响；晒干品中游离汞含量较 60℃ 烘干者高出约一倍，因此水飞后，朱砂粉以晾干（阴干）为宜。

雄　黄

　　雄黄始载于《神农本草经》，其炮制首见于《神农本草经》。《中国药典》（2020 年版）载有雄黄粉一种炮制品。

【处方用名】 雄黄、明雄黄、雄黄粉。

【来源】 本品为硫化物类矿物雄黄族雄黄，主含二硫化二砷（As_2S_2）。采挖后，除去杂质。

【炮制方法】

　　雄黄粉：取净雄黄加适量饮用水共研细，再加大量饮用水搅拌，倾取上层混悬液，下沉部分按上法重复操作数次，除去杂质，合并混悬液，静置后分取沉淀，晾干，研细。

【成品性状】

规格	形状	颜色	气味	质地
雄黄粉	极细腻的粉末	橙红色或橙黄色	气特异而刺鼻，味淡	质重

【炮制作用】 雄黄味辛，性温；有毒。归肝、大肠经。具有解毒杀虫，燥湿祛痰，截疟的作用。水飞后降低毒性，且药粉纯净细腻，便于制剂和服用。用于痈肿疔疮，蛇虫咬伤，虫积腹痛，惊痫，疟疾。

【贮藏】 置干燥处，密闭。按医疗用毒性药品管理。

滑　石

　　滑石始载于《神农本草经》，其炮制首见于汉代《金匮玉函经》。《中国药典》（2020 年版）载有滑石和滑石粉两种炮制品。

【处方用名】 滑石、滑石粉。

【来源】 本品为硅酸盐类矿物滑石族滑石，主含含水硅酸镁〔$Mg_3(Si_4O_{10}) \cdot (OH)_2$〕。采挖后，除去泥沙及杂石。

【炮制方法】

1. 滑石　取原药材，除去杂石后，洗净，干燥，砸成碎块。

2. 滑石粉　取净滑石块，粉碎成细粉。或取滑石粗粉，加少量水研磨至细，再加适量水搅拌，倾取上清液，下沉部分再按上法反复操作数次，合并混悬液，静置沉淀，再倾去上清液，将沉淀物晒干后再研细粉。大量生产时，在球磨机中进行水飞。

【成品性状】

规格	形状	颜色	气味	质地
滑石	呈不规则小块	白色、黄白色或淡蓝灰色	气微，味淡	质软，细腻，手摸有滑润感
滑石粉	微细、无砂性粉末	白色或类白色	气微，味淡	手摸有滑腻感

【炮制作用】

1. 滑石　味甘、淡，性寒。归膀胱、肺、胃经。具有利尿通淋，清热解暑的作用；外用有祛湿敛疮的作用。用于热淋，石淋，尿热涩痛，暑湿烦渴，湿热水泻；外用于湿疹，湿疮，痱子。

2. 滑石粉　水飞后使药物细腻，纯净，便于内服和外用。

【贮藏】　置干燥处。

 实例分析

　　实例　朱砂安神丸具有镇心安神，清心养阴的功效，临床用于失眠多梦，惊悸怔忡，胸中烦热，舌红，脉细数。该药处方中所含成分如下：朱砂（另研，水飞为衣）、黄连、炙甘草（蜜炙）、生地黄、当归，共五味。

　　问题　处方中朱砂采用了水飞技术进行炮制，在炮制时具体的操作方法和注意事项有哪些？

答案解析

第六节　干馏技术

　　将药物置于适宜的容器内，以火烤灼，使其产生汁液的炮制技术，称为干馏技术。

　　干馏技术的目的是：通过干馏炮制，制备有别于原药材的干馏物，产生新的疗效，扩大临床用药范围，以适合临床需要。

一、操作方法

　　干馏技术一般有三种操作方法。一是以砂浴加热，在干馏器上部收集冷凝的液状物，如黑豆馏油；二是在容器周围加热，在物料下方放置一盛器收集液状物，如竹沥油等；三是用武火加热制备油状物，如蛋黄油。

二、注意事项

　　干馏法温度一般较高，多在120～450℃进行，由于原料不同，各干馏物裂解温度不一样，如蛋黄油在 280℃ 左右，竹沥油在 350~400℃，豆类的干馏物一般在 400~450℃ 制成。药料在高温加热的过程中会发生裂解反应，形成了新的化合物。如鲜竹、木材、米糠干馏所得的化合物是以不含氮的酸性、酚性物质为主要成分，如己酸、辛酸、庚酸、壬酸、癸酸、愈创木酚等；鸡蛋黄、大豆、黑豆等含蛋白质类的动、植物药干馏所得的化合物则以含氮碱性物质为主，如海尔满（Harman）和吡啶类、咔啉类衍生物。它们都有抗过敏、抗真菌的作用。

竹　沥

竹沥首载于《神农本草经》，称竹汁，梁代《本草经集注》始有竹沥的记载，唐代首次出现竹沥制备的方法。《中国药典》（2020 年版）未收载该药。

【处方用名】竹沥、竹沥油、竹油。

【来源】本品为禾本科植物淡竹 *Phyllostachys nigra*（Lodd.）*Munro var. henonis*（Mitf.）*Stapf ex Rendle* 的嫩茎用火烤灼而流出的汁液。

【炮制方法】取鲜嫩淡竹茎，从两节间锯断，直劈成二部分，架在文火上加热，两端流出的液体接于容器中，即得。或将鲜嫩淡竹茎截成 50cm 长的小段，劈开洗净，装入坛内，装满后坛口朝下，架起，坛的底面和四周用锯末和劈柴围严，坛口下置一盛器，点燃锯末和劈柴，竹片受热后即有汁液流出，滴注于盛器内，直至竹中汁液流尽为止。

【成品性状】

规格	形状	颜色	气味	质地
竹沥	浓稠汁液	青黄色或黄棕色	具烟熏气，味苦微甜	黏稠

【炮制作用】竹沥味甘，性寒。归心、肺、胃经。具有清热豁痰，定惊利窍的作用。可用于肺热痰壅、咳逆胸闷，也可用于中风痰迷、惊痫癫狂，为痰家之圣剂。

【贮藏】装瓶，置阴凉处。本品传统方法是随制随用，不宜久存。近年来用安瓿密封装置，可以久藏。

蛋黄油

蛋黄油首载于《备急千金要方》。历代尚有炒蛋黄油、蛋黄油炭、醋蛋黄油等。《中国药典》（2020 年版）未收载该药。

【处方用名】蛋黄油、卵黄油。

【来源】本品为雉科动物家鸡 *Gallus gallus domesticus* Brisson 的蛋，煮熟后剥取蛋黄，经熬炼制成的加工品。

【炮制方法】鸡蛋煮熟后，单取蛋黄置锅内，以文火加热，待除尽水分后，改用武火（280℃）熬制，至蛋黄油出尽为止，滤尽蛋黄油装瓶。

【成品性状】

规格	形状	颜色	气味	质地
蛋黄油	油状液体	青黄色荧光	味极苦	黏稠

【炮制作用】蛋黄油味甘，性平。归心、肾经。具有清热解毒的作用。用于烧伤，湿疹，耳脓，疮疡已溃等。

【贮藏】装瓶，置阴凉处。

答案解析

即学即练 12 -5

蛋黄油的炮制方法宜选用（　　　）

A. 干馏　　　B. 制霜　　　C. 提净　　　D. 煅法　　　E. 复制

实践实训

实训九　其他加工技术

【实训目的】

1. 掌握制霜技术、烘焙技术、煨制技术、提净技术、水飞技术、干馏技术的操作方法、操作程序和成品质量要求。

2. 熟悉实验药物的炮制技术、炮制品的规格、成品质量要求和操作中的注意事项。

3. 能对炮制品质量进行评价。

【实训用品】

1. 实训器材　可倾式蒸煮锅、瓷盘、电炉、蒸锅、刷子、竹匾、天平、模具、压榨器、瓦罐、乳钵、搪瓷盘、烘箱、烧杯、锅、磁铁、量筒、发芽机、筛子、玻璃棒、水浴锅、蒸发皿、漏斗、石棉网等。

2. 材料

（1）药物　柏子仁、西瓜、皮硝、蜈蚣、肉豆蔻、朱砂、鸡蛋。

（2）辅料　芒硝、河沙、萝卜、草纸、滤纸、滑石粉、聚乙烯包装袋。

【实训方法】

（一）准备

1. 将待炮制的药物筛去碎屑、杂质，备用。

2. 将药物按大小、粗细分档，备用。

3. 检查设备及盛药容器等是否洁净，必要时进行清洁。

4. 检查称重和量取的仪器是否符合称重和量取的要求，必要时进行调换。

（二）操作

1. 柏子仁霜　将柏子仁除去杂质及残留的种皮，用铁研船碾成泥状，用 2~3 层吸油布包严后，置沸水锅中蒸热，取出后用压榨机压榨去油，反复多次，直至药物呈松散粉末不再黏结成饼状为度，取出碾细；或用 2~3 层吸油纸包裹，用电熨斗反复压榨去油至药物成粉状且不黏结成饼为度，取出碾细。

2. 西瓜霜　将新鲜西瓜切碎，放入不带釉的瓦罐内，一层西瓜一层皮硝，将罐口封严，悬挂于阴凉通风处，数日后，瓦罐外面析出白色结晶物，随析随收集，至无结晶析出为止。每 100kg 西瓜，用皮硝 15kg。

3. 蜈蚣　将平底锅预热至不烫手，取净蜈蚣置锅内，文火焙至蜈蚣成黑褐色、质酥脆时，取出晾凉，剪断或研成细粉。

4. 煨肉豆蔻

（1）麸皮煨肉豆蔻　取净肉豆蔻，加入麸皮，麸煨温度 150～160℃，约 15 分钟，至麸皮呈焦黄色，肉豆蔻呈棕褐色，表面有裂隙时取出，筛去麸皮，放凉。用时捣碎。每 100kg 净肉豆蔻，用麸皮 40kg。

（2）面裹煨肉豆蔻　取面粉加适量水揉成面团，压成薄片，将净肉豆蔻逐个包裹，或将肉豆蔻表面用水湿润，如水泛丸法包裹面粉 3～4 层，稍晾，倒入已炒热的滑石粉或砂中，文火加热，适当翻动，煨至面皮呈焦黄色并逸出香气时，取出，筛去滑石粉或砂，晾凉，剥去面皮。用时捣碎。每 100kg 净肉豆蔻，用面粉 50kg、滑石粉 50kg。

（3）滑石粉煨肉豆蔻　将滑石粉置锅内，加热炒至灵活状态，投入肉豆蔻，翻埋至肉豆蔻呈深棕色，并有香气飘逸时取出，筛去滑石粉，晾凉。用时捣碎。每 100kg 净肉豆蔻，用滑石粉 50kg。

5. 芒硝　取适量鲜萝卜，洗净，切成片，置锅中，加适量水煮透，再投入适量朴硝共煮，至全部溶化，取出过滤，澄清后取上清液，放阴凉处。待结晶大部分析出，捞出晶体，置避风处适当干燥即得。其结晶母液再加热浓缩晾凉后可继续析出结晶，如此反复至不再析出结晶为止。每 100kg 朴硝，用萝卜 20kg。

6. 朱砂　取朱砂，用磁铁吸净铁屑，置乳钵内，加少量饮用水研磨成糊状，然后加多量饮用水搅拌，待粗粉下沉，倾取上层混悬液。下沉的粗粉再按上法反复操作多次，直至手捻细腻，无亮星为止，弃去杂质。合并混悬液，静置后倾去上清液，取沉淀物，晾干或 40℃ 以下干燥，研散。

7. 蛋黄油　鸡蛋煮熟后，单取蛋黄置锅内，以文火加热，待除尽水分后，改用武火（280℃）熬制，至蛋黄油出尽为止，滤尽蛋黄油装瓶。 🔲 图片 12

（三）清场

实验结束后，将炮制好的药物置洁净的聚乙烯包装袋内，密封后贮藏。将未使用完的药物及辅料放入规定的容器内。清洁实验室及使用过的设备，关闭水、电、门、窗。

【注意事项】

1. 药物在压榨去油前，要先去除杂质及发霉、虫蛀、泛油的果实或种子；要勤换吸油纸，若为有毒药物要及时烧毁；要多加热，但不要让渗出的油质与热源接触而导致无法去油。

2. 药物烘焙时，平底锅预热温度不可过高，要用文火加热，勤加翻动。

3. 药物煨制时，辅料用量较大，要用文火加热，翻动频率较低。

4. 朱砂、雄黄等药物在水飞时，要注意水量的控制，粉碎时要忌用铁器，干燥时以晾干为宜。

【思考题】

1. 烘制与焙制在操作目的与方法方面有什么异同？

2. 为什么麸煨肉豆蔻时，不能像麸炒一样，中火加热，"麸下烟起"呢？

【技能测试】

测试任务：麸皮煨肉豆蔻（肉豆蔻用量 100g）。

炮制方法：取净肉豆蔻，加入麸皮，文火炒至麸皮呈焦黄色、肉豆蔻呈棕褐色、表面有裂隙时，取出，筛去麸皮，放凉。用时捣碎。

配分及评分标准

序号	考核内容	考核要点	配分	评分标准	扣分	得分
1	准备	器具洁净齐全、摆放合理	5	①器具要洁净，炒前未清洁炒药锅者，扣1分；②器具要一次准备齐全，操作过程中，每再准备一种器具，扣0.5分；③器具摆放不合理或摆放杂乱者，扣1分		
2	称量	正确使用天平，准确称量肉豆蔻100g，麸皮40g	5	①称量前不归零者，每次扣1分；②操作完毕后不关机者，扣0.5分；③称量的质量不准确，每次扣1分		
3	炒制	锅预热	5	①不预热或违反操作规程造成事故者，不得分；②中途因操作不当熄火者，扣1分；③投药前，未用合适的判断方法预测锅温者，扣1分		
4	出锅	将麸皮和肉豆蔻放置锅内加热	5	若与麸炒步骤混淆者，扣5分		
		文火加热	5	未用文火扣5分		
		翻炒动作娴熟，操作规范	5	①操作严重失误者，不得分；②中途熄火者，扣1分；③翻炒明显不熟练、不均匀者，扣1分；④翻炒时，饮片散落到台面上未拣回者，扣1分；⑤翻炒时，饮片散落到地面上者，扣1~2分		
		及时出锅，筛去麸皮；炮制品存放得当	5	①操作严重失误者，不得分；②未先熄火就出锅者，扣1分；③出锅明显不迅速者，扣1分；④出锅后，炊帚等易燃物品放在铁锅内者，扣1分		
5	清场	按规程清洁器具，清理现场；饮片和器具归类放置	5	①器具未清洁者扣1分，清洁不彻底者扣0.5分；②器具未放回原始位置或摆放杂乱者，扣1分；③操作台面不整洁者，扣1分；④未关闭煤气罐阀门者，扣1分；⑤药屑未倒入垃圾桶者，扣1分		
6	炮制程度	麸皮呈焦黄色，肉豆蔻呈棕褐色，表面有裂隙	60	适中率95%以上，60分；适中率80%～95%，50分；适中率70%～80%，40分；适中率60%～70%，30分；适中率50%以下，不超过20分		
合计			100			

答案解析

目标检测

一、A 型题（请从 ABCDE 五个备选答案中选出一个最佳答案）

1. 肉豆蔻的炮制方法宜选用（　　）

    A. 煨法　　　　　B. 复制　　　　　C. 提净　　　　　D. 发芽　　　　　E. 制霜

2. 炮制巴豆的常用方法是（　　）

    A. 醋炙法　　　　B. 姜炙法　　　　C. 制霜法　　　　D. 油炙法　　　　E. 酒炙法

3. 为增强固肠止泻作用，宜用面裹煨的药材是（　　）

    A. 黄芪　　　　　B. 肉豆蔻　　　　C. 槟榔　　　　　D. 葛根　　　　　E. 丹参

二、C 型题（请根据下列案例所提供的信息，从 ABCDE 五个备选答案中选出一个最佳答案）

1. 苏合香丸具有芳香开窍、行气止痛的功效，用于痰迷心窍所致的痰厥昏迷、中风偏瘫、肢体不利以及中暑、心胃气痛。处方组成：苏合香、安息香、水牛角浓缩粉、檀香、沉香、丁香、朱砂等十五味。处方中朱砂须水飞成极细粉入丸药。关于水飞法炮制朱砂的说法，错误的是（　　）

    A. 水飞成极细粒，应在80℃左右烘干　　　　　　B. 水飞可降低朱砂中的可溶性汞盐含量

    C. 水飞可降低朱砂中铅含量　　　　　　　　　　D. 水飞对朱砂中 HgS 的含量基本无影响

    E. 水飞可降低朱砂中铁含量

三、X 型题（请从 ABCDE 五个备选答案中选出两个或两个以上正确答案）

1. 宜用水飞法进行炮制的中药是（　　）

    A. 雄黄　　　　　B. 芒硝　　　　　C. 朱砂　　　　　D. 炉甘石　　　　E. 石膏

2. 关于烘焙技术的说法，错误的是（　　）

    A. 应用文火加热，并不断翻炒　　　　　　　　B. 只能直接加热

    C. 可以使药物充分干燥，便于粉碎和贮存　　　D. 该技术适用于某些昆虫类药

    E. 不能使用金属容器

3. 根据操作方法不同，制霜技术主要分为（　　）

    A. 去油制霜技术　　　　　　B. 渗析制霜技术　　　　　　C. 升华制霜技术

    D. 煎煮制霜技术　　　　　　E. 加热失水制霜技术

书网融合……

知识回顾　　　　微课1　　　　微课2　　　　图片　　　　习题

模块三
中药炮制实践应用

第十三章　中药炮制常用的机械设备 ^e 图片13

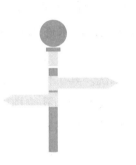

学习引导

在饮片生产过程中，应根据生产不同类型中药饮片的要求和规模，选择和使用合理的生产设备，同时配备必要的工艺控制及设备的清洗、消毒、灭菌等功能，满足其生产工艺控制需要，降低污染和交叉污染的发生，以达到降低生产成本和提高生产效率的管理目的。

本章主要介绍中药材的净制、切制、炒制、炙制、蒸煮制、煅制等技术常见设备的类型、原理、特点、适用范围等。

📖 学习目标

1. **掌握**　中药炮制常用设备的类型、特点、适用范围。
2. **熟悉**　中药炮制常用设备的原理和设备要求。
3. **了解**　中药炮制常用设备的结构。

中药饮片生产所用的生产设备应符合《药品生产质量管理规范》（GMP）要求，如设备的选型、材质、生产能力、是否便于清洗等，这就要求设备的选用不仅要求能满足炮制工艺要求，还应易清洗消毒、耐腐蚀，与中药材直接接触的设备内表面材质应与中药材不起化学反应，不吸附中药材，与中药材直接接触的工具、容器及设备的内表面应光洁、平整、不易产生脱落物。对于毒性药材（含按麻醉药品管理的药材）等具有特殊要求的药材，必须设置专用设备及生产线，即毒性药材与非毒性药材生产设施应分别独立设置，严格分开。

第一节　净制设备

中药材净制即药材的净选加工，它是中药饮片炮制的第一个环节，对于某些药物，经过净选后就可直接用于调剂。净选的主要内容包括清除杂质和去除非药用部位两部分，其目的是使药物达到规定的净度标准，是保证中药饮片质量的重要环节。近年来，中药饮片生产企业普遍使用机械设备替代传统的手工操作，常用的生产设备主要有洗药设备、风选设备、筛选设备、去毛设备、脱皮设备等，利用这些机械设备进行净选加工，不仅改善了劳动条件，而且提高了生产效率。

一、水洗设备

中药材的前处理清洗是一个重要的过程，清洗的主要目的就是去除中药材药用部分的尘土和泥沙，中药材水选时应注意：①清洗药材用水应符合国家饮用水标准；②清洗厂房内应有良好的排水系统，地面不积水，易清洗，耐腐蚀；③洗涤药材的设备或设施内表面应平整、光洁、易清洗、耐腐蚀，不与药材发生化学变化或吸附药材；④药材洗涤应使用流动水，用过的水不得用于洗涤其他药材，不同的药材不宜在一起洗涤；⑤按工艺要求对不同的药材采用淘洗、漂洗、喷淋洗涤等方法；⑥洗涤后的药材应及时干燥。

水洗的主要设备有洗药池和各种洗药机。利用洗药池进行洗药时，一般采用人工翻动、搅拌药材，以提高清洗效果。洗药池一般适合于形状复杂、形态细长等药材的清洗，生产效率低、劳动强度大、清洗时间长、药材含水率高。洗药机一般适合于形状规则、形态短小、不易缠绕等药材的清洗，生产效率高，清洗均匀，不易"伤水"，物料被筒体内螺旋板推进，受高压水流喷淋冲洗，污水进入水箱经沉淀、过滤后可重复使用。

洗药机以滚筒式洗药机较为常用，该机器主要用于种子、块根类中药材的水洗。其工作原理是利用洗药转筒在旋转时与水产生的相对运动，将药材表面的泥沙等杂质洗脱，随水从转筒壁的孔隙排出，洗净的药材则从出药口排出。从结构上看，该机器核心装置为一带孔的鼓式洗药转筒。洗药转筒的下方装有由大小两个水池构成的水箱。转筒的进药口端下方为小水池，出口端的下方为大水池，两水池之间装有滤筛网以对污水进行滤过，冲洗用水由高压水泵从小水池中抽取。洗药后产生的污水从洗药转筒壁上的孔流出，先进入下面的大水池再滤过进入小水池循环利用。该机器的优点在于对清洗用水的循环利用，较传统的清洗方法节约了水的用量。

二、挑选设备

有些中药材中含有的杂质非常特殊，如夹杂在药材中的杂质以及非药用部位等，为了达到净制的目的，需要通过采用机械辅助与人工结合方式去除杂质，目前常用的机械设备有机械化挑选输送机，其主要特点是能自动上料、振动匀料、半自动挑选，工作效率高。该机类似于灯检台，在机器的一端有上料装置，由上料装置将待选饮片提升上来，然后通过振动均匀平铺到传送带上，可以根据挑选的难易程度调节上料和传送带的传送速度。平铺到传送带上的药材，由传送带两侧的工人在灯光的照射下手工将杂质挑拣出去。纯净的药材由传送带传送至出料口装入料筐。

三、风选设备

风选设备在中药饮片生产企业主要用于中药材的分选、初级处理、分等、分级去除杂质等，其工作原理主要是利用药材与杂质的比重及悬浮速度的不同，利用具有一定运动特性的倾斜面，通过风力而使物料进行分离。具有结构合理、操作使用方便的特点。该类设备具有产量大、效率高、成本低、自动上料、实用性强等特点，在生产中常见变频立式风选机和变频卧式风选机两种。变频风选机运用变频技术调节和控制电机转速与风机的风速和压力，记录变频器的操作数据，可以分析风选产品的质量，为生产质量管理提供量化依据。

1. 卧式风选机 主要用于药材原料或半成品的分级选别和部分杂质去除。

2. 立式风选机 主要用于成品药材杂质去除。

变频风选机有两种工作模式：①除轻法，用较小的风速除去药材中的毛发、棉纱、药屑等非药物和药用杂质；②除重法，用较大的风速除去药材中的石块、泥沙等非药用杂质。

四、筛选设备

筛选设备主要是利用物料与杂质在形态或粒径上存在的差异，通过筛网进行分离的机械。用于药材、饮片或类似物料的选别，尤其是被选杂物与物料的形态有差异的混合物，既能选别杂物，也能按形态大小将物料分级。生产上常用的有振动式筛药机和旋转式筛药机。

1. 振动式筛药机　主要工作原理是通过筛床做往复定向振动，使待筛选的物料沿倾斜的筛网顶端向底端移动，经各层筛网的分筛最终达到筛选要求。该机运行频率较高而运行幅度较小，适合于体形较小饮片的筛选，如干燥、炒制后的饮片。

2. 旋转式筛药机　主要工作原理是床身做水平匀速圆周运动，使物料沿倾斜的筛网面自上向低处移动，经筛网分离达到分筛物料的工艺要求。该机运行频率相对较低而运行幅度较大，适合体形大、与筛网面摩擦系数大的药材或饮片的筛选，如原药材的筛选，切制过程中的分级筛选。

五、磁选设备

中药材的磁选是利用磁性材料能够吸附含有原磁体物质，将药材与杂物进行分离的一种方法，旨在除去药材或饮片中的铁屑、铁丝、部分含有原磁体的砂石等杂物，保证药材质量的同时，保护切制、粉碎等加工机械及保障人身安全。常用的磁选设备有带式磁选机和棒式磁选机。磁选机由振动送料部分和磁选部分两部分组成。振动送料部分将物料均匀地撒落到输送带或磁选箱，进行磁选。

实例分析

实例　某饮片生产企业欲将山药加工成麸炒山药，炒制前需进行药材的大小分档。

问题　应选用何种净制设备？

答案解析

第二节　软化设备和切制设备

切制包括中药材的浸润与切制。药材切制前须经过软化处理，使其软硬适度、便于切制，切制的目的是为了保证煎药或提取质量，或者利于进一步炮制和调配。

一、切制工艺要求

（1）根据不同药材及性质分别采用切、镑、刨、锉、劈等切制方法。
（2）按工艺要求将药材切成片、段、丝、块等，并符合炮制品标准。

二、主要软化设备　🅔 微课 13.1

1. 冷压浸润机　工作原理是利用抽真空减压的方法，抽出药材组织间隙中的空气，然后将水注入罐内至浸没药材，恢复常压，使水迅速进入药材组织内部，达到与传统浸润方法相似的吸水量，将药材润至可切。

该设备的特点是：比常温下浸润药材的浸润时间短，水溶性成分流失少，不改变药性，且操作简单，省时省工，生产效率高，适于大量生产。

2. 真空气相置换式润药机　是运用气体具有强力穿透性的特点和高真空技术，让水蒸气置换药材内的空气，使药材快速、均匀软化，采用适当的润药工艺，使药材在低含水量的情况下软硬适度，切开无干心，切制无碎片。

三、主要切制设备

近年来，饮片切制设备发展很快，生产上已普遍使用切药机进行饮片加工，常用的药材切制加工设备有以下几种。

1. 往复式切药机　包括摆动往复式（或称剁刀式）和直线往复式（或称切刀垫板式）。

2. 旋转式切药机　包括刀片旋转式（或称转盘式）和物料旋转式（或旋料式），基本满足了不同类型药材、不同规格饮片的切制要求。

剁刀式或转盘式切药机以其对药材的适应性强、切制力大、产量高、产品性能稳定的特点，被广泛应用于各制药企业，但切制不够精细。剁刀式切药机适合全草、根茎类药材的切制，不适合团块、颗粒状药材的切制；转盘式切药机既适合切制全草、根茎类药材，又适合切制团块类、果实类药材。

直线往复式和旋料式切药机是近几年来开发的新产品，具有切制精细、成形合格率高、功耗低的特点。如 QWZL－300 型直线往复式切药机，可用于切制各种软硬性根茎、草类、藤类、纤维性药材，如黄芪、甘草、丹参、树皮、树叶等，此切药机可调节切片厚度，既可切片，又可切段。该机工作原理是通过机械传动，使刀片上下往复运动，原料经输送链送至刀门，切制所需要厚度的饮片。该机具有运转平稳，噪音低，移动、维修方便，符合 GMP 要求等特点。

即学即练 13 –1

转盘式切药机是否可以切制团块状药材？

答案解析

3. 自动化净选切制机组　将风选、筛选、挑选、磁选、切制等单机设备配备若干输送装置、除尘器等，组成自动化净选切制机组。药材先进行风选、筛选、磁选和人工辅助挑选，再进行自动切制，各功能设备的生产能力和主要技术参数在一定范围内可调。该设备特点是：主要功能由设备自动完成，节约人工成本，减少人为偏差造成的净选缺陷，提高产品质量。

第三节　炒制设备

机器炒制的常见设备有平锅式炒药机和滚筒式炒药机。其中，平锅式炒药机由于敞口操作，易对环境造成污染，现已少用。目前较为常用的类型为滚筒式炒药机，设备是由炒药滚筒、动力系统及热源等部件组成。操作时，打开热源，接通电源，扭动顺时按钮，使筒壁均匀受热，当滚筒达到适宜温度时，打开滚筒上盖，加入药材，当药材炒到规定程度时，停机，打开盖板，扭动逆时开关，使滚筒反向旋转，即可使药材由出料口倾出。滚筒式炒药机的温度可根据不同的药材及不同的炒制方法进行调节。此设备应用范围较广，适用于大部分药材的炒制。　微课 13.2

近年来，随着自动化、智能化技术的不断发展，炒药机技术也变得更加高科技。

1. 智能化环保型炒药机组 是由自动控温炒药机、自动上料机、智能化控制系统、定量罐、除尘装置、废气处理装置等组成。其中，智能化控制系统可以设置和储存炒药程序，如自动上料、温度控制、炒制时间、自动出料、变温控制等。除了自身具备控制功能外，还要求对每批炒制的药材进行数量和湿度控制，因为只有在相同的时间、热能、药材的数量和湿度条件下，才能保证每批炒制药材具有相同的品质，如 XCYD - 700 自控温旋盖电热炒药机。

2. 电磁炒药机 改变了以往的燃油、燃气或电加热方式，采用了电磁加热技术，同时结合微电脑控温技术、智能补温技术以及芯片植入技术，可以将炒制中药的工艺参数植入芯片，实现智能化批量生产、一键自动出料。其工作原理是：电机通过变速传动，带动滚筒连接轴，使滚筒在托轮的支撑下旋转。同时，滚筒在电磁线圈发热的作用下被加热。这样边旋转边受热，使滚筒内的物料受热均匀，从而达到翻炒的目的，筒体转动时，螺旋板顺时针转动为炒制物料，筒体反转可排出物料。

第四节 炙制设备

常见的炙制设备有 ZGD 系列鼓式炙药机和 ZQD 系列炙药机。

1. ZGD 型系列鼓式炙药机 结构与炒药机相似，不同的是，该设备热源的热能程度与炒筒的速度低于炒药机，并配有液体辅料喷淋装置，以便液体辅料喷淋、浸润、炒制等过程在同一设备完成。该设备外观整洁、易清洗。适用于酒、醋等低黏度液体辅料的炮制，主要用于酒炙、醋炙、盐炙、姜炙、油炙等炙制操作。炙制时，先将药物置于炒锅内预热，慢速旋转，达到适宜温度时喷淋液体辅料，使药物浸润、闷透，再适当提高炒筒转速、升温炒至适当程度出料。

2. ZQD 型系列炙药机 锅体为半球形，由电加热管、搅拌叶、锅体等部分组成。锅体外形美观清洁，出料轻巧方便、可靠，光滑的锅体表面便于清洁卫生。由于搅拌机构能强制搅动药物，故该设备既适用于蜂蜜等高黏度液体辅料的炮制，也可适用于低黏度液体辅料的炮制。

第五节 蒸煮制设备

目前常见的蒸煮制设备主要有可倾式蒸煮锅、蒸药箱、全自动蒸煮机、卧式热压灭菌柜等。

1. 可倾式蒸煮锅 是一种蒸煮两用的蒸煮锅，药物直接装载于锅体内，蒸煮完毕锅翻转 90° 排出药物。

蒸制时，开启底部蒸汽阀，蒸汽进入锅体进行蒸制，此法只能用于清蒸。

煮制药物时，将一定量的水注入锅体内，开启底部蒸汽阀或夹套蒸汽阀，或者同时打开蒸汽阀和夹套蒸汽阀，以便加温快速、温度均匀，通过蒸汽加热水，和药物进行煮制。此法可适用于清水和加辅料煮制，锅体顶部的出气孔用于排出空气和多余的蒸汽。

2. 蒸药箱 可蒸煮两用。其工作原理是箱体内直接通入蒸汽加温或采用直接加温方式蒸煮箱体内的物料。蒸药时，药物由药筐和小车装载，料筐壁面开有小孔，便于通气，易于蒸透。箱体为外侧开门结构，外部的大车用于装载小车和料筐，便于物料进出，在箱体底部有一蒸汽管、水槽及加热元件，采用外部蒸汽蒸制药物，蒸汽直接通过蒸汽管注入蒸药箱进行蒸制。此法只适于清蒸。

第六节　煅制设备

根据煅制时所需的温度不同，主要有 DGD 型煅药锅、DLD 型煅药炉，并均适用于药物的明煅、暗煅和煅淬法。

1. DGD 型煅药锅　适合中低温煅药，主要用于动物、植物类及部分矿物类中药材的煅制加工，集煅药、废气处理于一体的多功能煅药锅。其平底锅设计便于煅透，设备外形美观，功能齐全，具有定时、控温、恒温、温度数显、除烟等功能。

2. DLD 型煅药炉　适合高温煅药，多段 PID 升温控制。主要用于贝类、矿物类等中药材的煅制。整机采用一体化制作，使用安装方便，温度控制精度更高，自动化程度更高。

此外，还有 DY 型煅药炉，该设备亦可适合高温煅药，用于矿石类和贝类药材煅制，如赭石、磁石、钟乳石、牡蛎、珍珠母等。 微课13.3

第七节　干燥设备

一些饮片生产企业已开始采用人工干燥替代自然干燥，以加快饮片的干燥速度，减少环境污染，保障饮片质量，提高干燥效率。中药饮片生产常用的干燥设备主要有以下几种。

1. 烘干箱　该烘干设备是以蒸汽、燃油或燃气为热源，热风炉为螺旋结构，避免燃烧的烟气污染药材。烘干箱为敞开式结构，干燥速度快，进出物料极为方便，易清洗残留物料。适合小批量多品种生产，具有风干功能。因此，特别适合饮片干燥。

2. 带式干燥机　由若干个独立单元组成，每个单元包括循环风机、加热装置、单独或公用的新鲜空气抽入系统和层气排除系统。因此，干燥介质数量、温度、湿度和尾气循环量等操作参数可进行独立控制，从而保证带式干燥机工作的可靠性和操作条件的优化。

带式干燥机操作灵活，湿物料进料、干燥过程在完全密封的箱体内进行，劳动条件较好，可避免粉尘外泄。对干燥物料色泽变化和湿含量均至关重要的某些干燥过程来说，带式干燥机非常适用。缺点是占地面积大，运行时噪音较大。

3. 远红外线辐射干燥机　原理是电能转变为远红外线辐射能。其特点是干燥速度快，药物质量好，具有较强的杀菌、杀虫及灭卵能力，节约能源，造价低，便于自动化生产，减轻劳动强度。近年来，远红外干燥在原药、饮片等脱水干燥及消毒中都有广泛应用，能较好地保留中药成分。

4. 微波干燥机　微波干燥系指由微波能转变为热能使湿物料干燥的方法。其具有速度快、时间短、加热均匀、产品质量好、热效率高等优点。由于微波能深入物料的内部，干燥时间是常规热空气加热的 $1\% \sim 10\%$。所以对中药中的挥发性物质及芳香性成分损失较少。

 知识链接

中药饮片生产车间

按照中药饮片生产工艺要求，可把生产车间各功能间划分为净制车间、碎制车间、热制车间、精制车间以及包装车间等，按照生产洁净级别可以划分为一般生产区和洁净区（D 级）。净制车间主要包括挑选、水洗、增温、筛选和分级等工序；碎制车间主要包括破碎加工、软化处理、切制、粉碎和超微粉碎等工序；热制车间可以分为湿热炮制车间和干热炮制车间，湿热炮制主要是指蒸制、煮制、燀制和炙制，干热炮制主要是指炒制、煨制、煅制、焙制等；精制车间主要包括干燥、灭菌、筛选、净选等工序；包装车间进行称量、分装、封口、贴标等工序。

答案解析

目标检测

一、A 型题（请从 ABCDE 五个备选答案中选出一个最佳答案）

1. 适合剁刀式切药机切制的药材是（　　　）

　　A. 党参　　　　　　B. 槟榔　　　　　　C. 半夏　　　　　　D. 延胡索　　　　　E. 香附

2. 用于中药材的分选、初级处理、分等、分级去除杂质等易先用的设备是（　　　）

　　A. 风选设备　　　B. 筛选设备　　　　C. 挑选设备　　　　D. 水选设备　　　　E. 磁选设备

3. 变频立式风选机的作用是（　　　）

　　A. 大小分档　　　B. 去除杂质　　　　C. 去除盐分　　　　D. 干燥　　　　　　E. 去除铁屑

4. ZGD 型系列鼓式炙药机一般不用于（　　　）

　　A. 酒炙　　　　　　B. 醋炙　　　　　　C. 蜜炙　　　　　　D. 姜炙　　　　　　E. 盐炙

书网融合……

知识回顾　　　　微课1　　　　微课2　　　　微课3　　　　图片　　　　习题

第十四章　饮片厂标准操作规程

学习引导

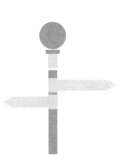

为达到规范生产、质量稳定的目的，《药品生产质量管理规范》中药饮片附录中具体规定了中药饮片的生产、质量控制等活动的规范，要求生产人员操作标准化，即将生产过程中所涉及的一切操作程序用书面文件加以规定，使每个部门、每个岗位、每位职工的工作规范化、程序化、标准化。

本章主要介绍净制、软化、切制、炒制、煅制、蒸煮制等生产岗位的标准操作规程。

学习目标

1. **掌握**　净制、切制、干燥、炒制、煅制、蒸煮制等岗位标准操作规程。
2. **熟悉**　净制、切制、干燥、炒制、煅制、蒸煮制等设备的标准操作。
3. **了解**　净制、切制、干燥、炒制、煅制、蒸煮制等设备维护保养。

第一节　净制标准操作规程

一、净选岗位标准操作规程

1. 进入岗位　操作人员按《生产人员进入生产区管理程序》更衣，进入工作岗位。

2. 生产前准备

（1）接收批生产指令（明确产品名称、批号、数量、工艺要求）。

（2）岗位检查　①检查场地：检查工作间是否有"清场合格证"，是否在清洁有效期内；是否存在与本批次无关的遗留物品；检查工作间的温度、相对湿度是否与生产相符，并进行记录。②检查文件：检查设备运行记录、岗位标准操作规程、设备标准操作规程、岗位清场操作规程是否齐全；检查并填写"生产交接班记录"；检查岗位生产记录、清场记录。③检查盛装物料的容器是否"已清洁"并在有效期内；检查计量器具应零点准确、计量范围合适，具检定《合格证》，并在有效期内。④检查设备：检查设备是否有"已清洁"标志卡，是否在清洁有效期内，如用筛选机，则选择适宜的筛网，调整筛网的斜度；拧紧松动的螺栓；启动设备，空机运转 2 ~ 3 分钟，运行无障碍现象时，将"已清洁"换成"运行中"标志卡，若有故障不能自己排除时，立即通知维修人员；检查盛料箱及周转容器的清洁状况，以及清洁记录，必要时进行清洁处理。填写岗位生产前检查记录。

（3）QA 检查　验证合格后，将操作间的状态标志改为"生产运行"。

（4）领取物料 按生产指令领取待净制的物料，核实物料品名、规格、供货单位、数量、外包完好后接收物料。在预处理间清除物料外包装表面的尘粒，除去外包装。

3. 净选操作

（1）根据原药材的性质选择适当的方法进行净选。净选时应严格按照工艺要求进行操作。

（2）按《设备标准操作规程》进行生产，如选用筛选机进行筛选时，应在平稳启动设备后加入待筛选的物料，料厚不超过2cm。筛选后的物料和杂质分别置不同的盛料箱中，物料全部筛分后，空机运转2~3分钟，先关闭控制开关，再切断总电源；将"运行中"标志卡换成"待清洁"。

（3）将净选后的物料称重，存放；并将杂质、药屑单独存放。

（4）填写生产记录，交生产管理人员。

（5）净选后的产品请QA检验，QA签字合格后，将净选后的物料置周转箱中，注明品名、批号、规格、数量、工号、日期，根据生产指令单内容，随流转卡递交到下道工序。

4. 清洁工作 按《设备清洁规程》《容器具清洁规程》《生产器具清洁规程》《生产区清洁规程》进行清洁。

5. 清场 按《清场管理规程》进行清场。

6. 计算物料平衡 将筛选后的饮片称重，计算饮片物料平衡，物料平衡如在95%以上，说明符合要求，如低于95%查找原因。

7. 质量标准

（1）净选后的药材，必须按大小分档，分档后的药材中不得含有杂物。

（2）药材称量必须双人复核。

二、一般生产区清洁工器具清洁操作规程

1. 清洁工具使用范围 一般生产区。

2. 常用的清洁工具 不脱落纤维的拖把、抹布、不脱毛扫把、不脱毛刷子。

3. 清洁剂 清洁剂、75%乙醇。

4. 清洁方法 将不脱落纤维的拖把、不脱毛扫把、不脱毛刷子、抹布先用清洁剂浸泡30分钟，浸泡完成后清洗，再用饮用水漂洗干净。将清洁后的清洁工具放置清洁室指定位置烘干或晾干备用。

5. 清洁效果 经清洁后的清洁工具应干净无可见的异物或污垢。

6. 清洁后记录 清洁过程需要填写清洁室工器具清洁记录。

三、车间生产区域容器具清洁规程

1. 清洁实施的条件及频次

（1）实施条件 清洁人员必须已接受培训；清洁设备时必须切断电源，遵守安全规则。

（2）频次 首次使用前、生产完毕后、清洁有效期过后的再使用前。

2. 进行清洁的地点 容器具清洗间。

3. 清洁用工具 不脱落纤维的抹布、不锈钢桶、毛刷、清洁剂。

4. 清洁用水 饮用水。

5. 清洁方法 ①先用饮用水清洗工具上所黏附的残留产品。②用清洁剂进行清洗。③重新用饮用

水与抹布擦洗至净。④置清洁室自然干燥。

6. 清洁工具的清洗及存放 洗净、拧干后，放清洁室。

7. 清洁效果的评价 用洁净的白抹布擦拭，无不洁痕迹。

8. 清洁有效期 有效期为1周。

9. 清洁后记录 清洁工作完成后，悬挂清洁标志，及时填写清洁记录。

四、电子秤标准操作规程

（1）将电子秤置于稳定结实的平台上，调整到水平的位置，开机，待自检完成，称重窗、单价窗、金额窗都归零，零位灯亮即可使用。

（2）去皮：按去皮键，重量窗显示归零，去皮灯亮。拿掉皮重，重量窗口归零，即可清除皮重，去皮灯灭。

注意：不可长期在去皮灯亮的情况下使用，否则零位自动跟踪功能失效，零位产生漂移。

（3）填写设备使用记录。

五、风选机标准操作规程

以FLBL-380型变频立式风选机为例。该机主要用于选别原料，半成品或成品中的毛发、棉纱、石块、铁器、泥沙等杂物。特点：自动上料，连续作业，变频无级调风，实用性强，符合GMP要求。其工作原理是风机产生的气流匀速进入倾斜的立式风管，物料经输送机、振机送料器在风管中部落下，重物在风管底部排出，轻物被气流带至风选箱，经分级后排出。标准操作规程如下。

1. 准备工作

（1）岗位操作人员开机前必须熟悉本机的结构性能、工作原理、调整方法、操作方法及保养知识。

（2）检查设备的状态标志是否"完好""已清洁"，且在有效期内；检查电器系统是否完好，电动机是有无受潮漏电；检查皮带是否松动；电源接通后，开空车检查各运动部位的运转情况是否正常，发现故障及时排除。

2. 操作过程

（1）风选机各出口分别放置料箱，打开总电源开关，按下风选机启动按钮。

（2）启动输送机，上料，调节料斗抽板，使上料适度（通常，振荡器的进料速度应大于输送机的上料速度，这样可避免物料在振荡器上积压）。

（3）调节变频器旋钮以改变风机风量，使物料充分分离；调整挡位板位置可改变两上出料口的出料数量。

（4）在实际的使用过程中，一般情况下将风机的进风量调到最大；而对于比重较小的物料，在难分等级时可适当关小进风量。

（5）操作完毕，清理输送机下的回料，待输送机上的物料输尽后，先关闭输送机，待风选机上的物料全部落入料箱后，再关闭风选机和总电源开关。

（6）每批物料处理完毕，应打开视窗，清理内部残留物。

3. 清洁工作 按《设备清洁规程》进行清洁。

4. 清场 按《清场管理规程》进行清场。

5. 注意事项 在使用过程中，应严格按标准操作规程进行操作；操作中，设备若出现任何异常，都必须迅速停机，待排除异常后，方可继续操作。

6. 维护保养

（1）在使用的过程中，应经常对电机、滚动轴承进行检查（电机温度不得高于65℃，滚动轴承轴承温度不得高于70℃）。

（2）设备长期闲置后首次使用或使用每隔6个月，应更换风机轴承处和输送机中的换润滑油。

（3）每年应对设备保养一次。

第二节 软化标准操作规程

一、洗润岗位标准操作规程

建立药材洗润岗位的标准操作规程，规范岗位操作。

1. 进入岗位 操作人员按《生产人员进入生产区管理程序》更衣，进入工作岗位。

2. 生产前准备

（1）接收批生产指令（明确产品名称、批号、数量、工艺要求）。

（2）岗位检查 ①检查场地：检查工作间是否有"清场合格证"，是否在清洁有效期内；是否存在与本批次无关的遗留物品；检查工作间的温度、相对湿度是否与生产相符，并进行记录。②检查文件：检查设备运行记录、岗位标准操作规程、设备标准操作规程、岗位清场操作规程是否齐全；检查并填写"生产交接班记录"；检查并填写岗位生产前确认记录；检查岗位生产记录、清场记录。③检查盛装物料的容器是否"已清洁"并在有效期内；检查计量器具应零点准确、计量范围合适，具检定《合格证》，并在有效期内。④检查水、电、汽是否正常；生产设备是否"完好""已清洁"。填写生产前检查记录。

（3）QA检查 QA检查合格后，将操作间的状态标志改为"生产运行"。

（4）接收物料 接收上工序流转物料，确认品名、批号、数量。

3. 洗药操作

（1）按《洗药机标准操作规程》进行操作，启动电源开关，打开饮用水阀门，开空车运转，一切正常后即开始投料清洗。

（2）将净选合格的药材按分档大小分别进行清洗。

（3）清洗好的药材放在周转箱内，根据药材的不同性质分别进行润制。

4. 润制操作

（1）检查润药机用水、蒸汽是否正常，一切正常后备用。

（2）将洗净药材放入润药机，按《润药机标准操作规程》操作。

（3）将润好的药材请QA检验，QA签字合格后，将净选后的物料置周转箱中，注明品名、批号、规格、数量、工号、日期，根据生产指令单内容，随流转卡递交到下道工序。

（4）填写生产记录，交生产管理人员。

5. 清洁工作 按《设备清洁规程》《容器具清洁规程》《生产器具清洁规程》《生产区清洁规程》进行清洁。

6. 清场　按《清场管理规程》进行清场。

7. 质量标准

（1）清洗后的药材要清洁干净，无异物、泥土、石块等杂质。

（2）浸润后的药材应润透，切断面无干心，含水量适中，无伤水现象。

二、洗药机标准操作规程

以 XY-900 型循环水洗药机为例。该洗药机可用于对直径 3～5mm 以上的根茎类、皮类、种子类、果实类、藤木类、贝壳类、矿物类等大部分菌藻类和化工原料类的清洗。其工作原理是传送机构经摩擦轮带动筒体做圆周运动，物料在向出料口推进的同时高压泵经喷淋管对物料进行冲洗，使之洁净。XY-900 型循环水洗药机准操作规程如下。

1. 准备工作

（1）岗位操作人员开机前必须熟悉本机的结构性能、工作原理、调整方法、操作方法及保养知识。

（2）检查设备：设备状态标志是否"完好""已清洁"，并在有效期内；电源接通后，开空车观察电机转向和输送机运行情况，若有异常情况，停机检查，正常后再运行。

2. 操作过程

（1）洗药机出料口放置料箱，打开总电源开关，打开水泵启动按钮。

（2）开机，上料，同时调节水压，使物料及时清洗。

（3）在机器开动时观察物料变化情况，随时调节水压和机器转向，以使物料充分清洗。

（4）操作完毕后，清洗机器内残留物，再关闭水泵和总电源开关。

（5）清洗后的泥沙和杂质及时清理。

3. 注意事项

（1）在使用过程中，应严格按标准操作规程进行操作；操作中，设备若出现任何异常，都必须迅速停机，待排除异常后，方可继续操作。

（2）运行时，电动机的温度要不超过 65℃，滚动轴的温度不得超过 70℃，若有异常应停机检查。

4. 维护保养

（1）每日生产结束后，对设备进行日常维护，检查设备完好，打扫洗药机表面卫生；检查管道连接螺栓、固定螺栓有无松动；检查管道连接、泵体无滴漏。电源线应保护完好，无破损，无漏电。仪表在有效期内。

（2）机器长时间搁置后首次使用或使用每隔 6 个月，应更换风机轴承处和输送机电机中的润滑油。

（3）严格遵守设备维修和保养制度，机器每年应做一次保养。

三、润药机标准操作规程

以 RY-750 型润药机为例。该润药机是利用减压抽真空的方法，操作时打开筒体，取出装料盘放入物料，关上门并压紧所有手紧，抽出药材组织间隙中的气体，使之接近真空，维持其真空度不变，喷水，使之迅速吸收到药材内部，达到传统方法润药相近的吸水量，使之润至可切。RY-750 型润药机标准操作规程如下。

1. 准备工作

（1）岗位操作人员开机前必须熟悉本机的结构性能、工作原理、调整方法、操作方法及保养知识。

（2）检查设备：设备状态标志是否"完好""已清洁"，并在有效期内；电源接通后，开空车观察电机转向和输送机运行情况，若有异常情况，停机检查，正常后再运行。

2. 操作过程

（1）装料　打开筒体门，取出装料盘放入药材，关上门并压紧所有手紧。

（2）参数设定　抽真空时间一般定在 20～50 分钟，软化（润药）时间一般定在 5～10 分钟范围内，根据不同药材的软化要求确定其软化（润药）时间，真空表上限压力定在 0～0.01MPa。按启动按钮，软化（润药）过程自动完成。

（3）运行过程　①打开总电源；②按启动按钮开机；③抽真空：放空阀关、真空阀开、真空泵开、蒸汽阀关、排污阀关、真空时间继电器计时（0～99 分钟）；④充蒸汽（真空时间继电器结束）：真空泵停、真空阀关、放空阀开、蒸汽阀开，真空表控制真空箱压力，真空箱内压力达到上限设定值；⑤浸润：蒸汽阀闭，软化（润药）时间继电器计时（0～99 分钟）；⑥蒸气阀关，放关阀开；⑦自动停机。

（4）操作结束后，取下运行标志牌，换上"待清洁"标志牌。

3. 清洁工作　按《设备清洁规程》进行清洁。

4. 清场　按《清场管理规程》进行清场。

5. 注意事项

（1）真空泵不得长期在非真空状态下运行。

（2）正常运行时，如真空表的指针未指向高真空度端（如 ≥0.07MPa），请检查箱门的密闭是否良好或蒸汽管、排污管的电磁阀是否处于关闭状态，出现故障及时排除。

（3）对于难软化的药材，一次软化不能满足要求时，可进行二次软化。

6. 维护保养

（1）本设备的轴承一般 6 个月应更换黄油一次。

（2）油泵箱油的牌号为 32# 液压油或专用液压油。

第三节　切制标准操作规程

一、切制岗位标准操作规程

1. 进入岗位　操作人员按《生产人员进入生产区管理程序》更衣，进入工作岗位。

2. 生产前准备

（1）接收批生产指令（明确产品名称、批号、数量、工艺要求）。

（2）岗位检查　①检查确认生产现场的清场合格证，确保生产现场在清洁有效期内；进入切制间对生产区域进行检查确认符合生产要求，确认生产现场无与本批生产无关物品，所有设备设施表面清洁无残留。②检查容器具是否"已清洁"，并在有效期内；检查计量器具应零点准确、计量范围合适，具检定《合格证》，并在有效期内。③设备检查：检查切药机及辅助设备的运转情况，转动部位润滑情况，刀片的锋利程度，空车试机，切制正常后，按工艺调节刀口至规定位置。④检查文件是否齐全。填写生产前检查记录。

3. 切制工作

（1）更改状态标识牌，改为"运行中"。

（2）根据《批生产指令》《产品生产工艺规程》《设备标准操作规程》进行生产操作。

（3）切后的药材进行挑选，不合格的返回重新切制至规定。

（4）将切制合格的片、段、丝、块等装入周转桶。挂《生产流转卡》，注明交接日期、接收量、完成量、交接岗位和操作人。

（5）QA 检查合格后，转入下一工序或中间站。

4. 清场

（1）按《切制岗位清场标准操作程序》进行清场。对操作间场地、设备及工具、进行清洁。

（2）通知 QA 进行清场检查。

5. 记录　填写生产记录、清场记录、设备运行记录。

二、磨刀机标准操作规程

以 ZMD－360 型自动磨刀机为例。该自动磨刀机工作原理是切刀固定于工作台的刀架上，工作台由曲柄连杆与齿轮条组合机构驱动实现横向进给。转动进给部分手柄由丝杆、螺母机构实现纵向进给，从而实现刃磨的目的。ZMD－360 型自动磨刀机标准操作规程如下。

1. 准备工作

（1）岗位操作人员开机前必须熟悉本机的结构性能、工作原理、调整方法、操作方法及保养知识。

（2）设备检查　检查设备的标态标识是否为"完好""已清洁"，并在有效期内；检查动力装置中蜗轮箱内的机油是否达到蜗杆轴杠，机油必须清洁，各润滑系统应加注润滑油；检查杯形砂轮端面是否伸出护罩，保证伸出 8～10mm；检查电器系统是否完好，电动机有无受潮。接通电源后，应先进行空转，检查砂轮旋向是否与指示牌相符，检查各转动部位是否灵活、正常、有无异声，如发现有异声应及时停车排除。

2. 磨刀操作

（1）把切刀装在刀架上，并使切刀前端伸出刀架 30mm 左右（若伸出太长，刚性不好，容易发震；若伸出过短，砂轮容易碰伤导轨），根据切刀角度要求调整刀架角度。

（2）打开冷却水泵，并调整喷头使冷却水刚好喷在磨削区内。

（3）纵向进刀，转动手柄。每次进刀量不易过大，磨至无火花时方可再次进刀。

（4）刀片磨好，操纵手柄退回刀架。

（5）操作结束后，关闭磨刀机，关闭喷水泵，关闭总电源，取下刀片。

3. 注意事项

（1）所有调整必须在停机状态下进行，严禁在运行状态下进行。

（2）操作时严禁工作台接触砂轮。

（3）冷却水应经常更换，并清除冷却水箱中的污物。

三、直线往复式切药机标准操作规程

以 QY 往复式切药机为例。该切药机可用于所有叶、皮、根、藤、草和大部分果实、种子类药材的切制加工，可切制规定范围内的片、段、条等类型的饮片。该机由电机、机架、曲轴机构、切刀机构、输送带、步进机构和压料机构等组成，曲轴机构与切刀机构产生上下切刀动作，曲轴机构轴端装有连杆与步进机构相连，步进机构带动输送带做步进移动，同时还与压料机构连接，压料机构上装有压紧装置，在同步推动物料的同时能自动适应被切物料的厚度，切刀直落在输送带上切断物料。QY 万能切药机标准操作规程如下。

1. 准备工作

（1）岗位操作人员开机前必须熟悉本机的结构性能、工作原理、调整方法、操作方法及保养知识。

（2）设备检查 检查切药机是否具有"完好""已清洁"标志牌，并确认在清洁有效期内；开车前按要求在各润滑位置加润滑油；检查刀刃是否磨钝，如有缺口或磨钝磨好后再使用；按生产工艺调整切片的厚度；通电前检查电器系统是否完好，通电后空机运转，观察有无异常，若有故障及时排除。

（3）设备调整

1）开机与停机 先确认机器上无非切制物料，安装安全罩，打开总电源开关，点动启动按扭，机器开始工作。停机时，点动停机按钮，关闭总电源开关。

2）卸刀与装刀 取下出料斗，用板手拧开压刀块螺母，取下切刀，再装好压刀块。装刀时，将切刀置于刀架杆的钩头并紧贴刀架杆，拧紧压刀块螺母。

3）切断长度调整 拧松偏心调节块压板螺母，转动调节丝杆，偏心轴远离皮带轮中心，切断长度变大，反之则变小。切断长度调整后应拧紧偏心调节块压板螺母。

4）切刀深度调节 切刀切入输送带深度以正好切断物料为宜。调整时，用扳手拧松刀架机构大螺母，每次调整大螺母1/4周后，都要用手转动皮带轮，使切刀缓慢向下运动，观测刀刃切入输送带的深度，同时直接将需要切制的物料置于切刀的两侧，观察切断情况，直到合适为止。

5）磨刀 为提高切制效率，每使用半天需磨刀一次，并需确保刀刃的直线度不大于 0.3mm。

6）输送带位置偏移调整 让输送带的标记点运转一周，若有偏移应及时调整。调整方法：输送带偏移侧螺栓张紧，另一侧放送，每次调整螺栓转动不宜超过1/4周。输送带在出料端的偏移一般不得超过5mm。

7）切刀频率调节 根据切制负荷及时调节切刀频率。旋转变频器控制板上的旋钮，可提高或降低切刀工作频率，该频率在机器启动前后均可调整。

2. 操作过程

（1）开机后，上料，上药要均匀，厚度适当，切忌厚度不匀。

（2）运行中应及时清理输送带下侧物料，避免黏性物料带至切刀下侧切伤或切断输送带，或导致输送带左右偏移。

（3）工作结束后，关闭开关，切断电源。

（4）操作结束后，取下运行标志牌，换上"待清洁"标志牌。

3. 清洁工作 按《设备清洁规程》进行清洁设备。

4. 清场 按《清场管理规程》进行清场。

5. 注意事项

（1）调节刀距前一定要关闭电闸，确保安全。

（2）更换品种前要清洁齿轮，清洁齿轮前要将刀片卸掉；机器长时间不用时也要卸掉刀片。

6. 维护保养

（1）切药机所有摩擦面应定期进行润滑，以保证机器寿命。

（2）各轴承使用3#钙基脂润滑，每6个月润滑一次。各黄油嘴每班加3#钙基脂一次，其余滑动摩擦面，每班加30#机油两次，链条部分每班加植物油一次。

四、旋转式切药机标准操作规程

以立式气动盘式切药机为例。该切药机适用于根块状及果实类中药材饮片切制。其工作原理是物料从盘中投料口投入，在压缩空气的作用下与转盘接触，当转盘切刀经过物料时被切成片状。立式气动盘式切药机标准操作规程如下。

1. 准备工作

（1）岗位操作人员开机前必须熟悉本机的结构性能、工作原理、调整方法、操作方法及保养知识。

（2）设备检查　检查切药机是否具有"完好""已清洁"标志牌，并确认在清洁有效期内；开车前按要求在各润滑位置加润滑油；通电后空机运转，观察有无异常，若有故障及时排除。

（3）设备调整

1）根据物料所需厚度，调整刀片与物料之间的距离。

2）调刀：松开手把，松开旋转盘上固定的两个螺丝，打开视孔盖，旋转手轮调到要求的位置，将手把及固定螺丝拧紧。

3）打开料斗盖，取下刀片压板，将刀片斜面朝外置于装刀平面上，装上刀片压板和压紧螺母，使刀刃接近转盘的推料块，调整好间隙，拧紧压紧螺母，用手转动转盘，灵活自如即可。

2. 操作过程

（1）启动设备、启动气泵。

（2）旋转气压开关把压料板提起，放入物料。

（3）反方向旋转气动开关压紧压料板，完成切制过程。

（4）操作结束后，关闭设备，关闭总控开关。

3. 清洁工作　按《设备清洁规程》进行清洁设备。

4. 清场　按《清场管理规程》进行清场。

5. 注意事项

（1）为提高生产效率和成品率，应保持刀片的锋利，保证切片质量。

（2）若发生意外使转盘卡死，应立即停机并拉下电闸进行检查，及时排除故障。

（3）定期进行保养，检查各部位油脂情况。

6. 维护保养　经常检查零部件是否松动，三角带松紧调整是否适宜，旋转刀盘是否有异声、异物。

第四节　人工干燥标准操作规程

一、干燥岗位标准操作规程

1. 进入岗位　操作人员按《生产人员进入生产区管理程序》更衣，进入工作岗位。

2. 生产前准备

（1）接收批生产指令（明确产品名称、批号、数量、工艺要求）。

（2）岗位检查　①检查场地：检查工作间是否有"清场合格证"，是否在清洁有效期内；是否存在与本批次无关的遗留物品，必要时清洁；检查工作间的温度、相对湿度是否与生产相符，并进行记录。②检查文件：检查设备运行记录、岗位标准操作规程、设备标准操作规程、岗位清场操作规程是否齐全；检查并填写"生产交接班记录"；检查并填写岗位生产前确认记录；检查岗位生产记录、清场记录。③检查盛装物料的容器应清洁，有《生产流转卡》，且品名、规格与生产指令一致；检查计量器具应零点准确、计量范围合适，具检定《合格证》，并在有效期内；④检查设备应清洁、运转无异常，填写设备运行牌。填写生产前检查记录。

（3）更换品种及规格或换批号时，请 QA 检查员做生产前再确认，合格后，QA 检查员在《批生产记录》相应位置签字。

（4）摘掉绿色的《清场合格证》，填写生产运行牌。

3. 操作过程

（1）根据干燥物品的质地、大小厚薄等，将需干燥的药材均匀的平铺在烘干机的不锈钢托盘上。

（2）开启风机，待恒温度升至规定要求后，开始记录温度和时间。

（3）待干燥达到要求后，关闭总停开关，开启排风，自然降温到规定温度以下，出料。

（4）将干燥后的药材装于洁净的包装袋或周转桶中，称重，进行物料平衡和收率计算，挂《生产流转卡》，注明交接日期、接收量、完成量、交接岗位和操作人。

（5）由 QA 检查合格后，转入下一工序或中间站。

4. 清场

（1）按照《干燥岗位清场标准操作规程》清场。对生产场地、设备及工具进行清洁。

（2）通知 QA 进行清场检查。

二、热风循环烘箱标准操作规程

热风循环烘箱适用于中药饮片的干燥。其工作原理是利用电加热管进行加热，用风机吹风循环的方式加热空气，通过电加热管的开关和排湿口，来调节箱内温度。热空气经过烘盘与物料进行热量穿透。新鲜空气从进风口进入烘箱进行补充，湿热空气通过排湿口排出箱外，使物料得以干燥。

1. 准备工作

（1）岗位操作人员开机前必须熟悉本机的结构性能、工作原理、调整方法、操作方法及保养知识。

（2）设备检查　检查烘箱是否具有"完好""已清洁"标志牌，并确认在清洁有效期内；打开电源开关，注意指示灯是否指示；按下风机按钮，并检查风机转向是否正确；开机后温度数字显示调节仪上显示的数字即为烘箱内部温度值。

2. 操作过程

（1）打开循环烘箱门，将装放盘子的小车拉出。

（2）将需干燥的饮片放到盘子内，然后将盘子自上至下依次放到小车上。

（3）将小车推入烘箱，关门锁定。

（4）打开电源开关。

（5）设定温度：恒温控制设定为：按"转换开关"当它转换到设定模式时松手，此时即可设置温度使设定值达到工艺规程所需的恒温数值（仪表将根据所设定的恒温数值自动开、关加热器）。

（6）启动风机。

（7）打开加热开关。

（8）打开排湿开关：当温度到达设置的恒温数值时，打开排湿旋钮。

（9）干燥过程中，每小时翻盘一次，翻盘时，由下至上依次翻盘。

（10）干燥完毕时，停机操作程序：关掉排湿开关——关掉加热开关——20分钟后关掉风机——关掉总电源。

（11）打开烘箱门，将装药的小车拉出，由下至上依次将干燥好的饮片存放到指定的容器中。

（12）将饮片运到下道工序。按清洁程序对设备进行清洁。

（13）填写设备运行及生产记录。

3. 清洁工作　按《设备清洁规程》进行清洁设备。

4. 清场　按《清场管理规程》进行清场。

 知识链接

各生产工序工艺条件控制点

工序	监控点	QA 监控项目	频次
领、配料	原、辅料	称量，复核批号、品名、主原辅料数量、检验报告	每批
净选前药材	中药材	真伪、优劣、规格、数量、等级	每件
净选	中药材	去除杂质、异物、非药用部位	定时/每班
洗药	中药材	水质、流动水、洗净度（避免水分流失）	定时/每班
切制	切制	长度、厚度、大小、片型	每批
干燥	中间品、饮片待包装品	温度、时间、水分、无焦、半成品交接检验报告单、称量	随时/每班随时/每班

第五节　炒制标准操作规程

一、炒制岗位标准操作规程

1. 进入岗位　操作人员按《生产人员进入生产区管理程序》更衣，进入工作岗位。

2. 生产前准备

（1）接收批生产指令（明确产品名称、批号、数量、工艺要求）。

（2）岗位检查　①检查场地：检查工作间是否有"清场合格证"，是否在清洁有效期内；是否存在与本批次无关的遗留物品，必要时清洁；检查工作间的温度、相对湿度是否与生产相符，并进行记录。②检查文件：检查设备运行记录、岗位标准操作规程、设备标准操作规程、岗位清场操作规程是否齐全；检查并填写"生产交接班记录"；检查并填写岗位生产前确认记录；检查岗位生产记录、清场记录。③检查盛装物料的容器应清洁，有《生产流转卡》，且品名、规格与生产指令一致；检查计量器具应零点准确、计量范围合适，具检定《合格证》，并在有效期内；④检查设备：检查设备是否有"完好""已清洁"状态标志牌，空机运转无异常。填写生产前检查记录。

（3）更换品种及规格或换批号时，请 QA 检查员做生产前再确认，合格后，QA 检查员在《批生产记录》相应位置签字。

（4）摘掉绿色的《清场合格证》，填写《生产运行牌》。

3. 操作过程

（1）预热，按《设备标准操作规程》操作，按生产指令、《产品工艺规程》加工产品。

（2）开启捕吸尘装置及换气扇，以保证操作间内良好的工作环境及适应的温度。

（3）按工艺要求在炒药机中加入药材或辅料，按正向转动开关，在出料口放不锈钢接料槽。炒至该品种所规定的性状要求（颜色、体积、气味等）时，按停止键，待机器停下后，再启动反向开关，炒药机倒转，机内螺旋将炒好的药自动旋出，进入接料槽。如炒炭，待出锅前喷洒清水，以灭火星，及时散热，防复燃。

（4）按停止按钮，炒药机停转，待温度降低。

（5）将已冷却的药物产品由 QA 检查合格后，装入不锈钢桶，称重，进行物料平衡和收率计算。挂《生产流转卡》，注明交接日期、接收量、完成量、交接岗位和操作人。

（6）QA 检查合格后，转入下一工序或中间站。

4. 清场

（1）按照《炒制岗位清场标准操作程序》进行清场。对生产场地，炒药机及各种工具进行清洁。

（2）通知 QA 进行清场检查。

5. 记录 填写生产记录、清场记录、设备运行记录。

6. 质量标准 炒制的饮片应符合工艺质量标准。

二、滚筒式炒药机标准操作规程

1. 准备工作

（1）岗位操作人员开机前必须熟悉本机的结构性能、工作原理、调整方法、操作方法及保养知识。

（2）设备检查 检查炒药机是否有"完好""已清洁"标志牌，且在清洁有效期内；检查锅筒、减速器、排风口、电器等是否完好无损，各紧固件是否紧固，并对润滑部位注润滑油；检查电源是否正常，运动部位有无障碍物，滚轮锅圈是否清洁无污物；开机空车运转，检查锅体运转情况是否正常；启动吸尘器使吸尘器正常运转。

2. 操作过程

（1）打开总控开关，接通电源。根据饮片要求，通过转数调节器，控制锅体转速，并通过调节温控装置，设定温度。

（2）开机使锅体顺时针旋转，打开加热开关，打开风机，将风机风量调至最小，由小到大调节风机风量，升温半小时左右，待达到工艺所需温度时，再进行炒制。

（3）炒制时，锅体正向运行，将上部进料口打开，倒入饮片，随时检查饮片质量（若是加辅料炒，将上部进料口打开后，先将辅料加入锅体内预热，再把饮入倒入锅内）。

（4）饮片炒至规定程度后，用倒顺开关使锅体逆向旋转，从下部接料。若为加辅料炒，需及时筛去辅料。

（5）关闭开关，停止加热。

（6）让锅体空转10～20分钟，降低其温度以防止锅体变形。

（7）停机，关闭风机，关闭总电源。

（8）填写设备运行记录及生产记录。

3. 清洁工作 按《设备清洁规程》进行清洁设备。

4. 清场 按《清场管理规程》进行清场。

5. 维护保养

（1）每班从加油点往齿轮上加润滑油一次，选用齿轮油或20#机油或食用油均可。

（2）涡轮、涡杆及轴承内润滑脂每6个月更换一次，选用钙基润滑脂。

（3）机器长期停用时，应在两轧辊表面涂抹少量食物油防锈。

即学即练 14－1

滚筒式炒药机炒制药物完毕后，是否应立即停机？

答案解析

第六节　煅制标准操作规程

一、煅制岗位标准操作规程

1. 进入岗位 操作人员按《生产人员进入生产区管理程序》更衣，进入工作岗位。

2. 生产前准备

（1）接收批生产指令（明确产品名称、批号、数量、工艺要求）。

（2）岗位检查　①检查场地：检查工作间是否有"清场合格证"，是否在清洁有效期内；是否存在与本批次无关的遗留物品，必要时清洁；检查工作间的温度、相对湿度是否与生产相符，并进行记录。②检查文件：检查设备运行记录、岗位标准操作规程、设备标准操作规程、岗位清场操作规程是否齐全；检查并填写"生产交接班记录"；检查并填写岗位生产前确认记录；检查岗位生产记录、清场记录。③检查盛装物料的容器应清洁，有《生产流转卡》，且品名、规格与生产指令一致；检查计量器具应零点准确、计量范围合适，具检定《合格证》，并在有效期内。④检查设备：检查设备有"完好""已清洁"标态标志牌，且在清洁有效期内，空机运转无异常。填写生产前检查记录。

（3）更换品种及规格或换批号时，请QA检查员做生产前再确认，合格后，QA检查员在《批生产记录》相应位置签字。

（4）摘掉绿色的《清场合格证》，填写《生产运行牌》。

3. 操作过程

（1）按《设备标准操作规程》操作设备，按生产指令、《产品工艺规程》和煅制岗位操作方法加工产品。

（2）开启捕吸尘装置及换气扇，以保证操作间内良好的工作环境及适应的温度。

（3）将药物放入煅药机中，按工艺要求煅制。

（4）按停止按钮，煅药机停止运行后，待到室温将物料取出，放入不锈钢盘中，置凉。

（5）将已冷却的药物装入洁净的不锈钢桶中，称重，进行物料平衡和收率计算，挂《生产流转卡》，注明交接日期、接收量、完成量、交接岗位和操作人。

（6）QA 检查合格后，转入下一工序或中间站。

4. 清场

（1）按照《煅制岗位清场标准操作规程》进行清场，对生产场地，设备、工具进行清洁。

（2）通知 QA 进行清场检查。

5. 记录　填写生产记录、清场记录、设备运行记录。

6. 质量标准　煅制的饮片应符合工艺质量标准。

二、煅药机标准操作规程

以 DYJ - 600 型煅药机为例。该煅药机用于中药饮片的煅制加工。其工作原理是利用热管加热，在密封性与耐高温性比较好的炉膛内发热，将温度迅速升高利用高温将锅内的物料煅至所需程度。

1. 准备工作

（1）岗位操作人员开机前必须熟悉本机的结构性能、工作原理、调整方法、操作方法及保养知识。

（2）设备检查　检查煅药机是否有"完好""已清洁"标志牌，且在清洁有效期内；检电源和接电装置是否安全，控制箱电器是否正常。空车检查各运动部位的运转情况是否正常，发现故障及时排除。

2. 操作过程

（1）打开锅盖，在锅内放入药材，将锅盖好。

（2）打开总控开关，设置煅药所需要的温度。

（3）按下加热按钮，达到设定温度后设备将自动停止加热。

（4）待温度降低至常温，打开锅盖，用器具将物料取出，出料完毕。

（5）填写设备运行记录及生产记录。

3. 清洁工作　按《设备清洁规程》进行清洁设备。

4. 清场　按《清场管理规程》进行清场。

5. 注意事项

（1）加热和煅制过程中禁止打开锅盖。

（2）煅制结束后待温度降低至常温，方可打开锅盖，并用器具将物料取出。

（3）严禁在设备运行时用手或身体某部分靠近锅体附近，避免烫伤。

6. 维护保养

（1）本机为电加热，电控箱及电器元件、仪表的检查及维护及易损件的更换必须由具备电器与安全专业的技术进行，并且原则上有两人。

（2）该设备每使用 800 ~ 1000 小时，进行一次检查。

第七节　蒸煮制标准操作规程

一、蒸煮制岗位标准操作规程

1. 进入岗位　操作人员按《生产人员进入生产区管理程序》更衣，进入工作岗位。

2. 生产前准备

（1）接收批生产指令（明确产品名称、批号、数量、工艺要求）。

（2）岗位检查 ①检查场地：检查工作间是否有"清场合格证"，是否在清洁有效期内；是否存在与本批次无关的遗留物品，必要时清洁；检查工作间的温度、相对湿度是否与生产相符，并进行记录。②检查文件：检查设备运行记录、岗位标准操作规程、设备标准操作规程、岗位清场操作规程是否齐全；检查并填写"生产交接班记录"；检查并填写岗位生产前确认记录；检查岗位生产记录、清场记录。③检查盛装物料的容器应清洁，有《生产流转卡》，且品名、规格与生产指令一致；检查计量器具应零点准确、计量范围合适，具检定《合格证》，并在有效期内；④检查设备：检查设备有"完好""已清洁"标态标志牌，且在清洁有效期内，空机运转无异常。填写生产前检查记录。

（3）更换品种及规格或换批号时，请QA检查员做生产前再确认，合格后，QA检查员在《批生产记录》相应位置签字。

（4）摘掉《清场合格证》，填写《生产运行牌》。

（5）从上一工序接到半成品或持批生产记录到中间站领取半成品进行蒸煮，所需辅料需操作工持限额领料单到原材料辅料库领取。半成品应有QA人员确认的"流转证"，辅料有质检部检验合格的检验报告单。

3. 蒸、煮制操作过程

（1）取待炮制品，按《设备标准操作规程》操作设备，按生产指令、《产品工艺规程》进行加工。

（2）蒸、煮过程中，随时检查压力表的读数，禁止超过0.09MPa。

（3）蒸、煮结束时，先关闭汽源，稍晾后再打开锅盖，防止烫伤。

（4）晾凉后，装入周转箱，进行物料平衡和收率计算，挂《生产流转卡》，注明交接日期、接收量、完成量、交接岗位和操作人。

（6）QA检查合格后，转入下一工序或中间站。

4. 清场

（1）按照《岗位清场标准操作规程》进行清场，对生产场地，设备、工具进行清洁。

（2）通知QA进行清场检查。

5. 记录 填写生产记录、清场记录、设备运行记录。

6. 质量标准 蒸（煮）制的饮片应符合工艺质量标准。

二、可倾式蒸煮锅标准操作流程

以ZYG-700型可倾式蒸煮锅为例，该设备为带盖的不锈钢蒸煮锅，锅体夹层装有安压力保护排气阀。其工作原理是通过装有蒸汽夹套的锅体，分别向夹套和锅体内通入蒸汽，利用蒸汽改变药性，从而达到炮制规范的要求。蒸药时，将蒸汽直接从底部中心气管输入锅内蒸烧，同时平层内放入适量蒸汽，使内胆保温，减少锅胆内壁回水，必要时将回水烧干；煮药时，锅内放水，中心气管输入蒸汽煮烧，夹层内放入的蒸汽只起保温作用。

1. 准备工作

（1）岗位操作人员开机前必须熟悉本机的结构性能、工作原理、调整方法、操作方法及保养知识。

（2）设备检查 检查蒸煮锅是否有"完好""已清洁"标志牌，且在清洁有效期内；检电源和接电装置是否安全，控制箱电器是否正常。合上电控箱内漏电保护开关，打开电源总开关，检查急停开关完好；开动电控箱的进料出料点动按钮，检查电机限位开关等控制元件是否正常。

2. 操作过程

（1）打开总控开关，开启时间设定开关，根据药材的蒸煮时间要求设定蒸煮时间。

（2）开启限位开关，待锅倾斜到位后，放入物料。

（3）锅体转到直立位时，盖上锅盖。

（4）关闭放药液阀门，开启中心进汽阀门和夹层进汽阀门，通入蒸汽（内、外两层可同时通入）进入蒸煮。

（5）蒸煮时间到，电蜂鸣报警提示操作工出料。

（6）蒸煮完成，及时关闭蒸汽阀门，先打开锅盖，点动电控箱出料按钮，待出料完毕。

（7）填写设备运行记录及生产记录。

3. 清洁工作　按《设备清洁规程》进行清洁设备。

4. 清场　按《清场管理规程》进行清场。

5. 注意事项

（1）锅体倾斜时，操作人员尽量远离锅体的倾斜方向，防止锅体内的热水伤人。

（2）蒸汽管路要求连接安全，防止蒸汽泄露伤人。

（3）严禁不打开锅盖启动出料按钮。

6. 维护保养

（1）每月对设备、管道上所有螺母、螺栓和紧固件进行检查，如有松动要及时紧固。

（2）每月对设备进出管道、阀门进行一次检查，如有滴漏、失灵现象及时修理更换，如有堵塞及时疏通。

（3）每月对设备转动部分进行一次润滑。

▶▶ 实例分析

　　实例　2019 年 3 月，某省药监局对其公司进行检查时发现如下问题：生产车间开始生产前，未对前次清场情况进行确认，车间内留有过期的清场合格证；生产设备清洁不够或未清洁，如净洗间正在操作天冬（批号 180424），现场还留有 2018 年 2 月的清场合格证等，切制间的剁刀式切药机 QYJ−200C 型未清洁，但标为待机状态；淡豆豉饮片包装标签未注明药材生产企业名称、生产批号、生产日期；中药饮片未按照国家药品标准炮制等多项问题。

　　问题　生产车间开始生产前应进行哪些准备？

答案解析

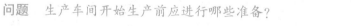目标检测

答案解析

一、**X 型题**（请从 ABCDE 五个备选答案中选出两个或两个以上正确答案）

1. 炒制生产岗位在生产前应进行检查，检查内容主要包括（　　）

　　A. 检查场地　　　B. 检查文件　　　C. 检查设备　　　D. 检查容器具　　　E. 检查计量器具

2. 煅药机的操作过程包括（　　）

　　A. 打开锅盖，在锅内放入药材，将锅盖好

B. 打开总控开关，设置煅药所需温度

C. 按下加热按钮，达到设定温度后设备将自动停止加热

D. 待温度降低至常温

E. 打开锅盖，用器具将物料取出，出料

书网融合······

知识回顾　　　习题

附录 I

炙甘草生产工艺规程

文件名称	炙甘草饮片生产工艺规程			文件编码	
起草人		起草日期	年　月　日	编制部门	生产部
审核人		审核日期	年　月　日	分发部门	质量部、生产部
批准人		批准日期	年　月　日	执行日期	年　月　日

1. 目的　建立炙甘草饮片生产工艺规程，使产品生产规范化、程序化。

2. 依据　《中华人民共和国药典》2020 年版（一部）。

3. 范围　炙甘草饮片的生产。

4. 责任　生产部经理、质量部经理、岗位操作人员、QA。

5. 内容

5.1　产品概述

【产品来源】　甘草

【汉语拼音】　Gancao

【拉丁名】　GLYCYRRHIZAE RADIX ET RHIZOMA

【来源】　本品为豆科植物甘草 *Glycyrrhiza uralensis* Fisch. 胀果甘草 *Glycyrrhiza inflata* Bat. 或光果甘草 *Glycyrrhiza glabra* L. 的干燥根和根茎。春、秋二季采挖，除去须根，晒干。

【规格】　饮片

【包装规格】　高压聚乙烯袋包装，××kg/袋、××kg/袋、××kg/袋、××kg/袋

【产品性状】　本品呈类圆形或椭圆形切片。外表皮红棕色或灰棕色，微有光泽。切面黄色至深黄色，形成层环明显，射线放射状。略有黏性。具焦香气，味甜。

【性味与归经】　甘，平。归心、肺、脾、胃经。

【功能与主治】　补脾和胃，益气复脉。用于脾胃虚弱，倦怠乏力，心动悸，脉结代。

【用法与用量】　2～10g。

【注意】　不宜与海藻、京大戟、红大戟、甘遂、芫花同用。

【贮藏】　置通风干燥处，防潮。

【复检周期】　×年

5.2　生产、包装操作要求

【工艺流程】　甘草药材→净制→洗润→切制→干燥→筛选→蜜炙→包装→炙甘草饮片。

【操作过程及工艺参数说明】

岗位	操作过程	标准操作规程
领料	按生产指令、领料单领取物料，称量并复核	
净选	操作人员将甘草原药材放入挑选操作台上进行净选，挑出霉变、虫蛀、非药用部位及泥沙杂质等。必要时进行大小分档	净制岗位标准操作规程

岗位	操作过程	标准操作规程
洗润	将甘草置于长槽中淋洗至无泥沙；真空润药机润制：洗净的甘草置于真空润药机中，真空表上限压力设定在××MPa，保压××分钟，设置温度××℃，润制××分钟。药材润至规定程度取出	洗润岗位标准操作规程
切制	将润制后的甘草置于万能切药机中切厚片	切制岗位标准操作规程
干燥	晒干，每隔××小时翻动一次，干燥完成后水分应不得过××%，装入周转桶、称重，转入中间站或下道工序。 热风循环烘箱干燥：将切制后的甘草放入烘箱托盘内，厚度应在××cm内，铺平、铺匀，干燥温度设置××℃，将烘盘推入干燥箱内，温度达到设定温度后计时，干燥一定时间进行倒盘、翻动，使干燥均匀，热风循环烘箱干燥×小时，干燥完成后，干燥箱内湿度为××，取出晾凉，装入周转桶，称重，转入中间站或下道工序	干燥岗位标准操作规程
筛选	将干燥后的甘草置于变频式药用振动筛中筛选，频率为××Hz，将合格的物料用物料长槽收集。将筛除碎屑用废弃物料桶收集	筛选岗位标准操作规程
炼蜜	将蜂蜜置锅内，加适量清水，蜂蜜与水的比例为x:y，加热至沸，撩去浮沫，再用四号筛滤过，趁热滤去杂质，再放入锅内，继续加热，炼制成中蜜。 中蜜：蜂蜜加热至××℃，含水量××%，相对密度××左右。用手捻之有黏性，两手指分开时无长白丝出现	辅料制备岗位标准操作规程规程
蜜炙	将甘草置于周转桶内，取炼蜜加入适量沸水稀释后，（炼蜜与沸水的比例为x:y）淋到甘草上拌匀，闷透××小时，置炒药机中，用文火炒制不粘手。（待炮制品:炼蜜＝x:y）设置炒药机转数××r/min，设置温度××℃，当达到设定温度时炒制××分钟，炒制表面黄色至深黄色，略有粘性。具焦香气，味甜	炙制岗位标准操作规程
包装	领取包装材料和合格证，将接收物料放到操作台上，根据批包装指令中包装规格称重、包装	包装岗位标准操作规程

【质量监控】

岗位	监控项目	监控标准	岗位检查	QA监控
备料	原辅料	放行手续齐全	每批	一次/批
	原料名称、重量	与生产指令一致		
净选	无霉变虫蛀及泥沙杂质和非药用部位	无霉变虫蛀、无泥沙杂质及非药用部位	随时	随时/批
洗	无泥沙	用白色滤纸吸拭，滤纸颜色应无明显变化	随时	随时/批
润	质地	手掰可弯曲，且不易折断	一次/箱	一次/箱
切制	厚片2~4mm	超过标准片厚的不得过××%	随时	随时/批
干燥	水分	水分不得过××%	随时	随时/批
筛选	碎屑率	碎屑率不得过××%	随时	随时/批
蜜炙	色泽、性状	表面黄色至深黄色，略有黏性具焦香气，味甜	随时	一次/锅
包装	合格证聚乙烯袋	每袋贴合格证内容完整包装袋封口严密，无夹药、漏药	随时	随时/批

【质量标准】

序号	名称	质量标准（文件编号）	备注
1	甘草药材质量标准		
2	炙甘草中间品内控质量标准		
3	炙甘草待包装品质量标准		
4	炙甘草成品质量标准		
5	包装材料质量标准		
6	标签质量标准		

5.3　设备一览表

序号	设备名称	设备型号	备注
1	润药机		
2	万能切药机		
3	热风循环烘箱		
4	变频式药用振动筛		
5	炒药机		
6	快速脚踏封口机		

5.4　消耗定额
【物料、包材、合格证消耗定额】

序号	品名	规格	理论投料量	规格损耗率	消耗定额
1	炙甘草				
2	高压聚乙烯袋	××kg/袋 ××kg/袋 ××kg/袋 ××kg/袋			
3	合格证				

【动力消耗定额】

名称	单位	批用量	损耗率	实际用量	备注
电	千瓦·小时	×/100kg			
水	吨	×/100kg			

5.5　岗位定员

序号	岗位	定岗人员	备注
1	净制		
2	洗润		
3	切制		
4	干燥		
5	筛选		
6	辅料制备		
7	炙制		
8	包装		

5.6　工艺卫生

名称	编号	名称	编号
生产区环境卫生管理规程		卫生状态标志管理规程	
生产车间人员个人卫生管理规程		清场管理规程	
生产区工艺卫生管理规程		清洁用品、用具管理规程	
生产废弃物管理规程		异常情况清洁管理规程	

5.7　成品率、损耗率、物料平衡

$$成品率（\%）=\frac{成品量（kg）}{药材投料量（kg）}\times100\%$$　　本品成品率≥×××%

$$挑选耗率（\%）=1-\frac{挑选后净药材量（kg）}{药材投料量（kg）}\times100\%$$　　本品损耗率≤×××%

$$加工耗率（\%）=1-\frac{包装来料量（kg）}{挑选后净药材量（kg）}\times100\%$$　　本品损耗率≤×××%

$$包装耗率（\%）=1-\frac{包装成品量（kg）}{包装来料量（kg）}\times100\%$$　　本品包装损耗率≤×××%

$$物料平衡（\%）=\frac{实际值（kg）}{理论值（kg）}\times100\%$$　　物料平衡：×××%

5.8　技术安全及劳动保护

5.8.1　生产前对生产区及设备进行检查，确认各个岗位清场已合格。

5.8.2　生产中途停电或有异常声响时，应立即关闭机器设备。

5.8.3　凡电器设备只能由电工维修，操作人员不得私自修理电器。

5.8.4　各岗位的机器、设备由专人操作，非指定人员不得擅自开动。

5.8.5　开机前试车无异常，方可进行正常操作。

5.8.6　压力容器操作时，必须随时注意控制蒸汽压力小于容器安全压力的80%。

5.8.7　压力仪表定期进行检验。

5.8.8　生产过程中严禁脱岗或委托他人代班。

5.8.9　下班时切断电源。

5.8.10　建立健全交接班制度、质量事故管理规程、设备维修保养管理规程，确保安全生产。

5.9　综合利用与三废处理

5.9.1　废水：本产品生产过程中洗药、清洗设备用水为饮用水，清洗设备废水符合排放标准。

5.9.2　废气：生产中无废气产生。

5.9.3　废弃杂质：作为垃圾处理。

附录 II

相关生产记录

附表 1 设备运行记录

文件编号:

日期	设备名称	型号	生产记录					使用者签名
			物料名称	产品	批号	运行时间 (h)	运行状态	

注:①正常运行:用"√";②停运待修:用"?";③故障抢修:用"!";④日常小修:用"△";⑤计划大修:用"–"

附表 2 设备清洗记录

文件编号:

设备名称	清洗处理过程记录	清洗方法	清洗结果	操作者	复核人	清洗时间

附表 3 清场记录

文件编号:

清场前产品名称:		清场前产品批号:		
清场工序:		清场时间:		
清场内容	清场结果	清场人	检查结论	QA 检查员签字
机器、设备是否整洁完好				
工器具是否清洁并摆放有序				
地面、墙面、灯具、天棚等是否清洁				
回风口是否清洁				
文件系统是否整洁完好				
物料是否做处理(退库或入中转站等)				
其他检查项目是否合格				
备注:				

附表 4 中药材筛选岗位生产记录

文件编号：

执行标准			生产日期		检查人		复核人	
清场合格标志			设备容器具 清洁完好		计量器具符合 要求		其他	

物料名称	生产批号	重量（kg）	批生产时间（min）	过筛分等	成品（kg）	收率（%）	操作者	备注

操作要点记录：

附表 5 中药材洗药岗位生产记录

文件编号：

执行标准			生产日期		检查人		复核人	
清场合格标志			设备容器具 清洁完好				其他	

物料名称	生产批号	重量（kg）	批生产时间（min）	过筛分等	操作者	备注

操作要点记录：

附表6 中药材切制岗位生产记录

文件编号：

执行标准		生产日期		检查人		复核人	
清场合格标志		设备容器具清洁完好		计量器具符合要求		其他	

物料名称	生产批号	重量（kg）	切制规格（mm）	切制时间（min）	成品（kg）	收率（%）	操作者	备注

操作要点记录：

附表7 中药饮片干燥岗位生产记录

文件编号：

执行标准		生产日期		检查人		复核人	
清场合格标志		设备容器具清洁完好		计量器具符合要求		其他	

物料名称	生产批号	重量（kg）	干燥（℃）	干燥时间（min）	排潮间隔（min）	成品（kg）	操作者	备注

操作要点记录：

附表 8　中药饮片炒制岗位生产记录

文件编号：

执行标准		生产日期		检查人		复核人	
清场合格标志		设备容器具清洁完好		计量器具符合要求		其他	

物料名称	产品批号	重量（kg）	温度（℃）	操作时间（min）	辅料名称	辅料用量（kg）	成品（kg）	收率（%）	操作者

操作要点记录：

附表 9　中药饮片蒸煮岗位生产记录

文件编号：

执行标准		生产日期		检查人		复核人	
清场合格标志		设备容器具清洁完好		计量器具符合要求		其他	

物料名称	生产批号	重量（kg）	气压（Mpa）	蒸煮时间（min）	辅料名称	辅料用量（kg）	成品（kg）	收率（%）	操作者

操作要点记录：

参考文献

［1］国家药典委员会．中华人民共和国药典［S］．北京：中国医药科技出版社，2020.

［2］国家药品监督管理局．国家热业药师资格考试大纲［M］．北京：中国医药科技出版社，2020.

［3］宋磊．中药炮制学实验实训操作技术［M］．北京：北京科学技术出版社，2020.

［4］叶定江，张世臣，吴皓．中药炮制学［M］．北京：人民卫生出版社，2020.

［5］国家中医药管理局职业技能鉴定指导中心．中药炮制工［M］．北京：中国医药科技出版社，2019.

［6］张中社．中药炮制技术［M］．北京：人民卫生出版社，2018.

［7］刘波．中药炮制技术［M］．北京：人民卫生出版社，2018.

［8］张昌文．中药炮制技术［M］．北京：中国中医药出版社，2018.

［9］李松涛，陈美燕．中药炮制技术［M］．北京：中国医药科技出版社，2015.

［10］蔡宝昌．中药炮制工程学［M］．北京：人民卫生出版社，2014.

［11］李飞．中药炮制学［M］．北京：中国医药科技出版社，2013.

［12］王和平．中药炮制技术［M］．北京：高等教育出版社，2012.